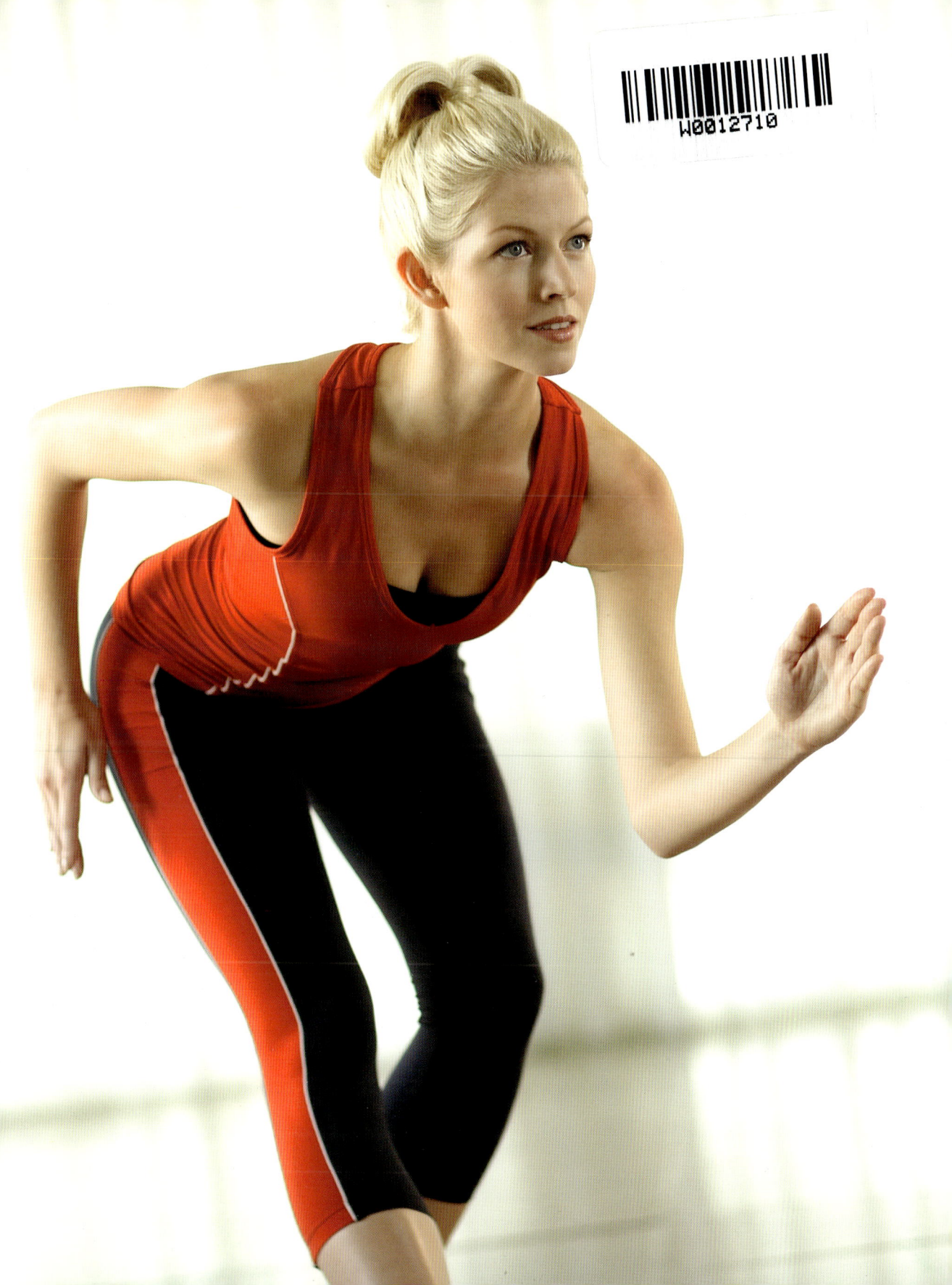

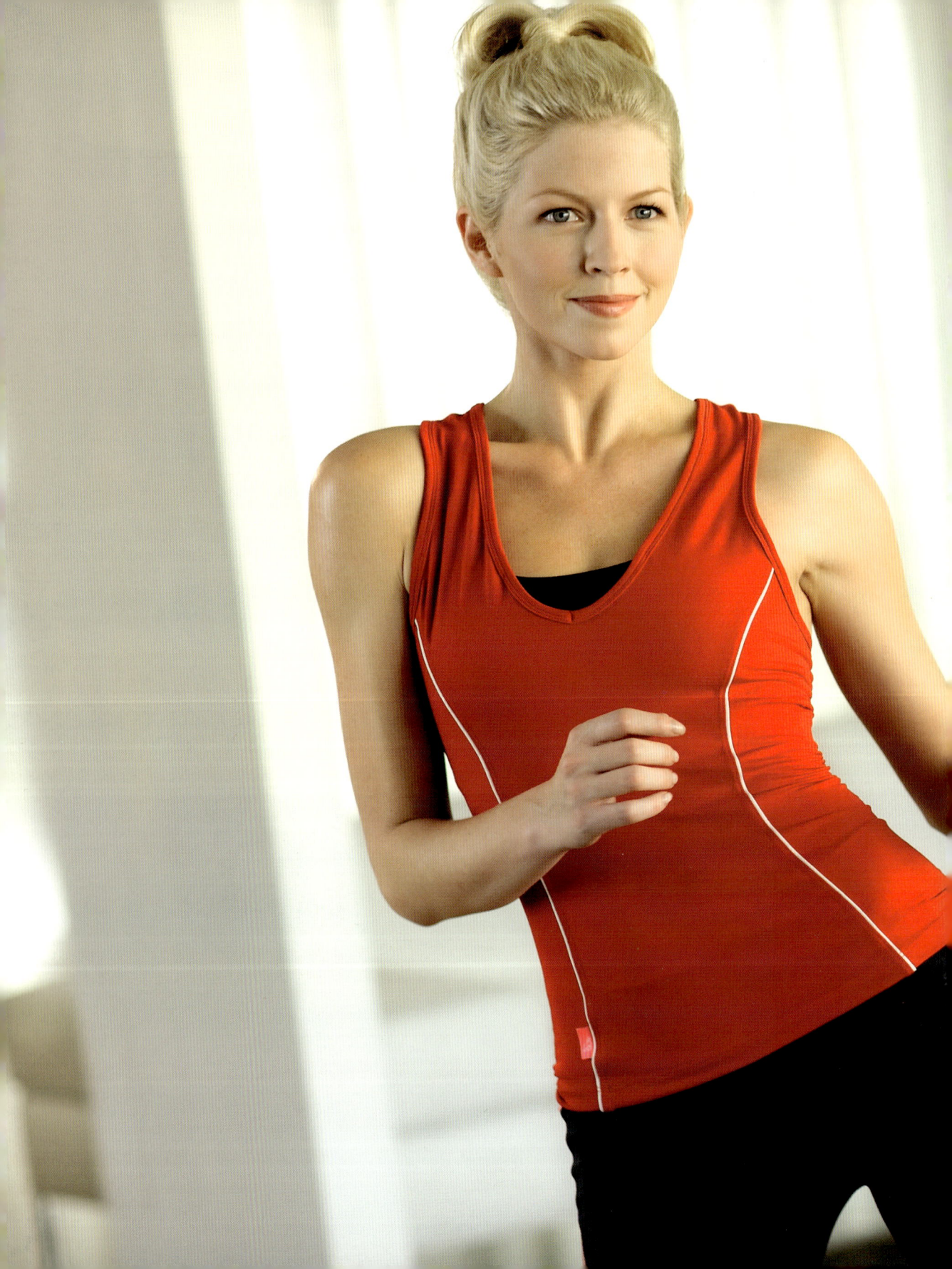

>> **15** Minuten

Fatburning

für jeden Tag

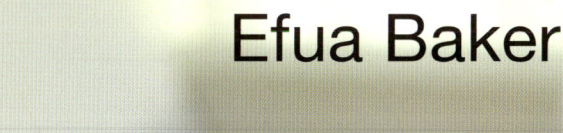

Efua Baker

DORLING KINDERSLEY

DK

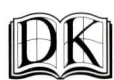

DORLING KINDERSLEY
London, New York, Melbourne, München und Delhi

Programmleitung Mary-Clare Jerram
Cheflektorat Dawn Henderson
Lektorat Jennifer Latham
Projektbetreuung Hilary Mandleberg
Herstellung Jenny Woodcock, Alice Hollowy
Art Director Peter Luff
Fotos Ruth Jenkinson
DTP Design Sonia Charbonnier
Bildredaktion Ruth Hope, Susan Downing, Christine Keilty

DVD für Dorling Kindersley produziert von
Chrome Productions
www.chromeproductions.com

Regie Joel Mishcon, Gez Medinger
Produzent Hannah Chandler
Produktionsassistenz Sam Rowland
Kamera Benedict Spence, Jon Kassell
Kamerassistenz Mat Hyman, Matt Russell
Beleuchtung Jonathan Spencer
Musik Chad Hobson

Für die deutsche Ausgabe:
Programmleitung Monika Schlitzer
Projektbetreuung Kathrin Nord
Herstellungsleitung Dorothee Whittaker
Herstellung und Covergestaltung Mareike Hutsky

Bibliografische Information Der Deutschen Bibliothek
Die Deutsche Bibliothek verzeichnet diese Publikation in der Deutschen Nationalbibliografie; detaillierte bibliografische Daten sind im Internet über http://dnb.ddb.de abrufbar.

Titel der englischen Originalausgabe:
15 Minute Calorie Burn Workout

Übersetzung Dörte Fuchs
Redaktion Anke Wellner-Kempf
Satz Verena Marquart

Deutsche DVD-Fassung
Technische Realisation Peter Riedel, video-art & networks
Tonstudio Andreas Rudroff, orange sound
Sprecherin Alisa Palmer

ISBN 978-3-8310-1616-7

Printed and bound in China by Sheck Wah Tong Printing Press Ltd

Besuchen Sie uns im Internet
www.dk.com

Hinweis
Die Informationen und Ratschläge in diesem Buch sind von den Autoren und vom Verlag sorgfältig erwogen und geprüft, dennoch kann eine Garantie nicht übernommen werden. Eine Haftung der Autoren bzw. des Verlags und seiner Beauftragten für Personen-, Sach- und Vermögensschäden ist ausgeschlossen.

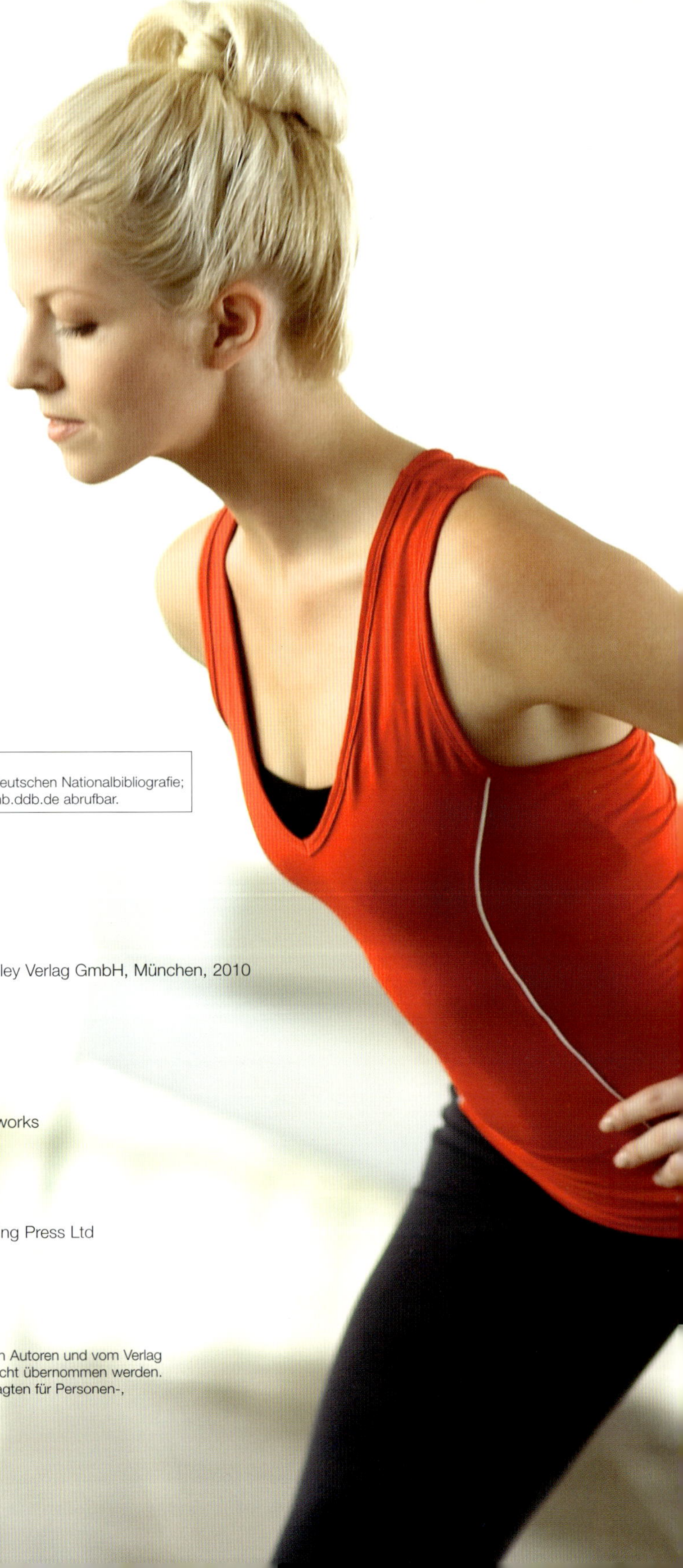

Inhalt

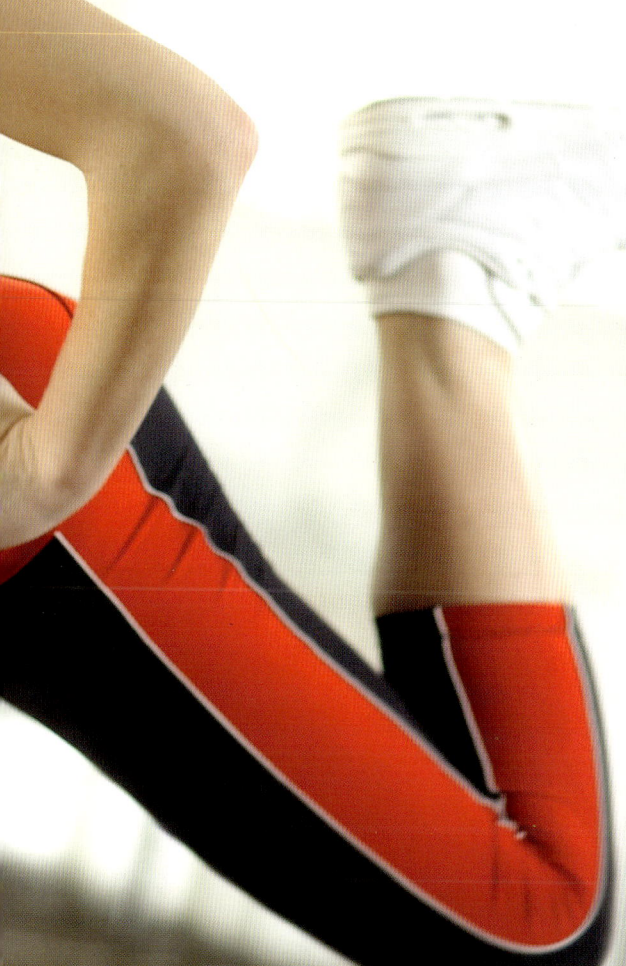

Vorwort der Autorin

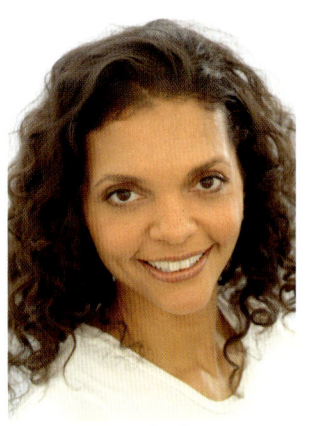

Es hat mich immer schon fasziniert, wie stark man seinen Körper durch gezieltes Training – oder »Body-Sculpting«, wie ich es gerne nenne – und bewusste Ernährung formen kann. Manche meiner Kunden haben sehr viel Gewicht verloren und ihre Körperform radikal verändert. Diese buchstäblich »wunderbaren« Erfolge erreichten sie, indem sie die richtigen Übungen machten und die richtigen Nahrungsmittel auf ihren Speiseplan setzten.

Ich ärgere mich immer wieder darüber, wie viele verwirrende und widersprüchliche Informationen über Ernährung und Sport kursieren. Auch ich habe als Jugendliche und als junge Frau gegen Fettpolster gekämpft und so ziemlich jede Diät mitgemacht. Eine dieser Modediäten bestand darin, von einem einzigen Nahrungsmittel – in diesem Fall Weintrauben – so viel zu essen, wie man wollte. Ich futterte gerade den dritten Tag pfundweise kernlose Weintrauben, als mein Vater bemerkte, wie interessant es doch sei, dass Kühe ausschließlich Gras fräßen und es trotzdem schafften, mehr als eine Tonne zu wiegen. Der Punkt ist, dass man von nahezu jedem Nahrungsmittel zunimmt, wenn man es in einer entsprechende Menge verzehrt und sich nicht bewegt.

Mit anderen Worten: Wer abnehmen will, muss weniger »Brennstoff« (in Form von kalorienreicher Nahrung) aufnehmen, als er verbraucht. Wenn Sie mehr Kalorien zu sich nehmen, als Sie verbrauchen, speichert Ihr Körper sie als Fett, und Sie nehmen zu. Das ist keine neue, bahnbrechende wissenschaftliche Erkenntnis, sondern eine altbekannte Tatsache. Wir alle wissen also, was wir tun müssen. Wir müssen es nur umsetzen! Essen Sie vernünftig, und setzen Sie sich in Bewegung. Das Erfolgsgeheimnis besteht darin, nach und nach kleine Veränderungen in den Alltag einzubauen, um gar nicht erst das Gefühl aufkommen zu lassen, es gehe um eine Diät oder ein lästiges Programm.

Wichtig ist, dass Sie herausfinden, welche Art von Bewegung Ihnen wirklich Spaß macht – dann fällt es Ihnen auch leicht dabeizubleiben. Dieses Buch stellt Ihnen vier unterschiedliche Workouts vor. Sie werden hoffentlich mindestens einen finden, der Ihnen zusagt.

Es lohnt sich, aktiv zu werden und die Dinge zu ändern, mit denen man unzufrieden ist. Das Gute an gesunder Ernährung und sportlicher Betätigung ist, dass Sie, anders als bei vielen anderen Dingen im Leben, Kontrolle darüber haben und alle Erfolge selbst ernten. Sie sind unzufrieden mit der Größe oder Form Ihres Pos? Dann fangen Sie jetzt sofort damit an, Fett zu verbrennen und Ihre Muskeln zu formen. Ich helfe Ihnen gern dabei.

>> **So gehen** Sie vor

Boxen, Aerobic, Laufen oder Tanzen? Sie haben die Wahl. Jeder dieser fabelhaften 15-Minuten-Workouts macht Spaß und hilft Ihnen, spielerisch Kalorien zu verbrennen und dabei Ihren Körper zu kräftigen und zu formen. Suchen Sie sich einfach ein Programm aus, und legen Sie los!

Alle vier in diesem Buch vorgestellten Programme finden Sie auch auf der mitgelieferten DVD. Die dort eingeblendeten Seitenzahlen verweisen auf die Buchseiten, auf denen Sie die detaillierte Anleitung nachlesen können.

In allen Workouts werden Sie aufgefordert, eine Übung viermal oder ein Vielfaches von viermal zu wiederholen. So führen Sie z.B. eine Bewegung viermal mit dem rechten und dann viermal mit dem linken Bein aus oder wechseln achtmal die Seite.

Der Box- und das Lauf-Workout sind etwas anstrengender als die beiden anderen Programme, doch auch hier lässt sich die Intensität des Trainings durch ein paar einfache Anpassungen problemlos reduzieren (siehe S. 16). Beginnen Sie einfach mit dem Workout, der Sie am meisten anspricht.

Wie viele Kalorien Sie beim Trainieren tatsächlich verbrennen, hängt von Ihrem Körpertyp, Ihrer allgemeinen Fitness und auch davon ab, wie aktiv Sie generell sind. Auf den folgenden Seiten finden Sie wichtige Tipps, wie Sie Ihr 15-Minuten-Training optimal gestalten und maximale Ergebnisse erzielen (siehe S. 16–17).

Die Doppelseiten zum Aufklappen

Die Doppelseiten zum Aufklappen verschaffen Ihnen einen Überblick über die einzelnen Übungen der vier Trainingseinheiten. Sie stellen eine praktische Hilfe dar, wenn Sie die einzelnen Übungen schon einigermaßen beherrschen und sich den Ablauf der gesamten Sequenz noch einmal vergegenwärtigen wollen.

Sicherheitshinweis

Hören Sie auf Ihren Körper: Solange Sie sich gut fühlen, dürfen Sie noch etwas zulegen. Wenn das Training Sie aber sehr anstrengt, schalten Sie einen Gang runter (siehe »Der Sprechtest« auf S. 14). Es ist sinnvoll, einen Arzt zu konsultieren, bevor Sie mit dem Training beginnen, besonders, wenn Sie an einer Verletzung oder Erkrankungen leiden oder dauerhaft Medikamente einnehmen müssen.

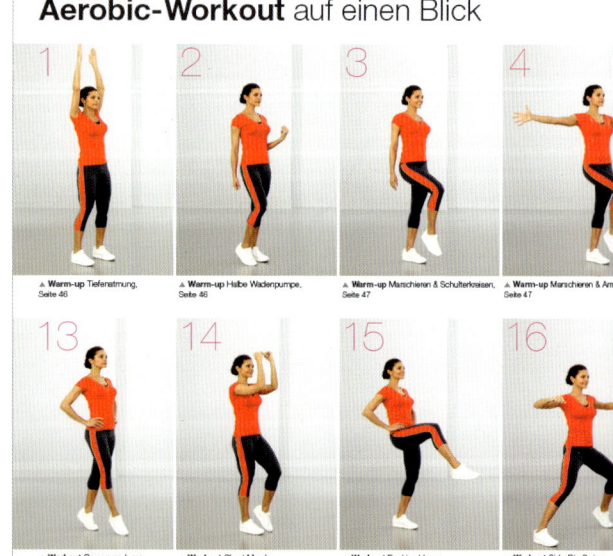

Aerobic-Workout auf einen Blick

1 ▲ Warm-up Tiefenatmung, Seite 46
2 ▲ Warm-up Halbe Wadenpumpe, Seite 46
3 ▲ Warm-up Marschieren & Schulterkreisen, Seite 47
4 ▲ Warm-up Marschieren & Arm, Seite 47
13 ▲ Workout Crossover Jump, Seite 52
14 ▲ Workout Chest March, Seite 52
15 ▲ Workout Rocking Horse, Seite 53
16 ▲ Workout Side-Dig Swing, Seite 53

Die Doppelseiten zum Aufklappen geben einen Überblick über die gesamte Trainingseinheit – eine praktische Hilfe für schnelles, einfaches Üben.

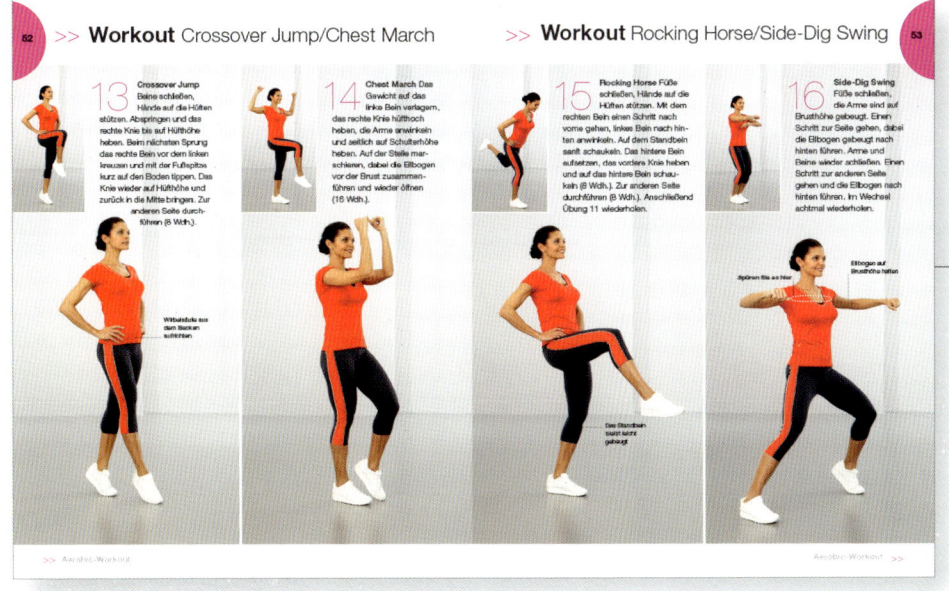

Anmerkungen enthalten zusätzliche Tipps und Erläuterungen.

Schritt-für-Schritt-Anleitungen Die kleinen Fotos in der linken oberen Ecke zeigen die erste Position, die großen Abbildungen demonstrieren die wichtigsten Positionen einer Übung.

Die Übersicht zeigt das gesamte Programm als Übungssequenz.

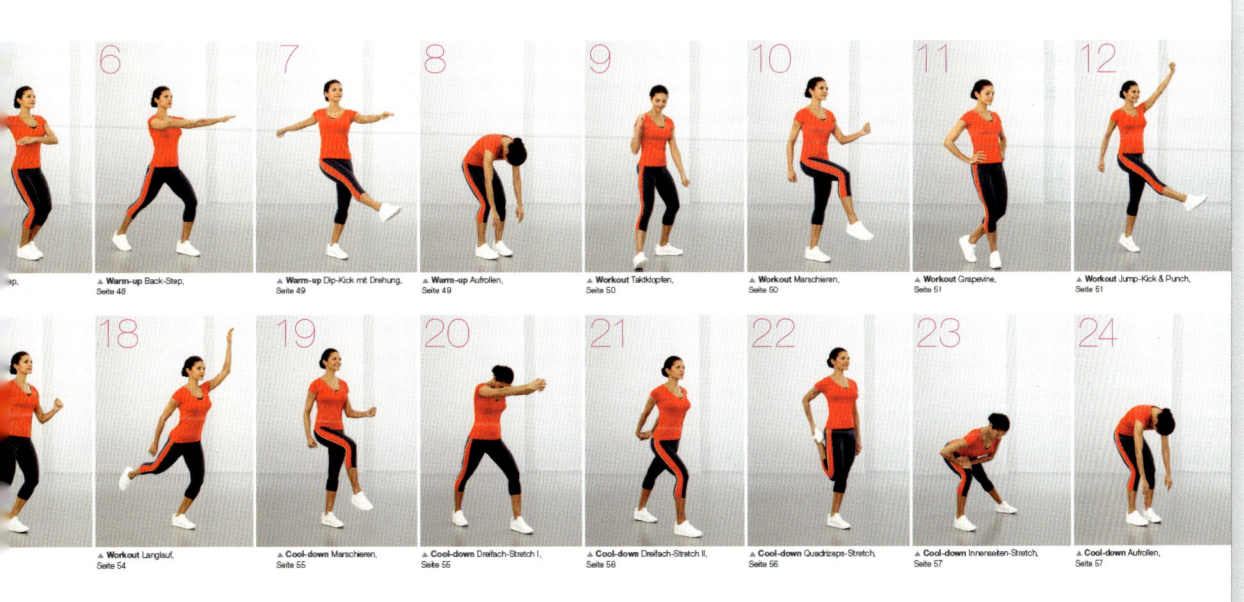

>> **Was sind** Kalorien?

Kalorien und Joule sind Maßeinheiten für Energie. Diese ist der Treibstoff für alle Körperfunktionen, angefangen bei Herzschlag, Atmung und Verdauung über die Produktion neuer Blutkörperchen und die Aufrechterhaltung der Körpertemperatur bis hin zu Bewegung und Sport.

Die benötigte Energie holen wir uns aus unserer Nahrung, so wie ein Auto seine Antriebsenergie aus dem Treibstoff holt, mit dem es betankt wird. Im Gegensatz zum Auto besitzt der menschliche Körper aber leider keinen räumlich begrenzten Tank, sondern speichert sämtliche überschüssige Energie in Form von Körperfett – für den Fall einer Hungersnot. Folglich müssen wir für eine ausgeglichene Energiebilanz sorgen, sprich: nur so viel »Treibstoff« aufnehmen, wie wir auch verbrennen.

Doch wie viel Energie brauchen wir eigentlich? Im Durchschnitt benötigt eine Frau täglich 2200 Kilokalorien (kcal), um ein gesundes Körpergewicht zu halten, ein Mann etwa 2500. Den tatsächlichen individuellen Energiebedarf zu ermitteln, ist jedoch nicht ganz einfach. Schon der sogenannte Grund-

BERECHNUNG DES KALORIENBEDARFS

Um Ihren täglichen Kalorienbedarf zu ermitteln, müssen Sie zunächst Ihren Grundumsatz bestimmen – also die Energiemenge, die Ihr Körper im Ruhezustand braucht, um seine Funktionen aufrechtzuerhalten. Der Grundumsatz macht etwa 50 bis 80 Prozent des Gesamtenergieverbrauchs aus. Hinzu kommt der Arbeitsumsatz, also die Energie, die Ihr Körper für seine Bewegung aufbringen muss.

Grundumsatz Männer = 66 + (13,7 x Körpergewicht in kg) + (5 x Körpergröße in cm) – (6,8 x Alter in Jahren)

Grundumsatz Frauen = 655 + (9,6 x Körpergewicht in kg) + (1,8 x Körpergröße in cm) – (4,7 x Alter in Jahren) Eine 30-jährige, 167 cm große und 55 kg schwere Frau hat nach dieser Formel also folgenden Grundumsatz: 655 + 528 + 300,6 – 141 = 1343 kcal/Tag.

Wenn Sie Ihren Grundumsatz kennen, können Sie Ihren **täglichen Kalorienbedarf** mithilfe der unten stehenden Tabelle ermitteln: Liegt Ihr Grundumsatz bei 1343 kcal, beträgt Ihr täglicher Kalorienbedarf bei mäßiger Aktivität 1,55 x 1343 = 2082 kcal/Tag.

AKTIVITÄTSGRAD	ENERGIEBEDARF (KCAL/TAG)
Sitzende Tätigkeit (wenig oder kein Sport)	Grundumsatz x 1,2
Leichte Aktivität (leichtes Training/Sport an 1–3 Tagen/Woche)	Grundumsatz x 1,375
Mittlere Aktivität (mäßiges Training/Sport an 3–5 Tagen/Woche)	Grundumsatz x 1,55
Hohe Aktivität (intensives Training/Sport an 6–7 Tagen/Woche)	Grundumsatz x 1,725
Sehr hohe Aktivität (tägliches intensives Training/Sport und körperlich anstrengender Beruf)	Grundumsatz x 1,9

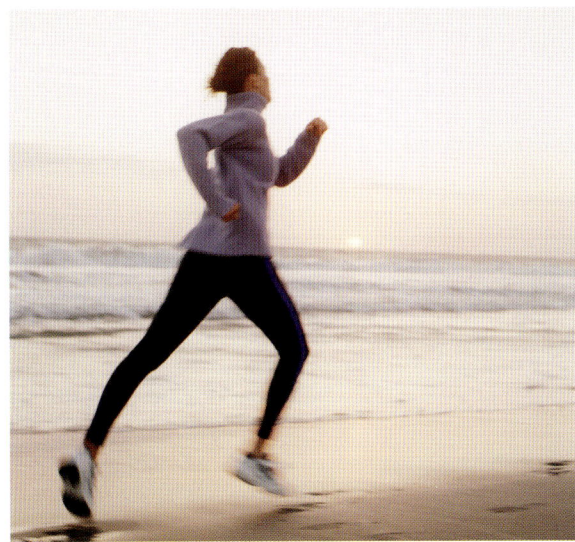

Joggen in freier Natur ist eine großartige Möglichkeit, Kalorien zu verbrennen und frische Luft zu tanken. In nur 15 Minuten verbrennen Sie 150 kcal.

WAS VERBRENNT WIE VIELE KALORIEN?

Ob Sie Sport treiben oder Ihren Haushalt machen – der Körper verbrennt Kalorien. Die Tabelle zeigt, wie viele Kilokalorien eine 70 kg schwere Person bei welcher Tätigkeit durchschnittlich in 15 Minuten verbrennt. Der exakte Verbrauch hängt von Alter, Gewicht, der persönlichen Fitness und der Trainingsintensität ab.

AKTIVITÄT (15 MINUTEN)	VERBRAUCH IN KCAL
Seilspringen	185
Boxen mit Partner	165
Joggen (8 km/h)	150
Skifahren (Langlauf)	149
Radfahren (20 km/h)	149
Aerobic (High-Impact)	130
Skifahren (Abfahrt)	111
Schwimmen	110
Schneeschaufeln	110
Aerobic (Low-Impact)	100
Tanzen	100
Gartenarbeit	83
Kinder betreuen	65
Rasen rechen	60
Kochen	46
In einer Konferenz sitzen	30
Am Computer arbeiten	26
Fernsehen	14
Schlafen	11

umsatz, also die Menge an Energie, die der Körper im Ruhezustand verbraucht, hängt von Faktoren ab wie Alter, Geschlecht, dem Verhältnis von Muskelmasse und Fett (eine schlanke, muskulöse Person verbrennt auch im Schlaf mehr Kalorien als jemand mit hohem Körperfettanteil) und der genetischen Veranlagung. Die Tabelle links zeigt, wie man seinen täglichen Energiebedarf errechnen kann. Wenn Sie mehr Energie aufnehmen und sich nicht zugleich auch mehr bewegen, nehmen Sie zu.

Um ein einziges Pfund Fett zu verlieren, müssen Sie etwa 3500 kcal verbrennen. Natürlich können Sie einfach weniger essen, aber Ihre Erfolgsaussichten sind deutlich größer, wenn Sie es mit einer Doppelstrategie versuchen: Essen Sie weniger, verbrennen Sie mehr. Durch Sport bauen Sie Muskelmasse auf, die wiederum mehr Fett verbrennt.

Welche Art von Bewegung hilft nun, Kalorien zu verbrennen? Irgendeine Bewegung ist besser als gar keine, doch inzwischen gilt als gesichert, dass aerobes Training den größten Effekt hat. Darunter versteht man ein Ausdauer- oder Herz-Kreislauf-Training (auch Cardio-Training genannt), bei dem alle großen Muskelgruppen kontinuierlich und rhythmisch arbeiten. Alle Workouts in diesem Buch folgen diesem Prinzip. Die Tabelle auf dieser Seite zeigt Ihnen außerdem, wie viele Kalorien Sie bei welcher Tätigkeit bzw. Sportart verbrennen.

Ebenso interessant ist in diesem Zusammenhang natürlich die Frage, wie viele Kalorien ein Nahrungsmittel enthält. Denn dann wird einem schnell klar, dass man etwa 15 Minuten tanzen muss, um die in einem Schokoladencremekeks enthaltenen Kalorien zu verbrennen. Hmmm …

>> **Motivation** ist alles

So verschieden die Menschen, so unterschiedlich sind auch die Motive, aus denen heraus sie fit werden möchten. Deshalb gilt es zunächst herauszufinden, was Sie motiviert. Wenn Ihnen noch nicht klar ist, welche Vorteile regelmäßige Bewegung für Sie haben könnte, finden Sie hier genügend Gründe.

Für die meisten meiner Kunden ist der Wunsch, gut auszusehen, der wichtigste Grund, warum sie mich engagieren. Vielleicht geht es Ihnen genauso: Sie möchten im nächsten Urlaub im Bikini eine gute Figur machen, bei Ihrer Hochzeit strahlend schön sein oder sich einfach über Komplimente freuen.

Natürlich gibt es auch wichtigere, nämlich gesundheitliche Gründe, die für regelmäßige Bewegung sprechen, doch lässt sich nicht leugnen, dass der Wunsch, gut auszusehen, für viele Menschen der größte Motivationsfaktor ist. Und das ist aufgrund der zahlreichen positiven »Nebenwirkungen« auch vollkommen in Ordnung: Wer körperlich fit und gesund ist, fühlt sich besser und sieht auch besser aus.

Finden Sie heraus, welcher Sport Ihnen Spaß macht, dann bleiben Sie eher dabei. Zu zweit zu trainieren hilft auch – Sie wollen doch Ihre Freundin nicht hängen lassen …

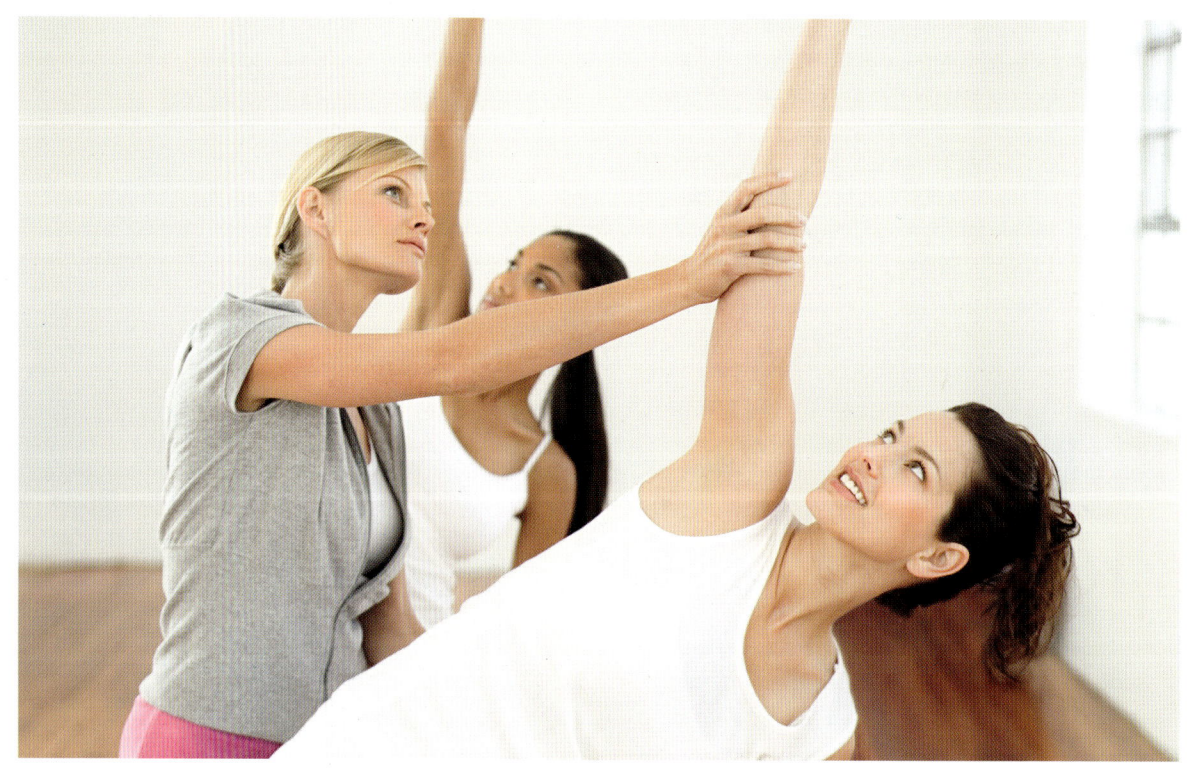

Andere beginnen mit dem Training, weil sie merken, dass ihnen Aktivitäten, die sie vor Jahren noch ganz selbstverständlich erledigt haben, wie Garten- oder Hausarbeit oder ihr Lieblingssport, auf einmal deutlich schwerer fallen als früher. Für sie ist das Training ein Weg, ihre Kraft und Beweglichkeit zurückzugewinnen.

Gesundheitliche Vorteile

Wir alle wissen mehr oder weniger, wie wir unserem Körper etwas Gutes tun können. Regelmäßige Bewegung stärkt Herz, Gefäße und Lunge. Studien haben gezeigt, dass Sport das Risiko, eine koronare Herzerkrankung oder Bluthochdruck zu entwickeln, senkt und den Spiegel des »guten« HDL-Cholesterins im Blut hebt. Sport sorgt für einen ausgeglichenen Blutzuckerspiegel und beugt so Diabetes-Erkrankungen vor. Er erhöht die Knochendichte und schützt daher vor Osteoporose. Mehr noch: Regelmäßige Bewegung kann Alterungsprozesse verlangsamen und den Stoffwechsel positiv beeinflussen, beispielsweise indem sie den Energieumsatz steigert (siehe S. 10).

Auch der Psyche tut körperliche Bewegung gut: Sie hilft bei Schlafstörungen, baut Stress ab und stärkt das Selbstvertrauen. Bei Depressionen verordnen viele Ärzte heute Bewegung, weil diese in manchen Fällen ebenso effektiv wirkt wie ein chemisches Antidepressivum. Und damit nicht genug: Regelmäßiges Training beflügelt auch das Sexualleben und stärkt die Libido.

Sport kräftigt Knochen und Muskeln und verbessert Beweglichkeit, Körperhaltung und Atmung – all dies trägt dazu bei, dass Sie besser aussehen. Und wir alle wissen, dass sichtbare Ergebnisse wie ein verbesserter Muskeltonus oder der Verlust überflüssiger Pfunde stärker motivieren als »unsichtbare« gesundheitliche Vorteile. Doch ob es Sie interessiert und motiviert oder nicht: Auch Ihr Cholesterinspiegel, Ihr Blutdruck und Ihre Knochendichte werden von regelmäßigem Training profitieren. Behalten Sie also im Hinterkopf, dass Sie auch im gesundheitlichen Bereich Bonuspunkte erwerben. Also, worauf warten Sie noch? Legen Sie los!

>> Motivationstipps

- **Finden Sie heraus**, welche Sportart Ihnen so viel Spaß macht, dass Sie sich richtig auf das Training freuen.

- **Schnelle Ergebnisse** Lassen Sie sich beraten (und lesen Sie in diesem Buch), welches Training zu schnellen, nachhaltigen Ergebnissen führt. Wenn Sie sehen, dass Ihr Körper sich zum Positiven verändert, geben Sie nicht so leicht auf.

- **Für ein bestimmtes Ereignis** wie einen Benefiz-Lauf oder einen Mini-Triathlon zu trainieren, ist ebenfalls eine gute Methode, um bei der Stange zu bleiben.

- **Auch Ihr Körper** liebt Abwechslung. Bauen Sie also von Zeit zu Zeit neue Elemente in Ihr Training ein – das verhindert Langeweile und steigert den Kalorienverbrauch.

- **Kein Fortschritt mehr sichtbar?** Ändern Sie das Programm, besuchen Sie einen anderen Kurs oder trainieren Sie an anderen Geräten. Wenn kleine Veränderungen im Workout auf Ihren Körper wie eine Starthilfe wirken, ist ein kompletter Programmwechsel so gut wie eine Motorwäsche.

- **Einen Trainer zu buchen**, und sei es nur ein- oder zweimal, der einen individuellen Trainingsplan für Sie ausarbeitet, kann für den nötigen Auftrieb und für schnellere Fortschritte sorgen.

- **Mit Freunden trainieren** Wenn Sie mit einer Freundin trainieren, lassen Sie das Training nicht so schnell ausfallen.

- **Wenn Ihnen selbst 15 Minuten** Sport am Tag im Moment unrealistisch erscheinen, bauen Sie mehr Bewegung in den Alltag ein. Gehen Sie zu Fuß zur Arbeit, oder fahren Sie mit dem Rad zum Einkaufen.

>> **Sicher** trainieren

Herzlichen Glückwunsch! Sie haben beschlossen, aktiv zu werden, Kalorien zu verbrennen, Gewicht zu verlieren und gesünder zu leben. Sportliche Einsteiger und Wiedereinsteiger sollten jedoch unbedingt die folgenden Tipps beherzigen, um trainingsbedingte Verletzungen zu vermeiden.

Ich vermute, Sie sind Anfängerin – vielleicht nicht gerade blutige Anfängerin, aber wahrscheinlich liegt Ihr letztes Training schon eine Weile zurück, von schweißtreibendem Sport ganz zu schweigen. Ich habe bereits darauf hingewiesen, welche Vorsichtsmaßnahmen zu treffen sind, wenn Sie gesundheitliche Probleme haben oder Medikamente einnehmen (siehe S. 8). Wenn Sie bereit sind, mit dem Training zu beginnen, sollten Sie zu Ihrer eigenen Sicherheit einige Regeln beachten.

Stets aufwärmen. Welches Warm-up Sie brauchen und wie ausführlich es ausfallen sollte,

hängt von der Art des Sports und von Ihrer persönlichen Fitness ab. Je älter man ist, desto dünner ist die schützende Knorpelschicht in den Gelenken – und entsprechend länger muss man den Körper auf das Training vorbereiten. Nach Verletzungen müssen die betroffenen Körperregionen besonders sorgfältig aufgewärmt werden. Auch das Klima spielt eine Rolle. Bei niedrigen Temperaturen brauchen die Muskeln ebenfalls länger, um warm und geschmeidig zu werden.

Cool-down nicht vernachlässigen. Beim Cool-down werden Herz- und Atemfrequenz und die Körpertemperatur Schritt für Schritt gesenkt, um Schwindel sowie Blutstauungen in Händen und Füßen vorzubeugen und stattdessen eine gleichmäßige Blutzirkulation im Körper anzuregen. Ein Cool-down lässt sich auch durch eine verlangsamte oder sanftere Version der intensiv durchgeführten Übung erreichen. Bei meinen Workouts beginnt die Abwärmphase mit Auf-der-Stelle-Marschieren und geht dann in Dehnübungen über. Diese beugen nicht nur Verletzungen vor, sondern bauen auch eventuelle Muskelverspannungen ab.

Geeignetes Schuhwerk wählen. Dieses muss weder schick noch teuer sein, aber von guter Qualität. Es gibt viele Modelle auf dem Markt, die wie Sportschuhe aussehen, aber nur Modeartikel sind. Solche Schuhe geben den Füßen nicht genügend Halt. Für die Übungen in diesem Buch benötigen Sie gute Sportschuhe. Für Sportarten, die die Gelenke stark belasten, wie z. B. Joggen, sind spezielle Sportschuhe erforderlich.

>> **Der Sprechtest**

- **Wenn es Ihnen sehr leichtfällt, sich zu unterhalten**, während Sie körperlich aktiv sind, trainieren Sie nicht intensiv genug.

- **Wenn Sie sich gerade noch gut unterhalten können**, trainieren Sie mit richtiger Intensität.

- **Wenn Ihnen das Sprechen schon etwas schwerfällt**, weil Sie härter trainieren, sind Sie noch immer im grünen Bereich.

- **Wenn Sie sich gar nicht mehr unterhalten können**, tun Sie zu viel des Guten. Machen Sie dann langsamer weiter.

Setzen Sie sich realistische Ziele. Vielleicht wird Ihr erstes Ziel schlicht darin bestehen, das Warm-up des gewählten Workouts im Tempo der Musik zu schaffen. Wenn das klappt, können Sie sich Schritt für Schritt mehr zumuten.

Investieren Sie in einen Sport-BH. Auch wenn Sie keinen besonders üppigen Busen haben, können die Bänder, die Ihren Busen stützen, schon nach 15 Minuten Training ohne geeigneten BH ernsten Schaden erleiden.

Lassen Sie sich Zeit. Beginnen Sie langsam und steigern Sie Ihr Pensum schrittweise. Die meisten Sportverletzungen werden dadurch verursacht, dass man zu schnell zu viel erreichen will.

Achten Sie auf sorgfältige Ausführung und gute Haltung. Wenn Sie es nicht schaffen, den Rücken gerade zu halten, den Bauch einzuziehen und die Schultern zu entspannen (siehe S. 16), trainieren Sie nicht korrekt und auch nicht effektiv. Die Verletzungsgefahr steigt, ebenso das Risiko, dass sich eine bestehende Fehlhaltung verschlimmert.

Trainieren Sie nicht, wenn Sie sich nicht wohl-fühlen oder Alkohol getrunken haben. Sie haben in diesen Fällen kein gutes Gefühl für Ihren Körper und können die Übungen nicht korrekt und sicher ausführen.

Variieren Sie Ihre Workouts. Ihr Fortschritt verlangsamt sich oder stagniert, wenn Sie zu lange

Dehnübungen am Ende des Workouts beugen Verletzungen vor. Diese Bodenvariante des Quadrizeps-Stretch (siehe S. 32) kann bei Gleichgewichtsproblemen nützlich sein. Legen Sie sich ein Polster unter die Hüfte.

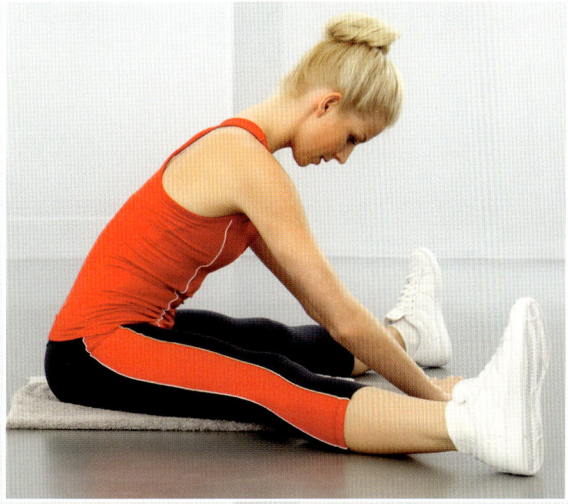

Ein Cool-down ist unverzichtbar. Wer mit der Dehnübung für die Oberschenkelinnenseite (siehe S. 33) Schwierigkeiten hat, kann diese Alternative im Sitzen versuchen. Ein Polster unter dem Gesäß erleichtert das Vorbeugen.

bei demselben Workout bleiben oder immer mit gleicher Intensität trainieren (siehe S. 13).

Ernähren Sie sich gesund. Ihr Körper kann nur dann optimal arbeiten, wenn Sie ihm erstklassigen Brennstoff liefern, sprich: eine ausgewogene Mischung von Proteinen, Kohlenhydraten und Fetten (siehe S. 121).

Trinken Sie genug. Wer richtig trainiert, kommt auch ins Schwitzen, deshalb sollten Sie alle 10 bis 15 Minuten etwa ein halbes Glas Wasser trinken, um die verlorene Flüssigkeit zu ersetzen.

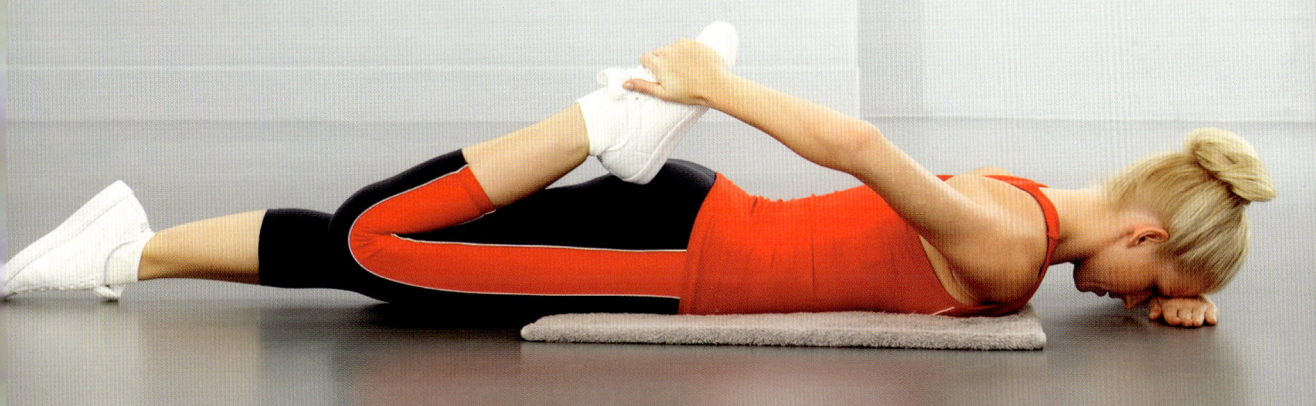

>> **Maßgeschneidertes** Training

Die 15-Minuten-Workouts sind wahrscheinlich erst der Anfang. Hier erfahren Sie, wie Sie die Kalorienverbrennung noch steigern oder die Trainingsintensität reduzieren können, wenn Ihnen einmal die Kondition fehlt oder Sie einen schlechten Tag haben. Die folgenden Tipps passen für fast jede Sportart.

Wenn Sie sich die Mühe machen, jeden Tag 15 Minuten lang einem meiner Workouts zu folgen, ist es sinnvoll, diese Zeit möglichst optimal zu nutzen. Die Frage, wie man in 15 Minuten noch mehr Kalorien verbrennen kann, liegt nahe, insbesondere, wenn man gelegentlich der Versuchung durch ein Stückchen Schokolade nicht widerstehen kann. Vielleicht stellen Sie auch nach einiger Zeit fest, dass Ihre Leistung stagniert (siehe S. 13), weil Ihr Körper sich Ihrem Bewegungspensum angepasst und beschlossen hat, ein wenig Urlaub zu machen.

Erfreulicherweise gibt es viele Möglichkeiten, das Training zu intensivieren, um in der gleichen Zeit mehr Kalorien zu verbrennen und in der Leistung Fortschritte zu machen.

Makellose Form

Zunächst sollten Sie immer darauf achten, in korrekter Haltung zu trainieren, d.h., den Bauch einzuziehen, den Rücken gerade und die Schultern entspannt zu halten. Das ist nicht so einfach, wie es klingt. Denken Sie an die Anstrengung, die es kostet, allein den Bauch einzuziehen. Diese Anstrengung wird jedoch mit höherem Kalorienverbrauch belohnt, und weil Ihre Muskeln härter arbeiten müssen, entwickeln sie sich schneller.

Lassen Sie sich dabei auch von Ihrer Vorstellungskraft helfen: Konzentrieren Sie sich auf die Muskeln, die Sie anspannen und arbeiten lassen wollen. Gleichzeitig entspannen Sie ganz bewusst jeden anderen Bereich Ihres Körpers, der »mitmachen« möchte. Wenn Sie diese zunächst sehr einfach klingende Technik beherrschen, profitieren Sie um ein Vielfaches von Ihrem Training.

Maximale Bewegungen

Weiterhin lohnt es sich, an der Intensität der Bewegungen zu arbeiten: Wenn Sie marschieren, heben Sie die Knie so hoch es geht und schwingen Sie die Arme. Heben Sie beim Joggen bewusst die Füße, und springen Sie ebenso bewusst vom Boden ab.

>> **So wird's** leichter

- **Low-Impact statt High-Impact** Ersetzen Sie das Joggen oder Seilspringen durch Marschieren auf der Stelle.

- **Sprünge auslassen** Wenn Ihnen die Puste ausgeht, machen Sie lieber einen Schritt statt eines Sprungs oder Hüpfers.

- **Arme senken** Hebt man die Arme über den Kopf, beschleunigt das die Herzfrequenz. Wenn Ihnen eine Übung zu anstrengend wird, senken Sie die Arme und konzentrieren Sie sich auf Ihre Haltung und die Beinarbeit.

- **Cool-down am Boden** Wenn Sie am Ende eines Workouts erschöpft sind, machen Sie Ihre Dehnübungen einfach auf dem Boden (siehe S. 15).

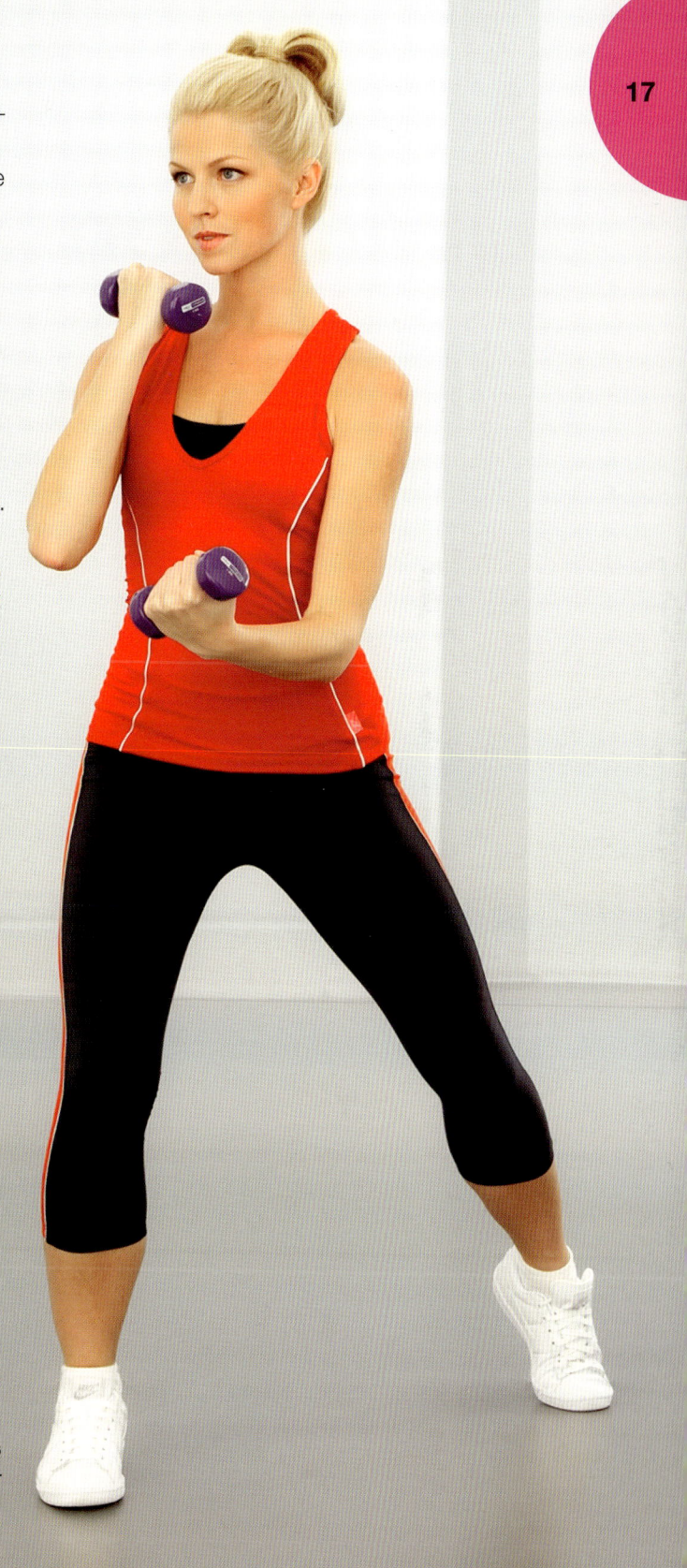

Wenn Sie einen Schritt zur Seite machen sollen, lassen Sie ihn so groß wie möglich ausfallen – betonen Sie alle Auf-und-ab-Bewegungen. Boxen und treten Sie mit Kraft. Auf diese Weise verbrennen Sie zusätzliche Kalorien, und das wird sich langfristig bemerkbar machen.

Training mit Gewichten

Besorgen Sie sich ein Paar Hanteln oder Gewichtsmanschetten. Zu Anfang genügen 250 bis 500 g pro Hand. Sie werden überrascht sein, wie schwer sich diese lächerlich leichten Hanteln beim Workout plötzlich anfühlen. Nur Mut: Die Gewichte intensivieren das Training und steigern den Kalorienverbrauch. Außerdem verhelfen sie Ihnen zu wunderbar durchtrainierten Armen. Wenn Sie mit Gewichten arbeiten, ist eine korrekte Haltung besonders wichtig – gelingt sie Ihnen nicht, dann legen Sie die Gewichte lieber für eine Weile beiseite.

Ausweiten des Workouts

Vorausgesetzt, Sie übertreiben nicht (siehe »Der Sprechtest«, S. 14), gibt es keinen Grund, weshalb Sie nicht länger als 15 Minuten trainieren sollten. Sie können z.B. die Anzahl der Wiederholungen je Übung verdoppeln oder die Sequenz der Übungen 9 bis 18 wiederholen. Vielleicht möchten Sie auch an die Übungen 9 bis 18 eines Workouts die Übungen 9 bis 18 eines anderen Workouts anschließen. Wichtig ist nur, dass Sie immer mit einem Warm-up beginnen (Übungen 1 bis 8) und mit einem Cool-down aufhören (Übungen 19 bis 24).

Verbrennen Sie noch mehr Kalorien, indem Sie mit Hanteln trainieren. Das zusätzliche Gewicht bewirkt, dass Ihre Muskeln härter arbeiten müssen und sorgt zugleich für durchtrainierte Arme.

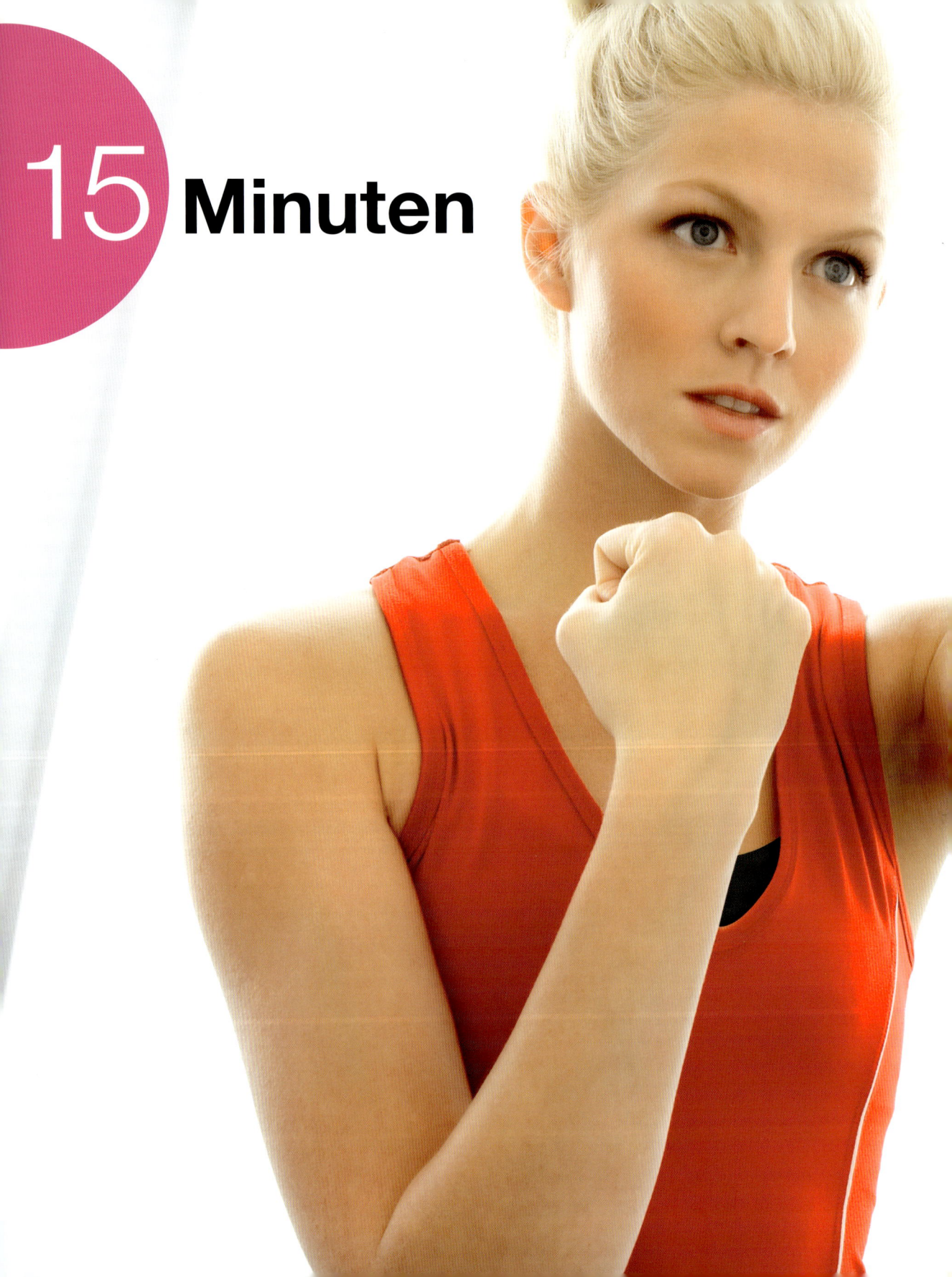

15 Minuten

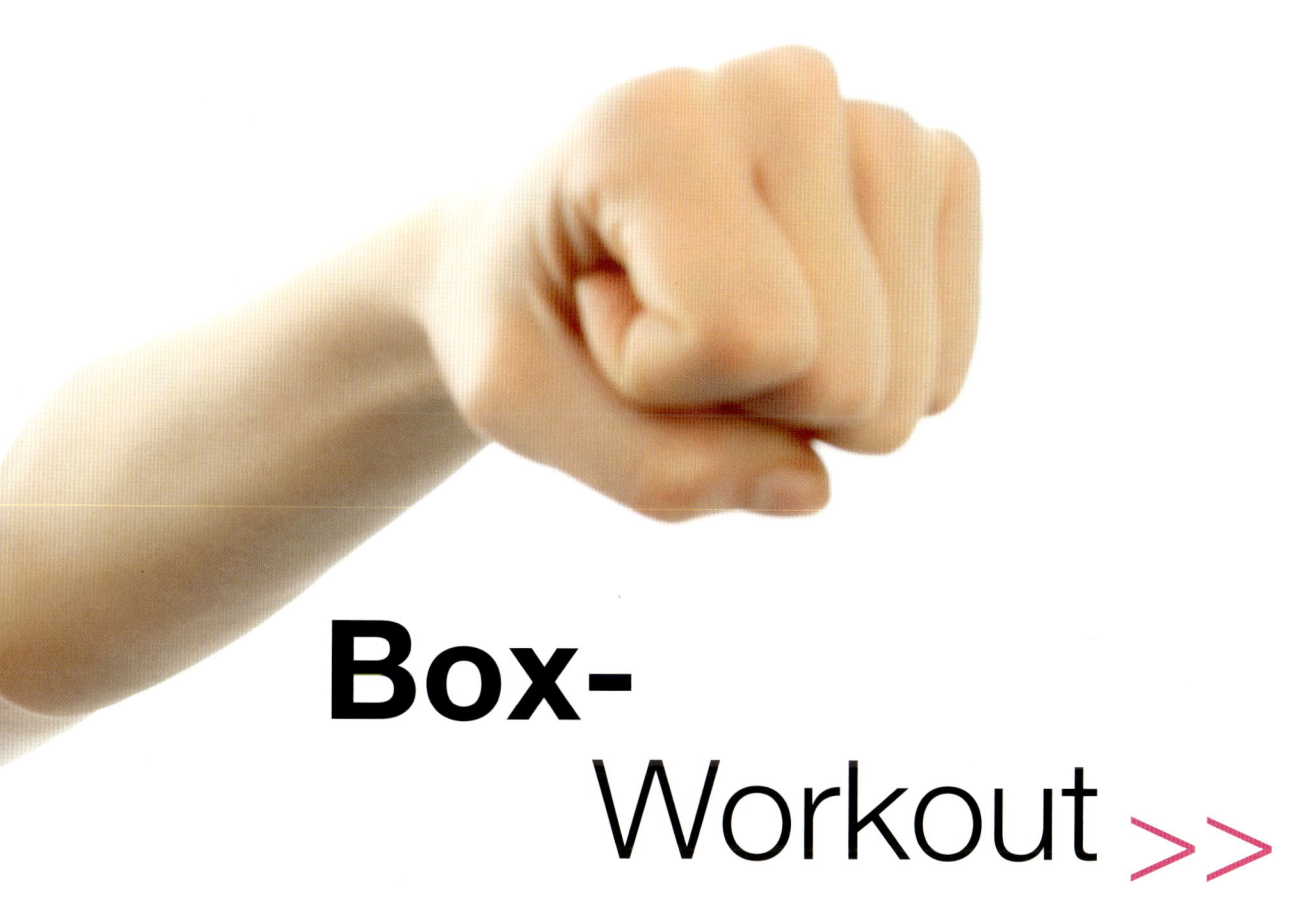

Box-
Workout >>

Boxen Sie sich den Weg frei zu einem schlankeren, kraftvolleren Körper. Stärken Sie Ihre Muskeln und Ihre Konzentration.

>> **Box-**Workout

Boxen in allen Stilvarianten ist das intensivste Ganzkörpertraining, das ich kenne. Der Workout, einer der anspruchsvolleren in diesem Buch, kombiniert Boxtechniken mit Elementen aus dem Kickboxen, eignet sich wunderbar zum Stressabbau und verbrennt jede Menge Kalorien.

Boxen und Kickboxen wird vor allem bei Frauen immer beliebter. Beide Sportarten machen Spaß, sind aber auch eine echte Herausforderung. Die Aerobic-Elemente formen den Körper und verbrennen Kalorien, während das Box-Training selbst Koordination, Kraft und Gleichgewicht schult und somit für die Kräftigung des Körpers und eine Stärkung des Selbstbewusstseins sorgt. Sie werden in diesem Workout kaum eine Muskelgruppe finden, die nicht trainiert wird.

Wir beginnen mit dem Bauch. Auch ohne Sit-ups ist der Box-Workout ein großartiges Training für die Bauchmuskulatur. Wenn Sie auf eine korrekte Haltung achten und daran arbeiten, den Bauch einzuziehen (ohne den Atem anzuhalten), erreichen Sie mehr, als Sie für möglich halten.

Auch die verschiedenen Tritte (Kicks) sind ein hervorragendes Training für die Bauchmuskeln. Aktivieren Sie Ihre Bauchmuskulatur, und stellen Sie sich vor, dass Sie Ihre Beine mit der Kraft der Bauchmuskeln anheben, als würden sie wie bei einer Marionette an Schnüren hängen. Auf diese Weise arbeiten Sie aus der Kraft Ihrer Mitte heraus und entspannen die Muskeln an der Oberschenkelvorderseite (Quadrizeps), die andernfalls die ganze Arbeit übernehmen.

Auch die Arm- und Brustmuskeln werden trainiert. Bei der korrekten Durchführung der Jabs und Punchs kommt es darauf an, die Schultern entspannt nach hinten und unten zu halten und auch den Nacken zu entspannen. Konzentrieren Sie sich stattdessen auf Bizeps und Brustmuskulatur.

> ## >> **Tipps für** den Workout
>
> - **Arbeiten Sie mit Ihrer Vorstellungskraft** (siehe S. 16). Konzentrieren Sie sich bei Punchs auf den Bizeps, bei Kicks auf Gesäß- und Beinmuskeln. Die Bauchmuskeln sollten stets aktiviert sein.
>
> - **Lassen Sie beim Seilspringen** die Handgelenke kreisen, als hätten Sie tatsächlich ein Seil in den Händen. Wenn Sie es richtig machen, spüren Sie, wie Ihr Bizeps arbeitet.
>
> - **Dieser Workout ist anspruchsvoll**, aber lohnend. Übung macht den Meister, lassen Sie sich also nicht entmutigen.

Denken Sie stets daran, dass es viel anstrengender ist, gegen einen Gegenstand zu schlagen oder zu treten als in die Luft. Bemühen Sie sich also, alle Schläge und Tritte so kraftvoll auszuführen, wie Sie nur können.

Dieser Workout verbrennt Kalorien und erhöht den Muskeltonus – und er verbessert gleichzeitig die Körperkoordination und das Konzentrationsvermögen. Überdies bietet er eine fantastische Gelegenheit, Dampf abzulassen!

Der Box-Workout trainiert viele Muskelgruppen und fördert Koordination, Kraftaufbau und Gleichgewicht.

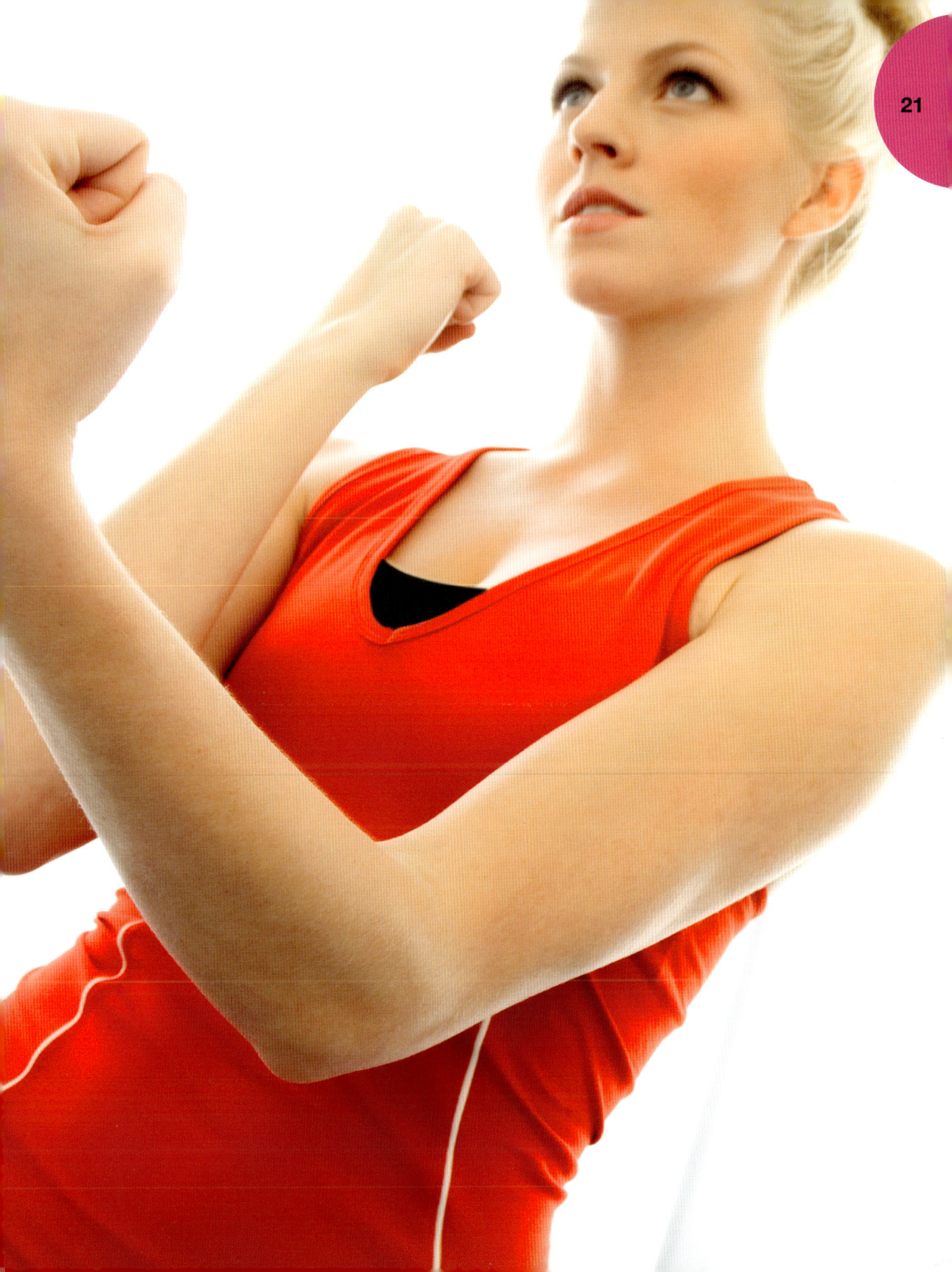

>> **Warm-up** Tiefenatmung/ Halbe Wadenpumpe

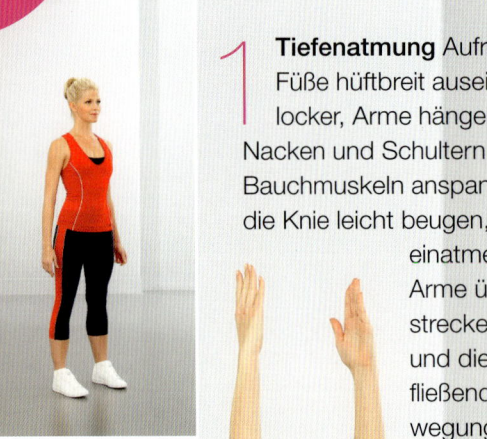

1 **Tiefenatmung** Aufrecht stehen, Füße hüftbreit auseinander, Knie locker, Arme hängen seitlich. Nacken und Schultern entspannen, Bauchmuskeln anspannen. Jetzt die Knie leicht beugen, dabei tief einatmen und die Arme über den Kopf strecken. Ausatmen und die Arme in einer fließenden Kreisbewegung senken. Den Rücken gerade halten (4 Wdh.).

2 **Halbe Wadenpumpe** Verlagern Sie das Gewicht von einem Bein auf das andere, indem Sie abwechselnd die Fersen heben. Dabei die Arme gegengleich anwinkeln und die Hände zu lockeren Fäusten ballen. Drücken Sie die Fersen gegen den Boden, und lassen Sie Ihre Wadenmuskeln arbeiten. Insgesamt 16 Wiederholungen (1 Wdh. = beide Seiten).

Beim Heben der Arme den Rücken aus der Hüfte lang machen

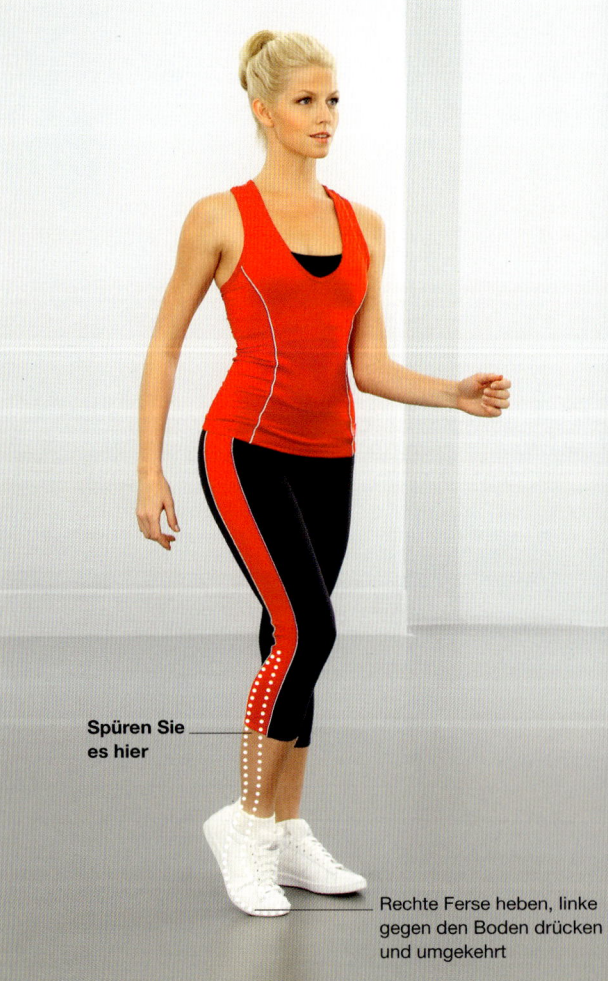

Spüren Sie es hier

Rechte Ferse heben, linke gegen den Boden drücken und umgekehrt

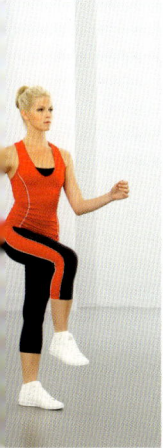

3 **Marschieren & Schulter-kreisen** Knie im Wechsel bis auf Taillenhöhe heben und auf der Stelle marschieren, dabei die Arme gegengleich anwinkeln (8 Wdh.). Dann die Arme senken, die Schultern zu den Ohren hochziehen, nach hinten unten und nach vorne oben kreisen (4 Wdh.).

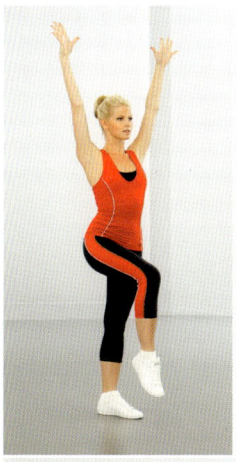

4 **Marschieren & Arme strecken** Weiter auf der Stelle marschieren, dabei die Arme über die Seiten nach oben führen und strecken. Hände mit schnellen Bewegungen öffnen und schließen, um die Finger und die Handgelenke aufzuwärmen. Arme seitlich senken, dabei weiter die Hände öffnen und schließen (4 Wdh.).

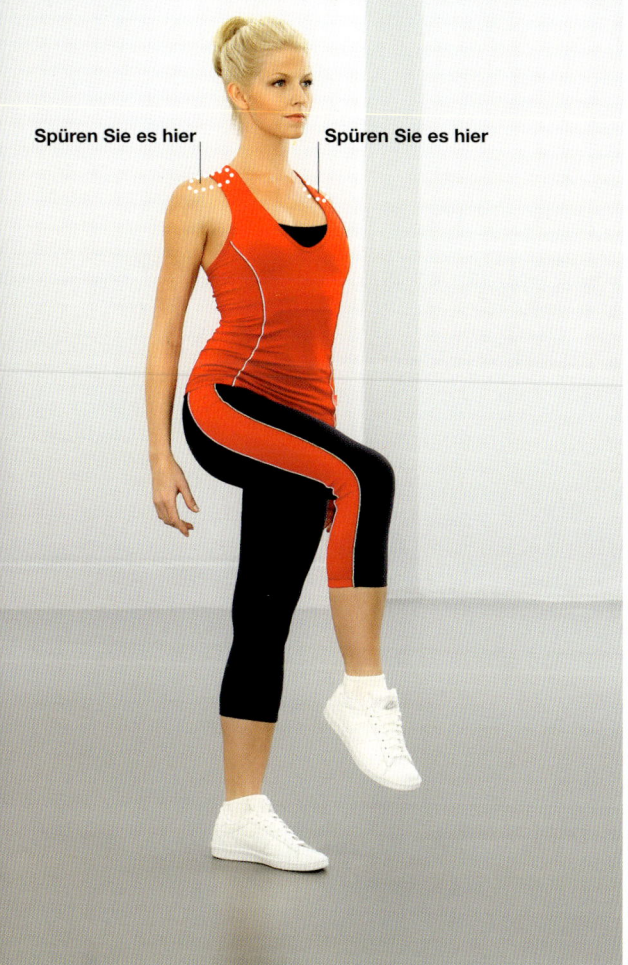

Spüren Sie es hier   Spüren Sie es hier

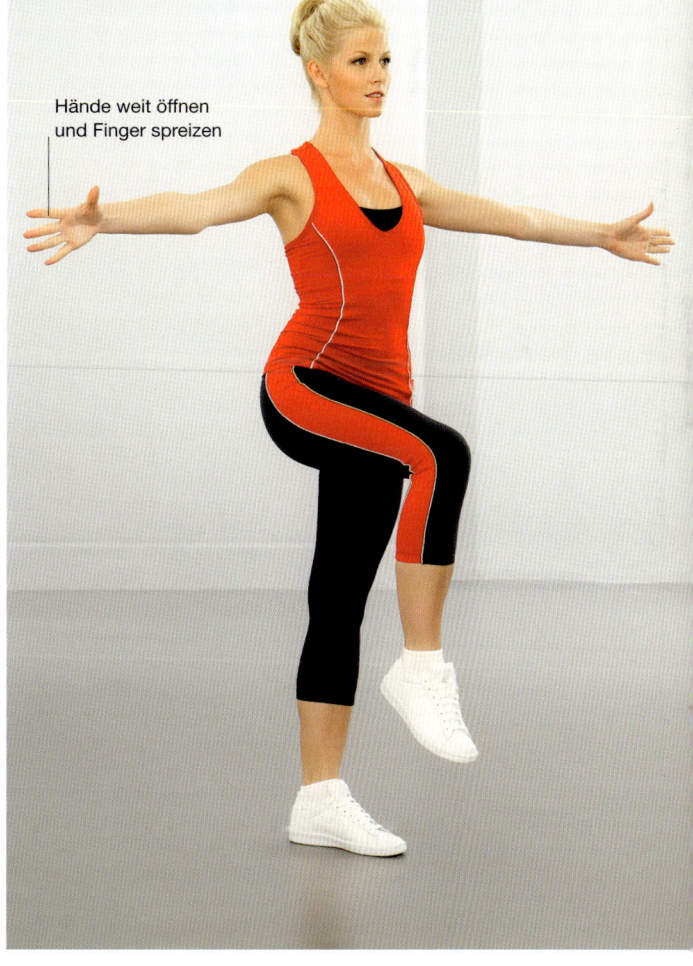

Hände weit öffnen und Finger spreizen

>> **Warm-up** Side-Step/Back-Step

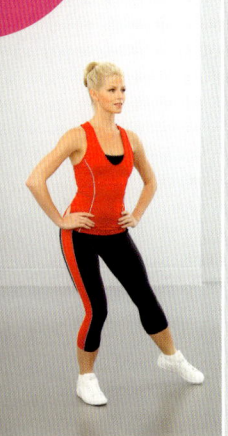

5 **Side-Step** Hände auf die Hüften stützen. Mit einem Fuß einen Schritt zur Seite machen, dann den anderen Fuß nachsetzen. Zur anderen Seite durchführen. Nach vier Wiederholungen in beide Richtungen Arme in Schrittrichtung schwingen. Die Arme entspannt lassen und nicht über Schulterhöhe bringen (8 Wdh.).

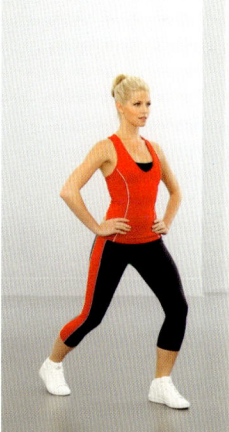

6 **Back-Step** Hände auf die Hüften stützen. Die Füße abwechselnd nach hinten und wieder in die Mitte zurück setzen, ohne das Gewicht zu verlagern. Der Schwerpunkt bleibt in der Mitte. Nach vier Wiederholungen beide Arme knapp unter Schulterhöhe parallel zu den Steps vorstoßen und zurückziehen (8 Wdh.).

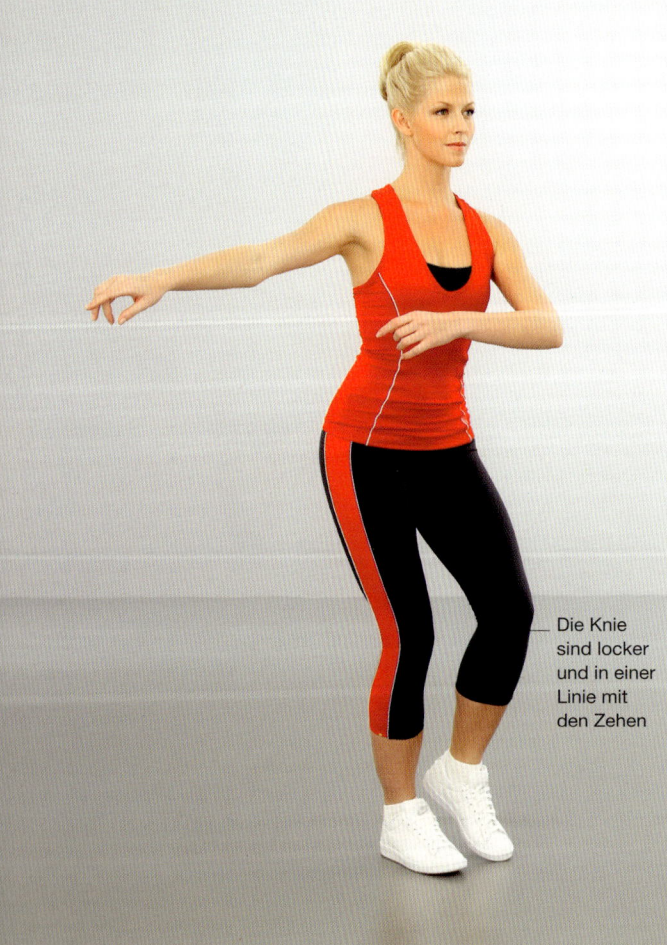

Die Knie sind locker und in einer Linie mit den Zehen

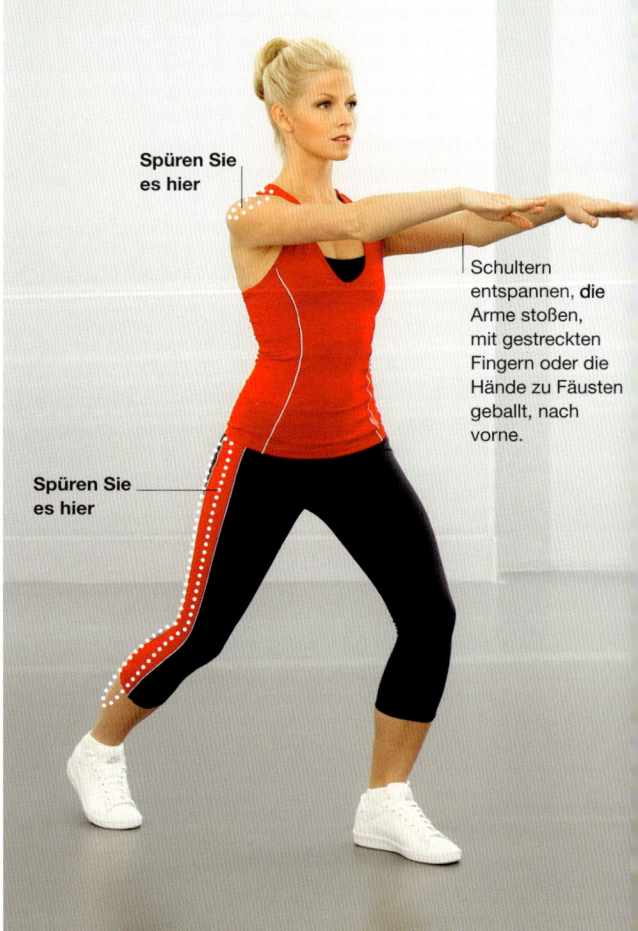

Spüren Sie es hier

Schultern entspannen, **die** Arme stoßen, mit gestreckten Fingern oder die Hände zu Fäusten geballt, nach vorne.

Spüren Sie es hier

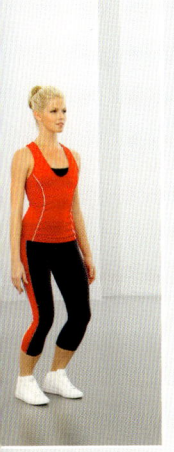

7 Dip-Kick mit Drehung

Die Arme hängen seitlich, die Knie werden leicht gebeugt. Aufrichten und die Füße im Wechsel nach vorne kicken. Achtmal zu beiden Seiten. Dann zum Kicken des Beins den gegengleichen Arm nach vorne schwingen. Der Oberkörper dreht sich mit, die Hüfte bleibt gerade. Die Arme sind auf Schulterhöhe. (8 Wdh. zu beiden Seiten).

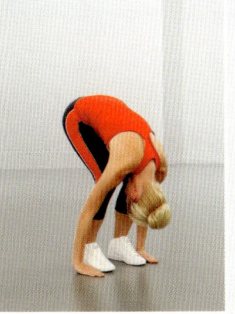

8 Aufrollen

Aufrecht und hüftbreit stehen. Arme über den Kopf strecken, Schultern entspannen. Nacken und Wirbelsäule bilden eine Linie. Langsam die Arme senken, das Kinn zur Brust ziehen, den Rücken runden und den Oberkörper Richtung Boden sinken lassen. Die Arme führen die Bewegung an. So tief wie möglich gehen. Die Hände sollten locker sein und so nah am Boden, wie es Ihnen noch angenehm ist. Tief in den unteren Rücken atmen. Die Bauchmuskeln aktivieren und den Rücken Wirbel für Wirbel wieder aufrollen, bis Sie in den Stand zurückgekehrt sind.

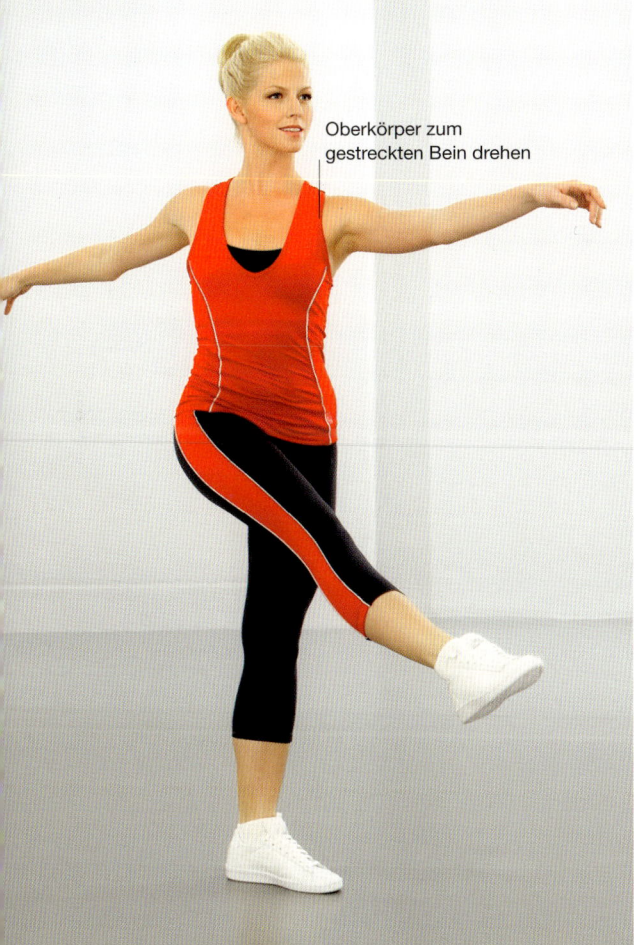

Oberkörper zum gestreckten Bein drehen

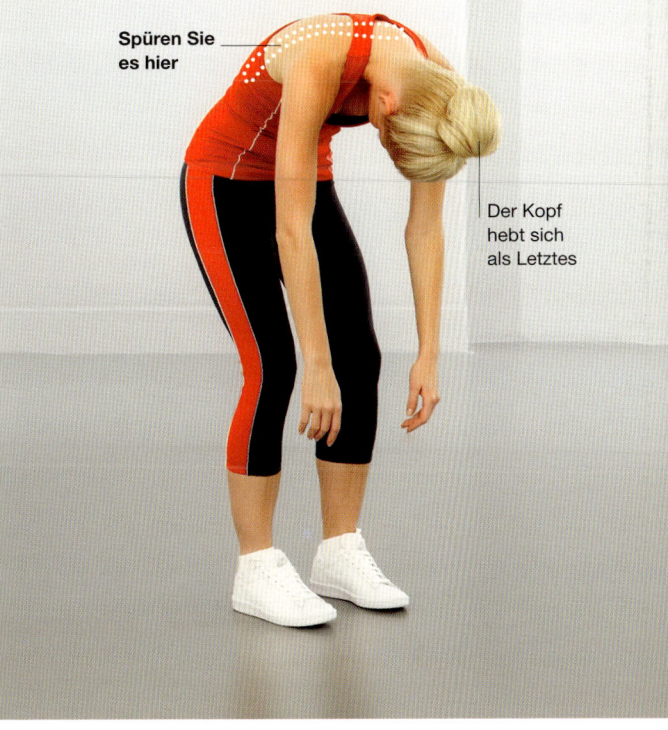

Spüren Sie es hier

Der Kopf hebt sich als Letztes

>> **Workout** Cross-Punch/Seilspringen

9 **Cross-Punch** Die Füße stehen etwas mehr als hüftbreit auseinander, die Knie zeigen nach vorn, die Beine sind leicht gebeugt. Hände zu Fäusten ballen, Arme anwinkeln. Die rechte Faust diagonal nach vorn stoßen, der Handrücken zeigt nach oben. Die andere Faust wird vor dem Kinn gehalten. Dann mit der linken Hand diagonal vor dem Körper zur anderen Seite boxen; Beine und Becken bleiben stabil (8 Wdh.).

10 **Seilspringen** Die Füße stehen dicht nebeneinander, die Arme hängen seitlich. Stellen Sie sich vor, Sie hätten ein Springseil in der Hand. Auf den Ballen federnd die Füße abwechselnd leicht vom Boden heben und über das imaginäre Seil springen. Dabei die Handgelenke kreisen lassen, als würden Sie das Seil drehen (32 Wdh.).

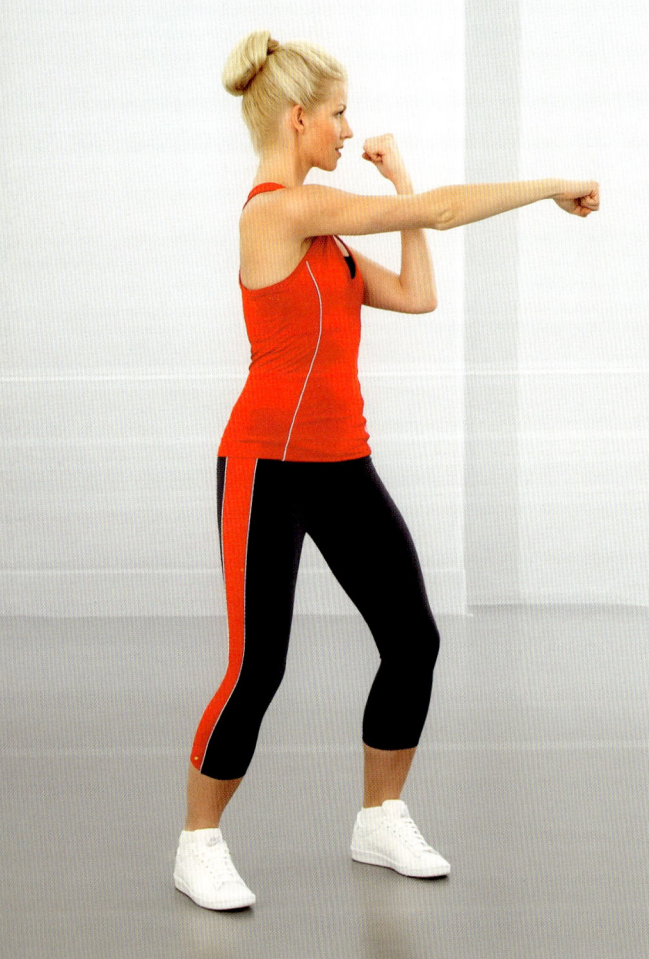

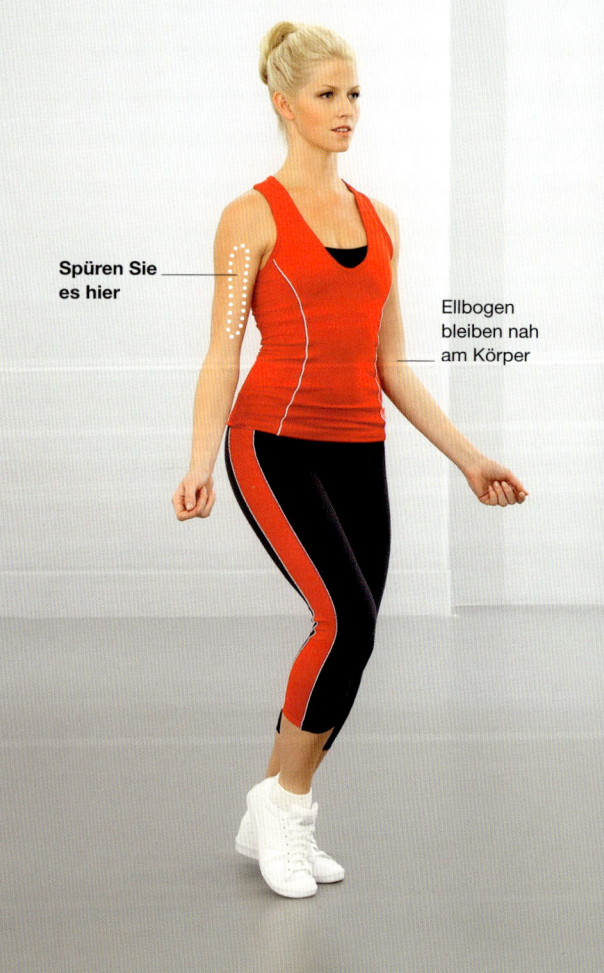

Spüren Sie es hier

Ellbogen bleiben nah am Körper

>> **Workout** Kick & Ausfallschritt/ Kick & Punch

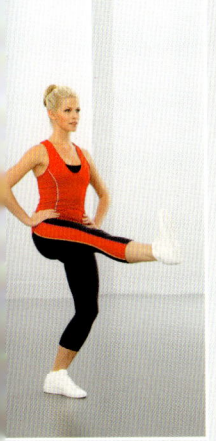

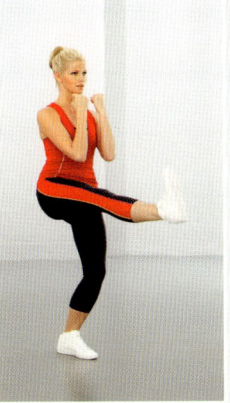

11 **Kick & Ausfall-schritt** Die Füße sind parallel, die Hände liegen auf den Hüften. Ein Bein in Hüfthöhe nach vorne kicken. Die Ferse führt die Bewegung an, die Fußspitze zeigt zum Körper. Dann einen Ausfallschritt nach hinten ausführen, das Knie beugen und die Zehen aufstellen. Wiederholen. Becken und Rücken bleiben gerade, die Knie sind stets in einer Linie mit den Fußspitzen. Die Bauchmuskeln bleiben angespannt (8 Wdh., dann die Seite wechseln).

12 **Kick & Punch** Die Füße stehen parallel, die Hände sind vor dem Kinn zu Fäusten geballt. Rechtes Bein auf Hüfthöhe nach vorne kicken. Die Ferse führt die Bewegung an, die Fußspitze zeigt zum Körper. Ausfallschritt nach hinten, das Knie beugen und die Zehen aufstellen. Die linke Faust auf Brusthöhe diagonal nach vorne stoßen. 8 Wdh., Seitenwechsel und 8 Wdh. Zum Schluss Übung 10 wiederholen.

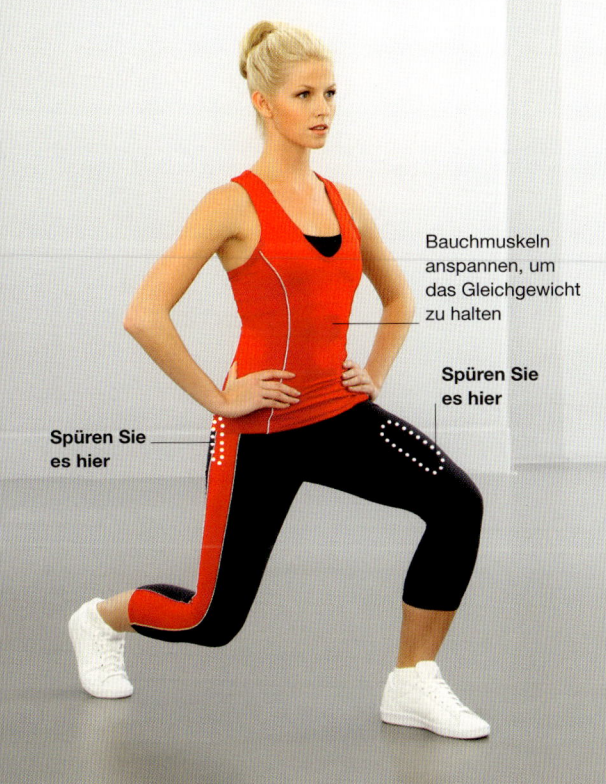

Bauchmuskeln anspannen, um das Gleichgewicht zu halten

Spüren Sie es hier

Spüren Sie es hier

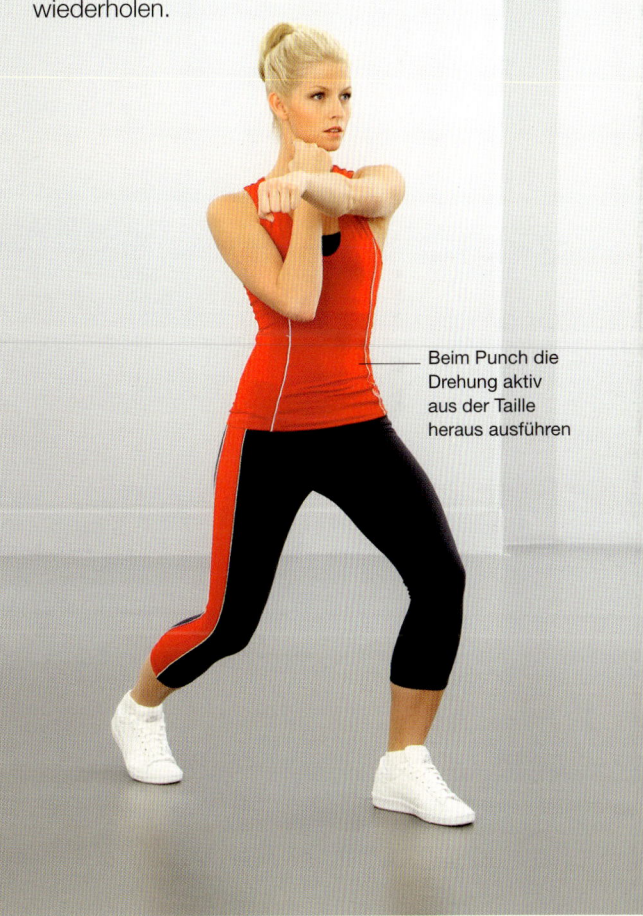

Beim Punch die Drehung aktiv aus der Taille heraus ausführen

>> **Workout** Abtauchen/ Kniebeuge & Side-Kick

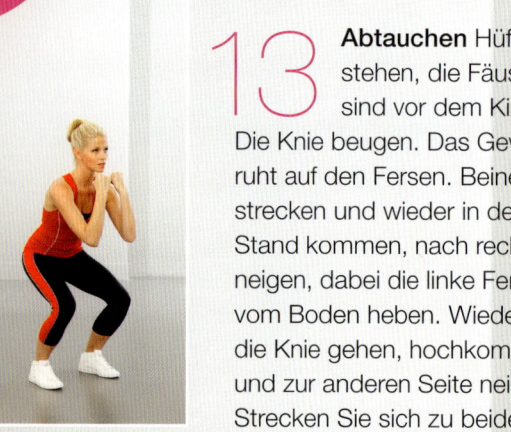

13 **Abtauchen** Hüftbreit stehen, die Fäuste sind vor dem Kinn. Die Knie beugen. Das Gewicht ruht auf den Fersen. Beine strecken und wieder in den Stand kommen, nach rechts neigen, dabei die linke Ferse vom Boden heben. Wieder in die Knie gehen, hochkommen und zur anderen Seite neigen. Strecken Sie sich zu beiden Seiten unter einer imaginären Stange durch. Achten Sie darauf, immer tief in die Hocke zu gehen (8 Wdh.).

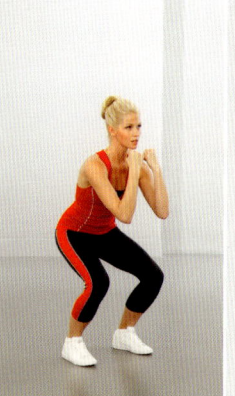

14 **Kniebeuge & Side-Kick** Hüftbreit stehen, Fäuste sind vor dem Kinn. Die Knie beugen. Das Gewicht ruht auf den Fersen. Wieder in den Stand kommen und mit einem Bein seitwärts kicken. Die Ferse führt die Bewegung an, die Fußspitze wird nach oben gezogen. Insgesamt viermal durchführen, dann zur anderen Seite viermal wiederholen. Nach jedem Tritt wieder in Hockstellung gehen.

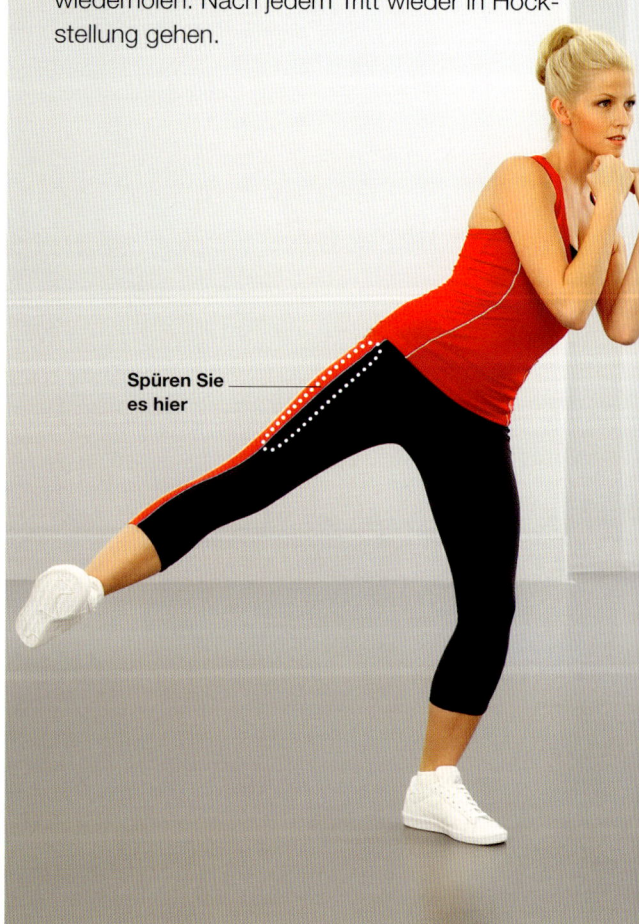

Spüren Sie es hier

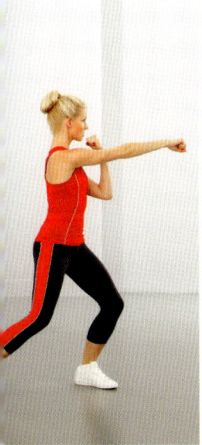

15 Doppelschlag

Hüftbreit stehen, die Fäuste sind vor dem Kinn. Die rechte Faust auf Brusthöhe diagonal nach vorn stoßen. Der Handrücken zeigt nach oben. Dann den Arm drehen und wie beim Kinnhaken nach oben schlagen. Der Oberkörper dreht sich nach links in Schlagrichtung, die rechte Ferse hebt sich vom Boden. Die linke Faust bleibt vor dem Kinn. Seite wechseln. (Insgesamt 8 Wdh.). Anschließend Übung 10 wiederholen.

16 Gerader Kick

Füße stehen parallel, die Fäuste sind vor dem Kinn. Ein Bein in Hüfthöhe nach vorne kicken. Die Ferse führt die Bewegung an, die Fußspitze zeigt zum Körper. Das Standbein bleibt leicht gebeugt. Nach dem Tritt den Fuß wieder parallel zum Standbein aufsetzen. Insgesamt achtmal wiederholen, dann achtmal zur anderen Seite durchführen und das Ganze nochmals wiederholen.

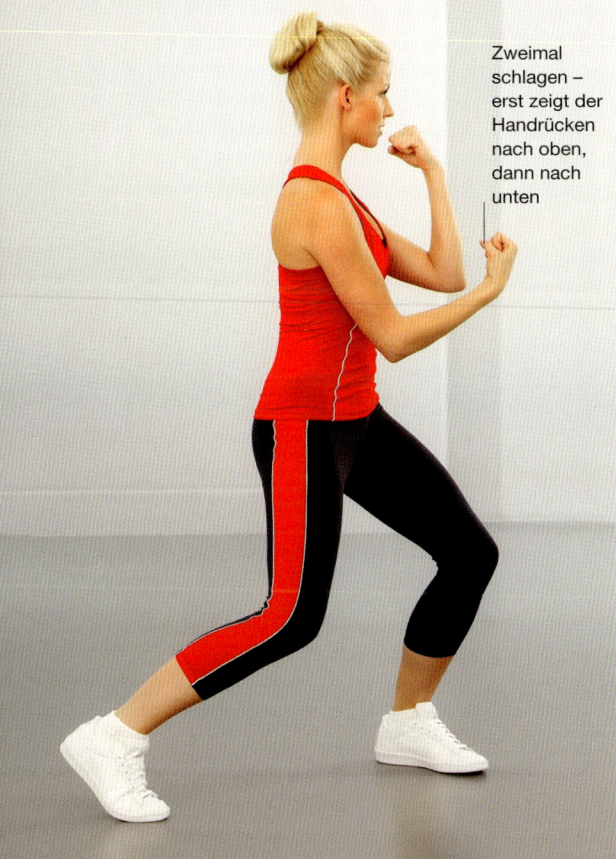

Zweimal schlagen – erst zeigt der Handrücken nach oben, dann nach unten

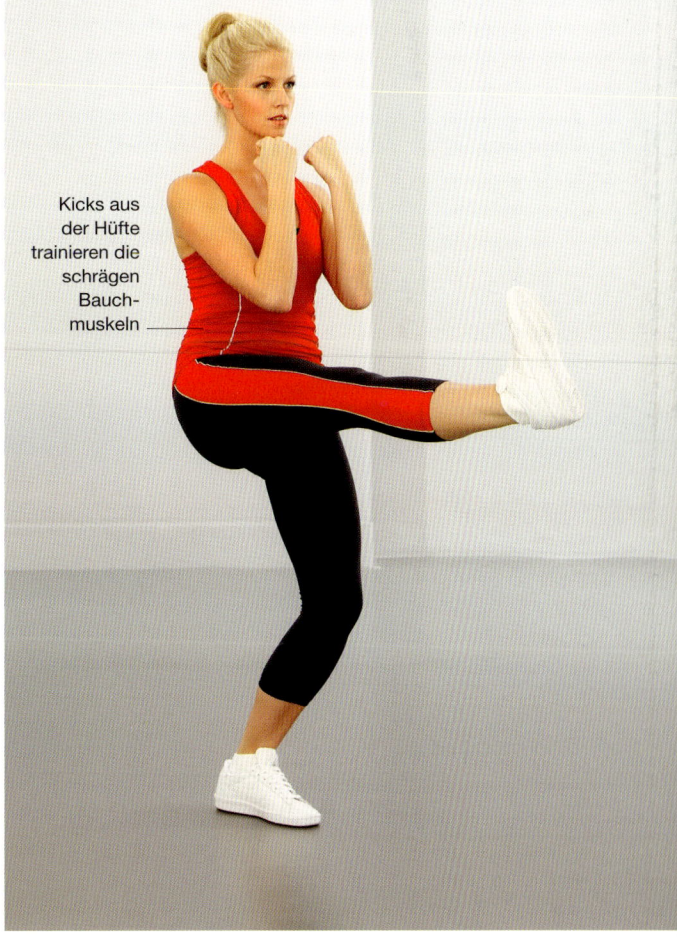

Kicks aus der Hüfte trainieren die schrägen Bauchmuskeln

17 **Armrolle** Auf der Stelle marschieren. Ellbogen auf Brusthöhe heben, Schultern entspannen. Nun die Unterarme so schnell wie möglich umeinander kreisen lassen, dabei bis 16 zählen. Die Richtung wechseln und noch einmal bis 16 zählen.

18 **Vorbeugen & drehen** Die Füße stehen weit auseinander, die Knie sind leicht gebeugt. Den Oberkörper aus der Taille heraus vorbeugen, drehen und mit der rechten Hand die Außenseite des linken Fußes berühren. Dabei den linken Arm angewinkelt anheben, sodass der Ellbogen zur Decke zeigt. Seite wechseln. Insgesamt 16-mal wiederholen.

Übung 10 wiederholen, dann Übungen 9–12 und Übung 10 wiederholen; anschließend Übungen 13–15 und Übung 10 wiederholen; danach Übungen 16–18 und zum Schluss noch einmal Übung 10 durchführen.

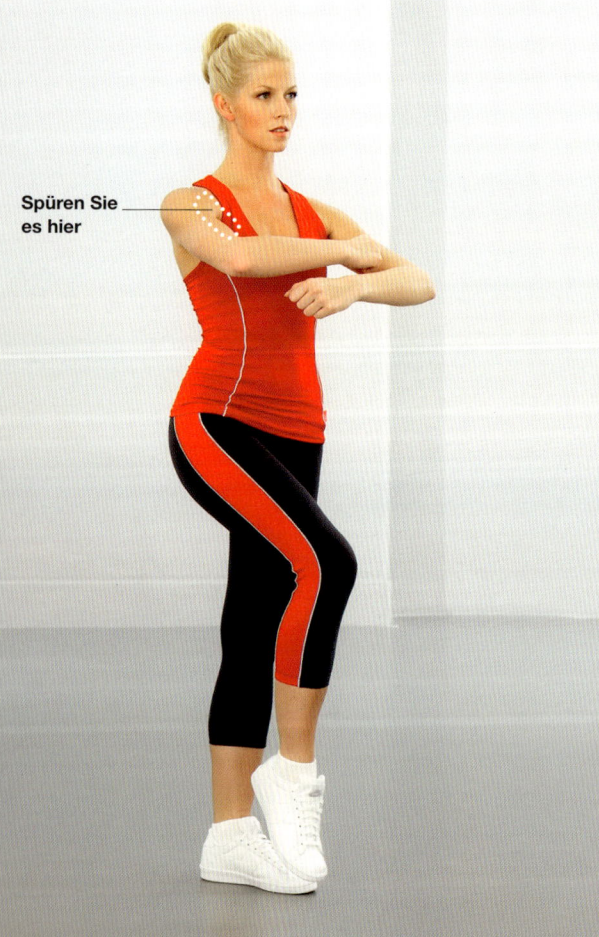

Spüren Sie es hier

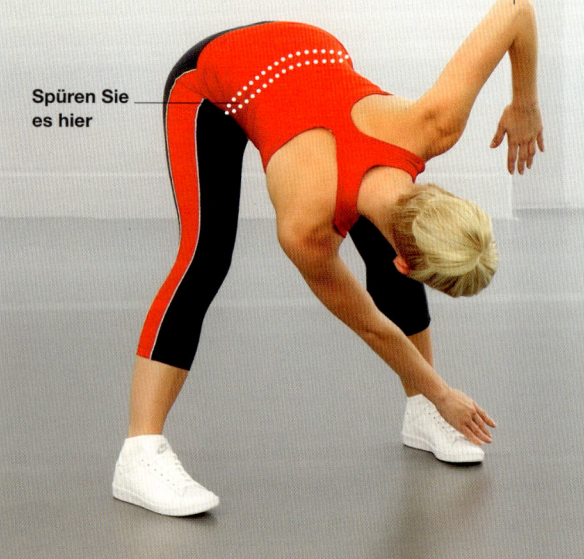

Um die Drehung zu verstärken, den Ellbogen Richtung Decke heben, während der andere Arm vor dem Körper kreuzt

Spüren Sie es hier

19 **Marschieren** Im Stehen das rechte Knie bis auf Hüfthöhe anheben, zugleich den linken Arm angewinkelt heben. Seite wechseln und auf der Stelle marschieren (24 Wdh.).

20 **Dreifach-Stretch I** Mit dem rechten Fuß einen Schritt nach hinten machen, rechte Ferse auf den Boden drücken und das linke Bein beugen. Beide Fußspitzen zeigen nach vorne. Hände falten und die Arme gestreckt bis auf Schulterhöhe heben, zugleich den Kopf senken. Sie sollten eine deutliche Dehnung in oberem Rücken, Nacken und Wade spüren.

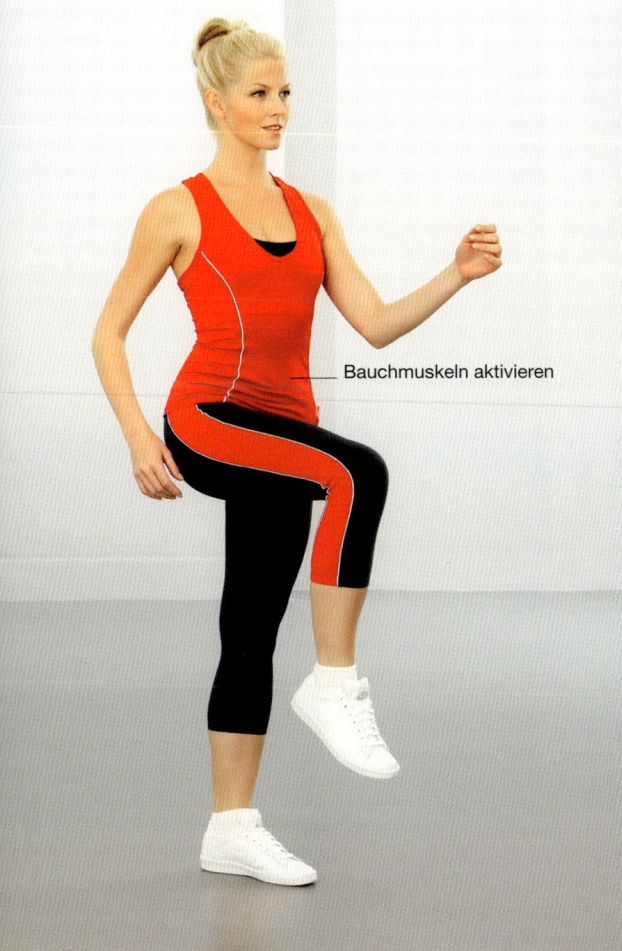

Bauchmuskeln aktivieren

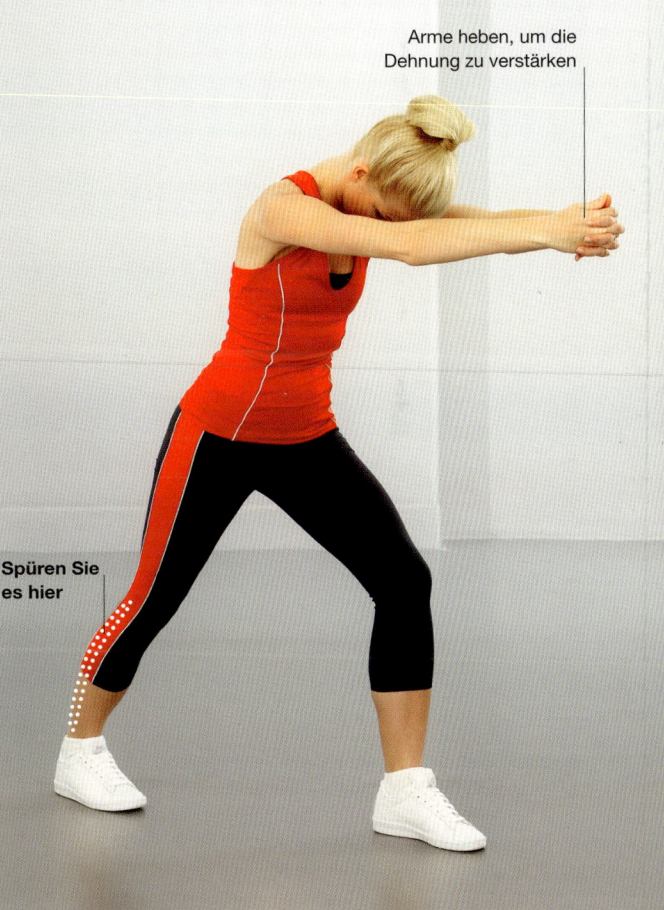

Arme heben, um die Dehnung zu verstärken

Spüren Sie es hier

>> **Cool-down** Dreifach-Stretch II/ Quadrizeps-Stretch

21 **Dreifach-Stretch II** Jetzt mit dem linken Fuß einen Schritt nach hinten machen, linke Ferse auf den Boden drücken und das rechte Bein beugen. Beide Fußspitzen zeigen nach vorne. Die Hände hinter dem Rücken falten, den Brustkorb nach vorne öffnen und die Arme hinter dem Rücken gestreckt Richtung Decke heben. Sie sollten eine deutliche Dehnung in Wade, Brustmuskulatur und Armen fühlen.

22 **Quadrizeps-Stretch** Im Stehen den rechten Fuß mit der rechten Hand zum Gesäß ziehen, bis Sie eine Dehnung an der Oberschenkelvorderseite spüren. Seite wechseln. Wenn es Ihnen schwerfällt, das Gleichgewicht zu halten, stützen Sie sich an einer Wand oder einem Stuhl ab.

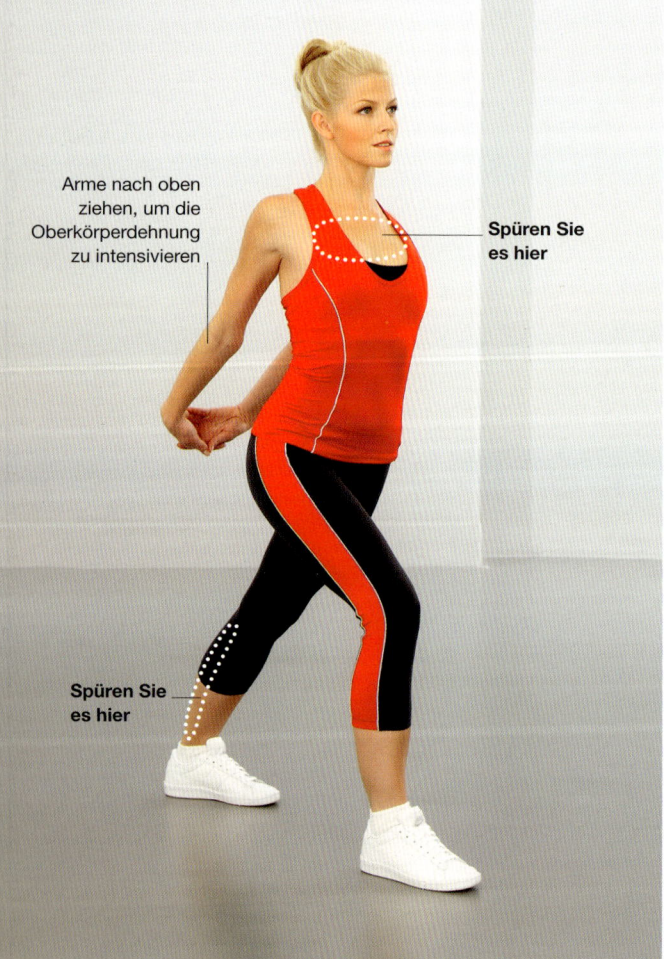

Arme nach oben ziehen, um die Oberkörperdehnung zu intensivieren

Spüren Sie es hier

Spüren Sie es hier

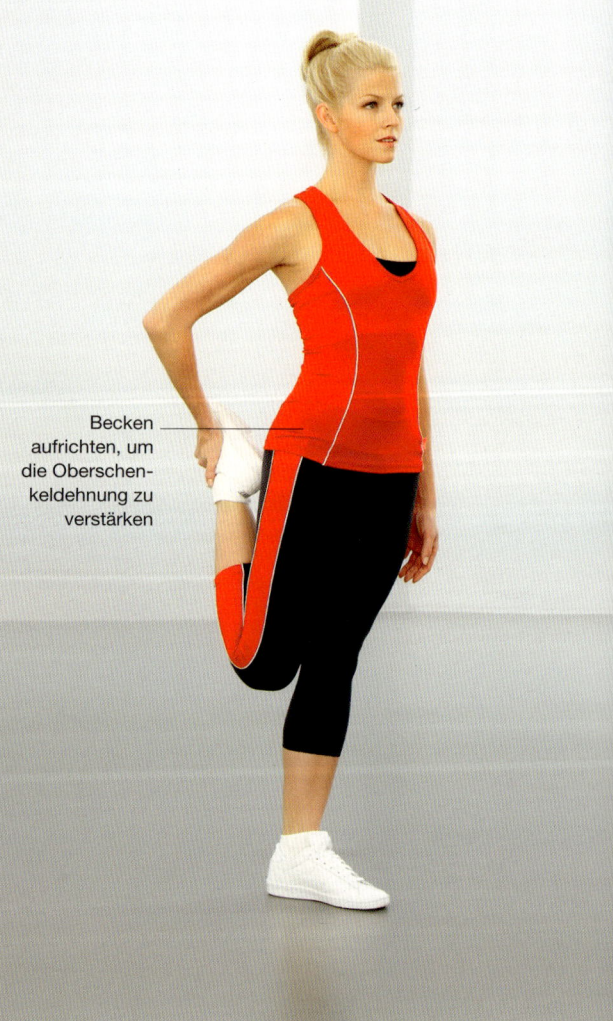

Becken aufrichten, um die Oberschenkeldehnung zu verstärken

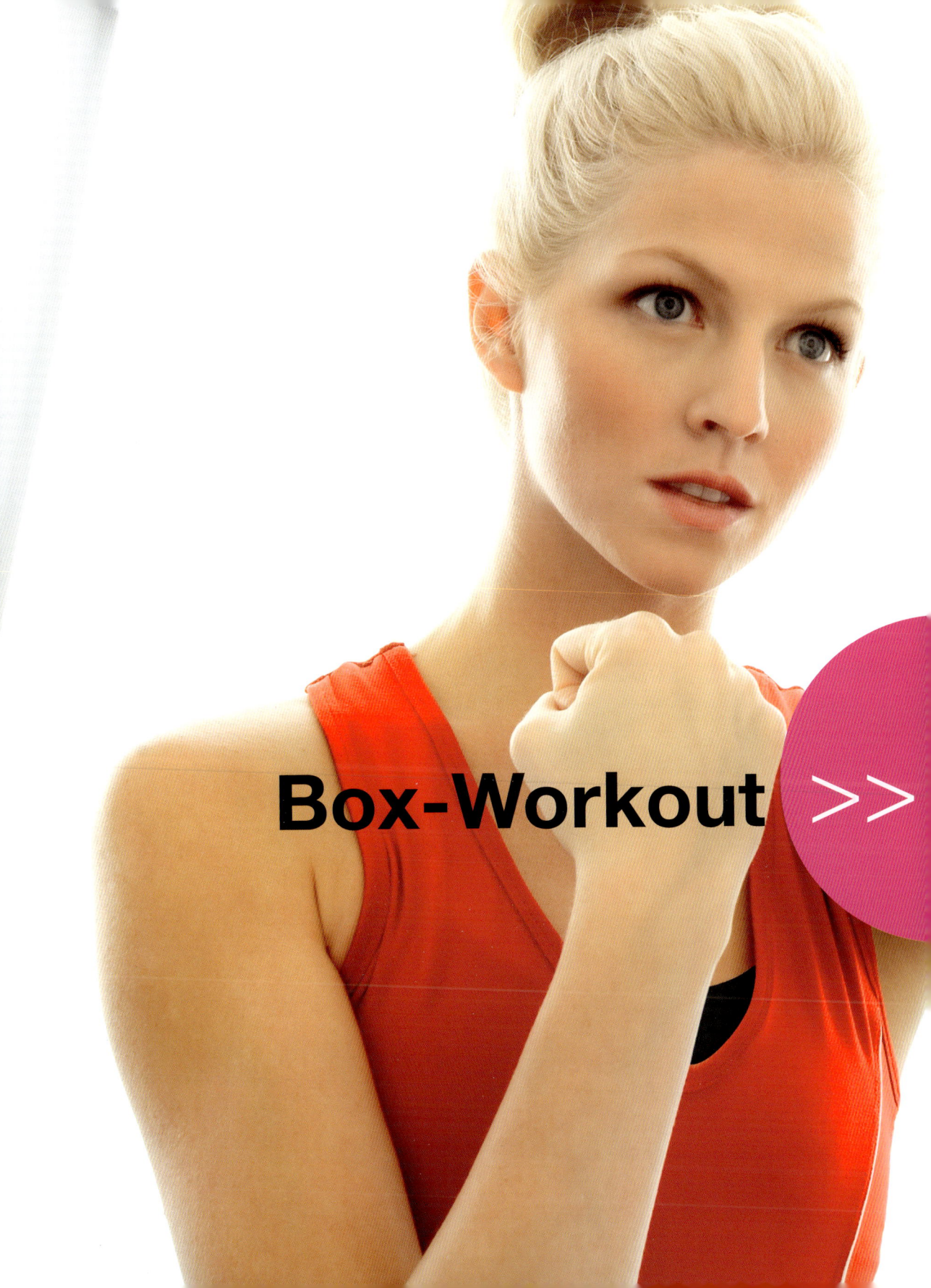

Box-Workout >>

Box-Workout auf einen Blick

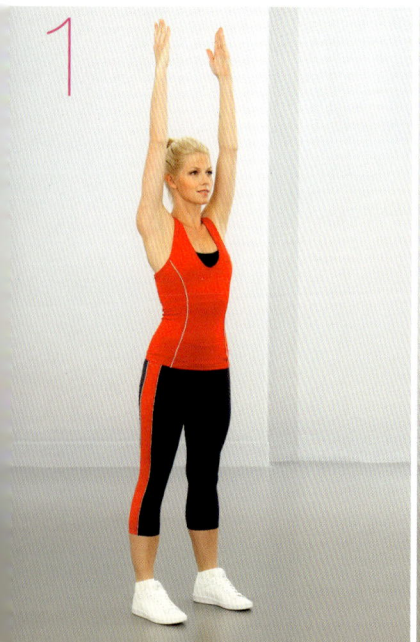

▲ **Warm-up** Tiefenatmung,
Seite 22

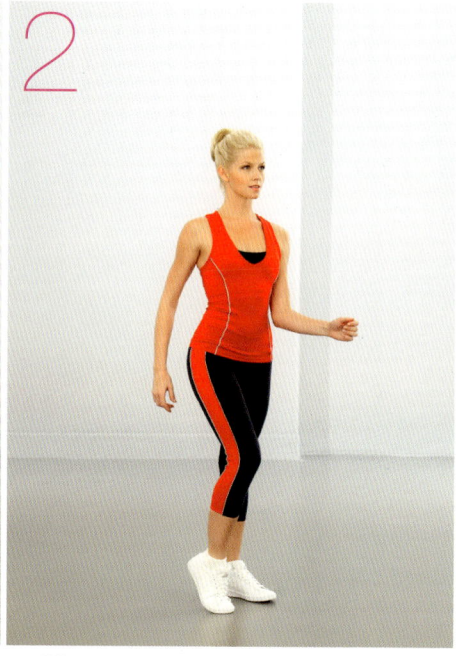

▲ **Warm-up** Halbe Wadenpumpe,
Seite 22

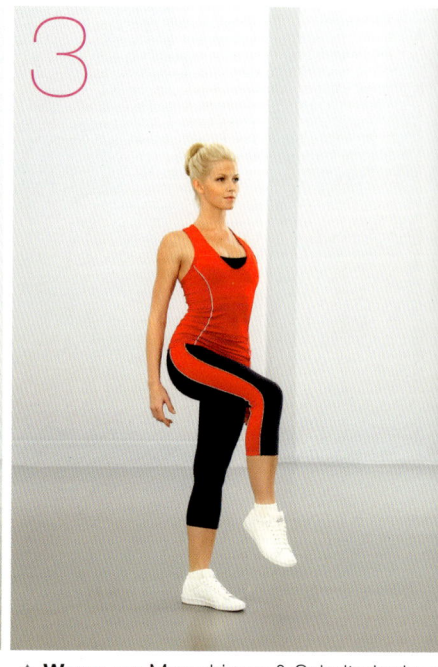

▲ **Warm-up** Marschieren & Schulterkreisen
Seite 23

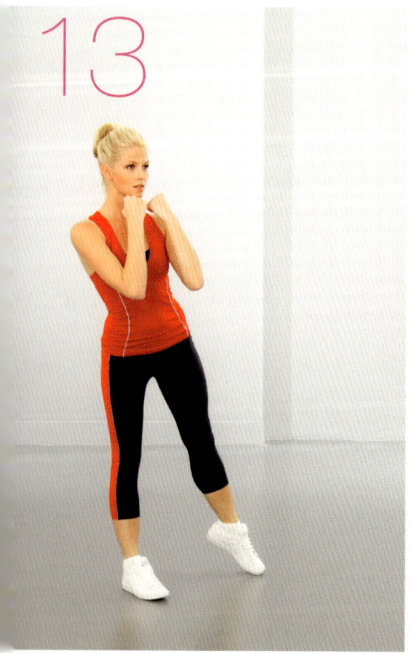

▲ **Workout** Abtauchen,
Seite 28

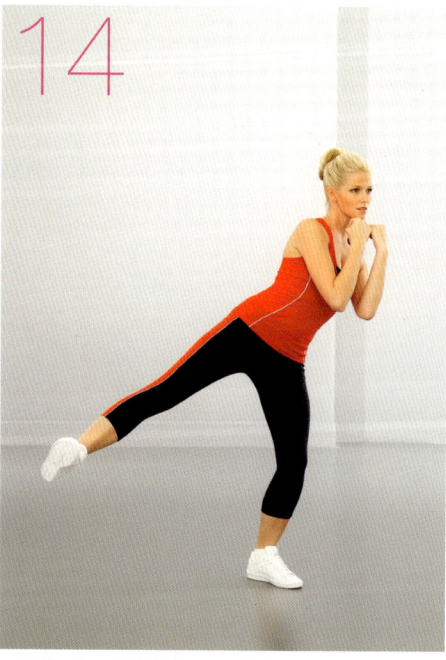

▲ **Workout** Kniebeuge & Side-Kick,
Seite 28

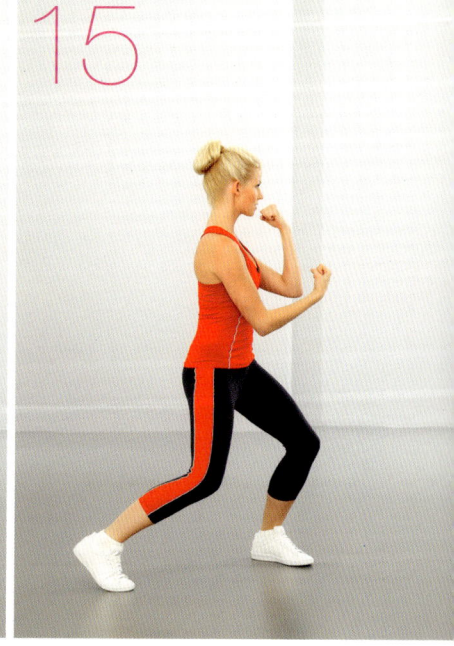

▲ **Workout** Doppelschlag,
Seite 29

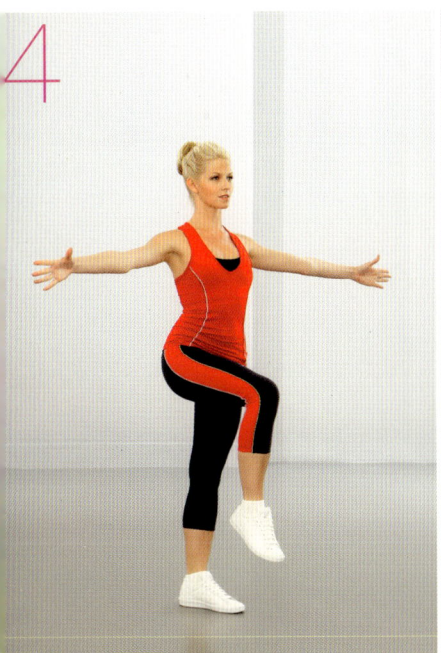

4

▲ **Warm-up** Marschieren & Arme strecken,
Seite 23

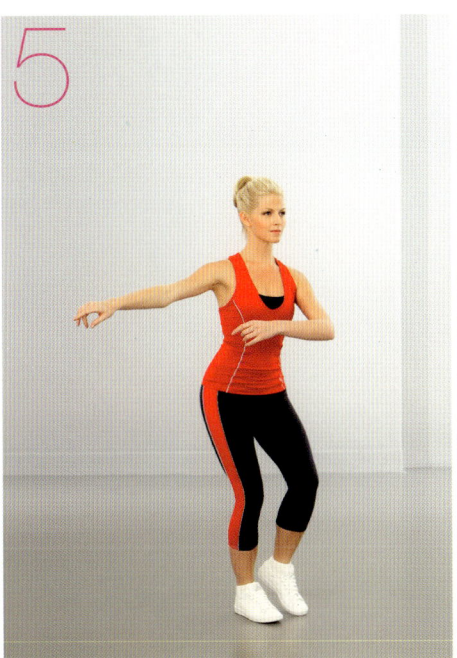

5

▲ **Warm-up** Side-Step,
Seite 24

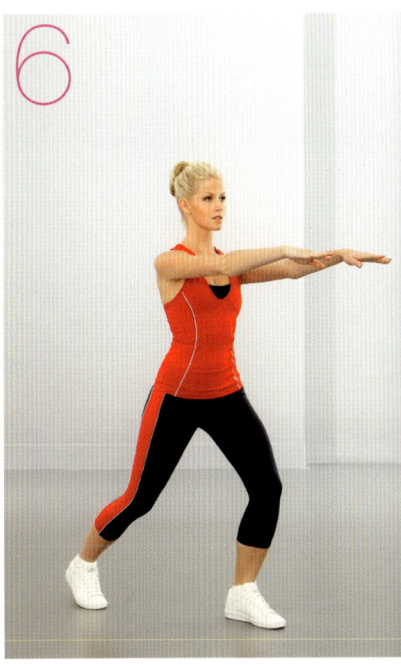

6

▲ **Warm-up** Back-Step,
Seite 24

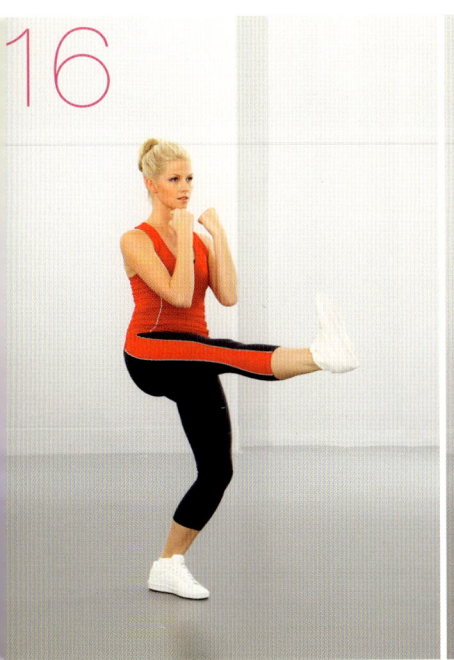

16

▲ **Workout** Gerader Kick,
Seite 29

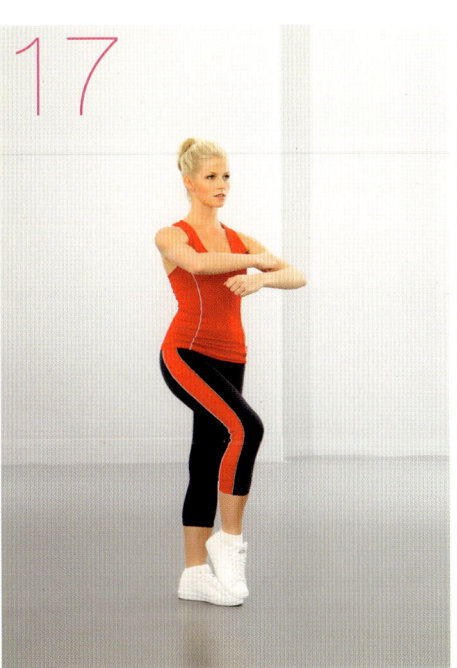

17

▲ **Workout** Armrolle,
Seite 30

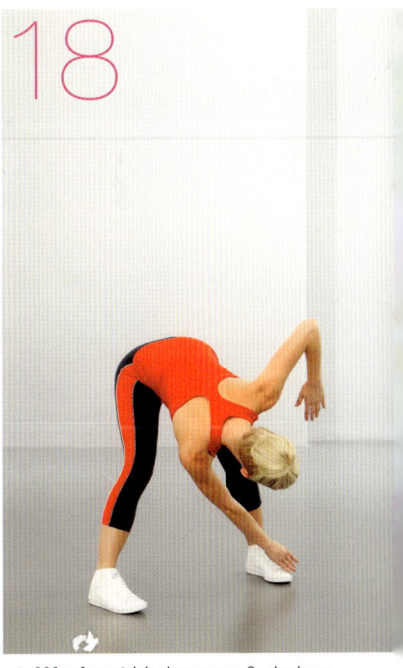

18

▲ **Workout** Vorbeugen & drehen,
Seite 30

23 **Innenseiten-Stretch** Einen Schritt zur rechten Seite machen und das rechte Knie beugen, sodass es sich über der Fußspitze befindet. Hände auf dem gebeugten Oberschenkel abstützen, Oberkörper nach vorne neigen und das linke Bein noch stärker seitlich wegstrecken. Rücken und Nacken bleiben lang und gerade. Spüren Sie die Dehnung an der Innenseite des gestreckten Beins. Zur anderen Seite wiederholen.

24 **Aufrollen** Aufrecht und hüftbreit stehen. Arme über den Kopf strecken, Schultern entspannen. Nacken und Wirbelsäule bilden eine Linie. Langsam die Arme senken, das Kinn zur Brust ziehen, den Rücken runden und den Oberkörper Richtung Boden sinken lassen. Die Arme führen die Bewegung an. So tief wie möglich gehen. Die Hände sollten locker und so nah am Boden sein, wie es noch angenehm ist. Tief in den unteren Rücken atmen. Die Bauchmuskeln anspannen und den Rücken Wirbel für Wirbel wieder in den Stand aufrollen.

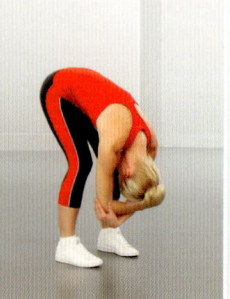

Vorbeugen, um
die Dehnung zu
verstärken

Aus der
Hüfte lang
machen

Spüren Sie
es hier

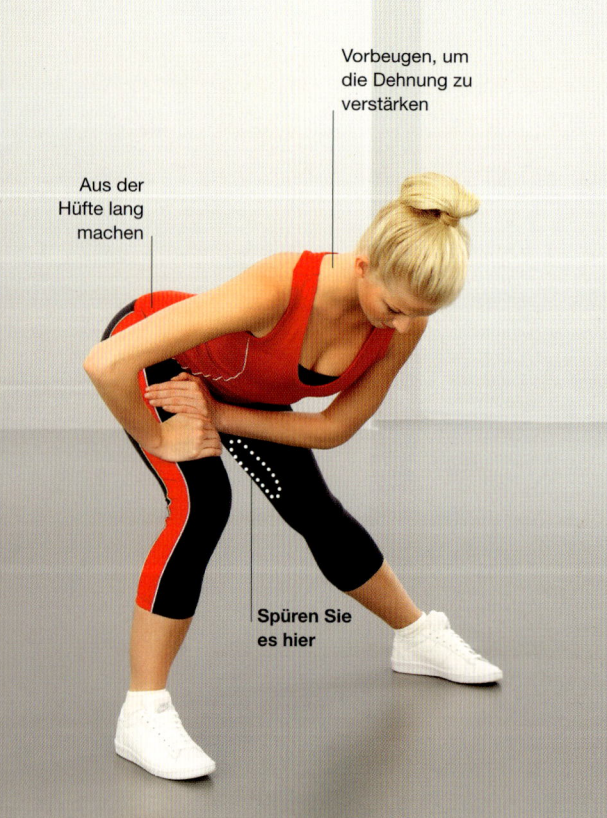

Spüren Sie
es hier

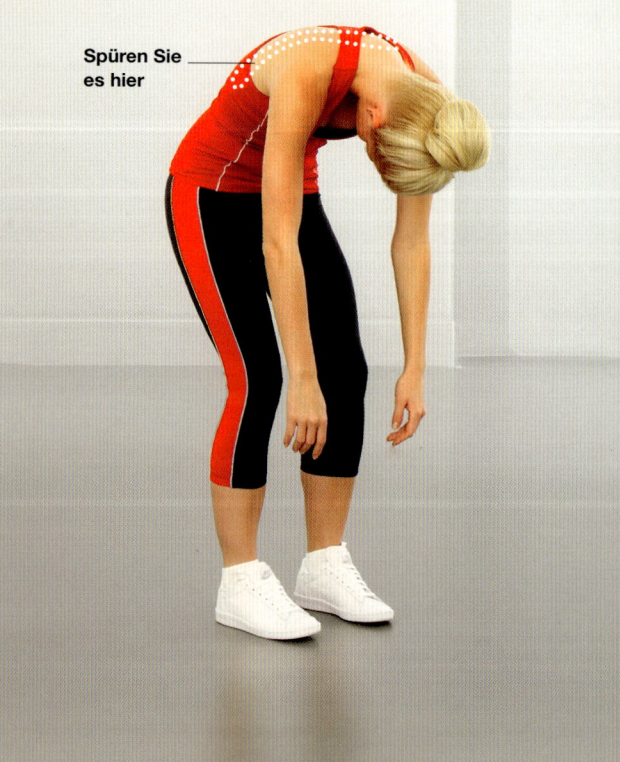

>> Fragen & Antworten

Dieser intensive Workout sorgt für maximale Ergebnisse. Halten Sie die Bauchmuskeln stets angespannt, vor allem bei den Tritten. Dieses Bauchmuskeltraining, die Schläge und die Armrolle machen die 15-Minuten-Sequenz zu einem Universal-Workout und Kalorienkiller.

>> Ich finde das »Abtauchen« schwierig und komme nicht rechtzeitig runter und wieder hoch. Wie führ ich die Bewegung richtig aus?

Stellen Sie sich vor, dass Sie sich unter einem Seil oder einer Stange durchstrecken. Die untere Körperhälfte bleibt stabil. Neigen Sie sich beim Hochkommen leicht aus der Taille zur Seite. Wenn Sie nicht rechtzeitig oben sind, beugen Sie die Knie einfach etwas weniger und konzentrieren sich stattdessen auf die Seitwärtsneigung. Ein gutes Training für die Taille!

>> Ich komme mit dem Tempo der DVD nicht mit. Wie kann ich schneller werden?

Weil dies der erste Workout in diesem Buch ist, nehme ich an, dass es auch der erste ist, den Sie gemacht haben. Sie werden schneller, je öfter Sie diesen oder einen der anderen Workouts üben. Um Kalorien zu verbrennen, ist es das Wichtigste, sich zu bewegen! Wenn Sie immer an einer bestimmten Stelle aus dem Takt kommen, lesen Sie die Anleitung auf der entsprechenden Buchseite noch einmal und üben die Bewegung oder den Übergang ein paarmal separat.

>> Bei der Übung »Kniebeuge & Side-Kick« verliere ich das Gleichgewicht. Was mache ich falsch?

Prüfen Sie, ob Ihr Schwerpunkt wirklich in der Mitte ist. Es hilft, wenn Sie die Bauchmuskeln anspannen. Das Standbein sollte immer leicht gebeugt sein, und bei der Kniebeuge sollten beide Knie nach vorne gerichtet und über den Fußspitzen sein. Beim Side-Kick führt die Ferse, nicht die Hüfte die Bewegung an.

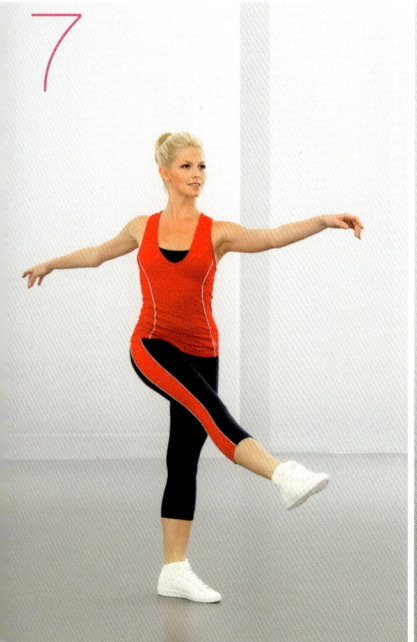

▲ **Warm-up** Dip-Kick mit Drehung,
Seite 25

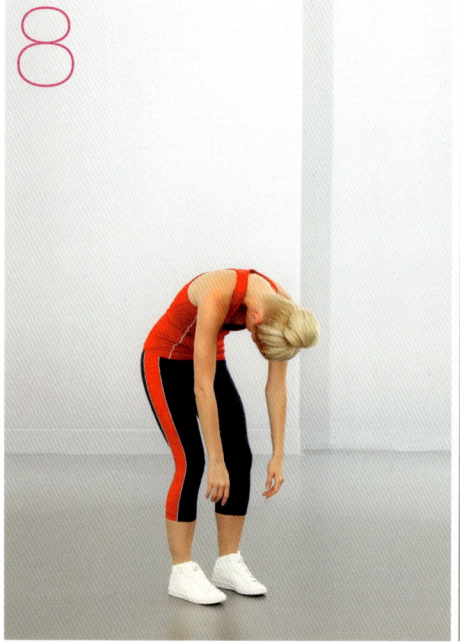

▲ **Warm-up** Aufrollen,
Seite 25

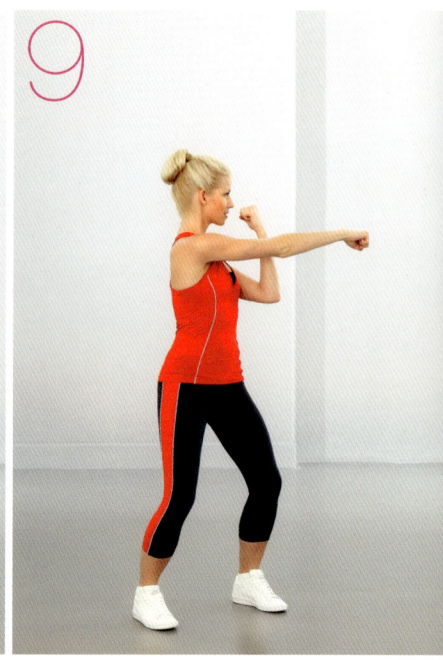

▲ **Workout** Cross-Punch,
Seite 26

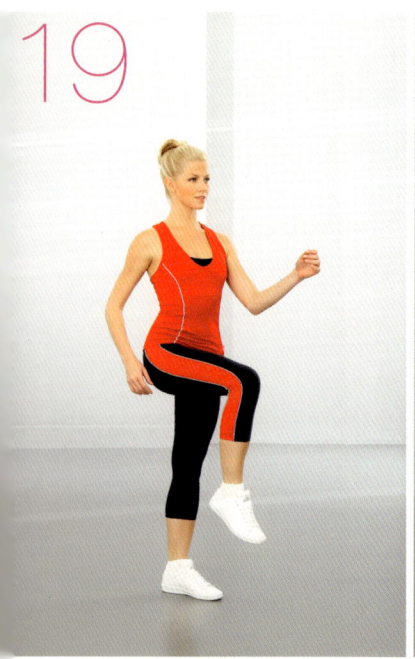

▲ **Cool-down** Marschieren,
Seite 31

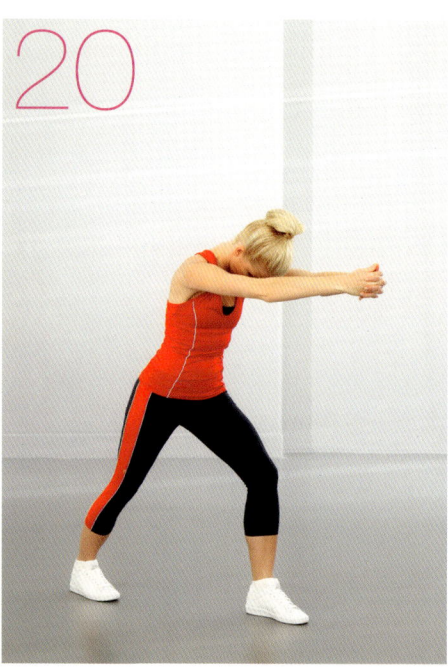

▲ **Cool-down** Dreifach-Stretch I,
Seite 31

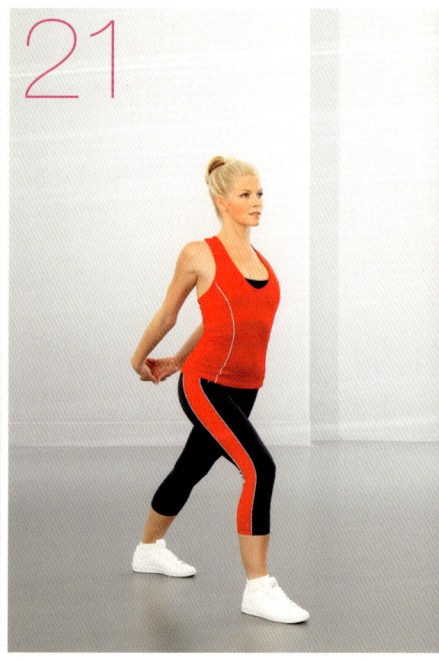

▲ **Cool-down** Dreifach-Stretch II,
Seite 32

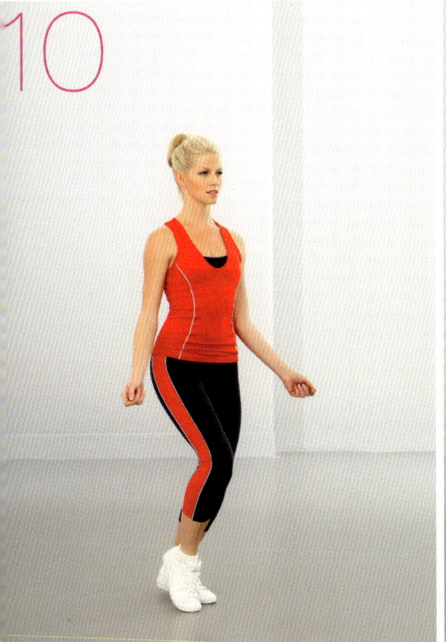

10

▲ **Workout** Seilspringen,
Seite 26

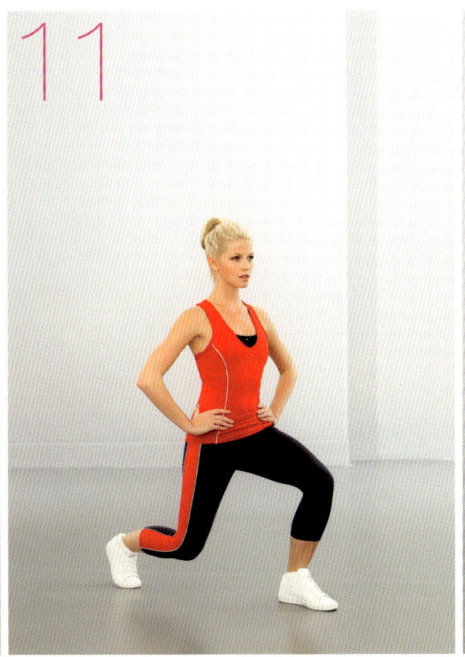

11

▲ **Workout** Kick & Ausfallschritt,
Seite 27

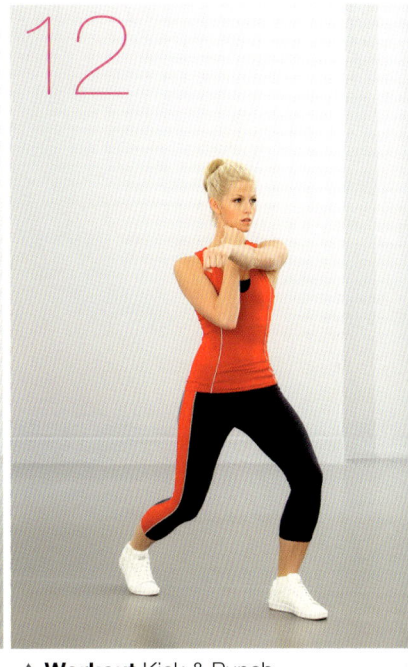

12

▲ **Workout** Kick & Punch,
Seite 27

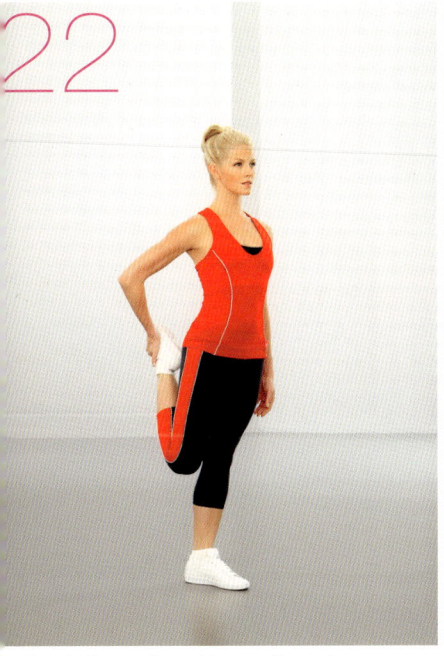

22

▲ **Cool-down** Quadrizeps-Stretch,
Seite 32

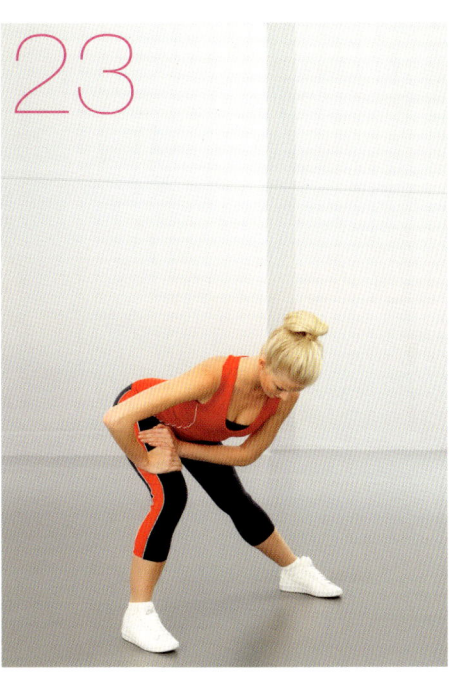

23

▲ **Cool-down** Innenseiten-Stretch,
Seite 33

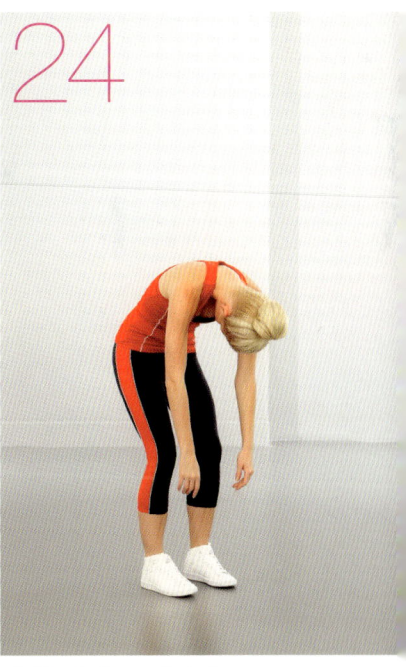

24

▲ **Cool-down** Aufrollen,
Seite 33

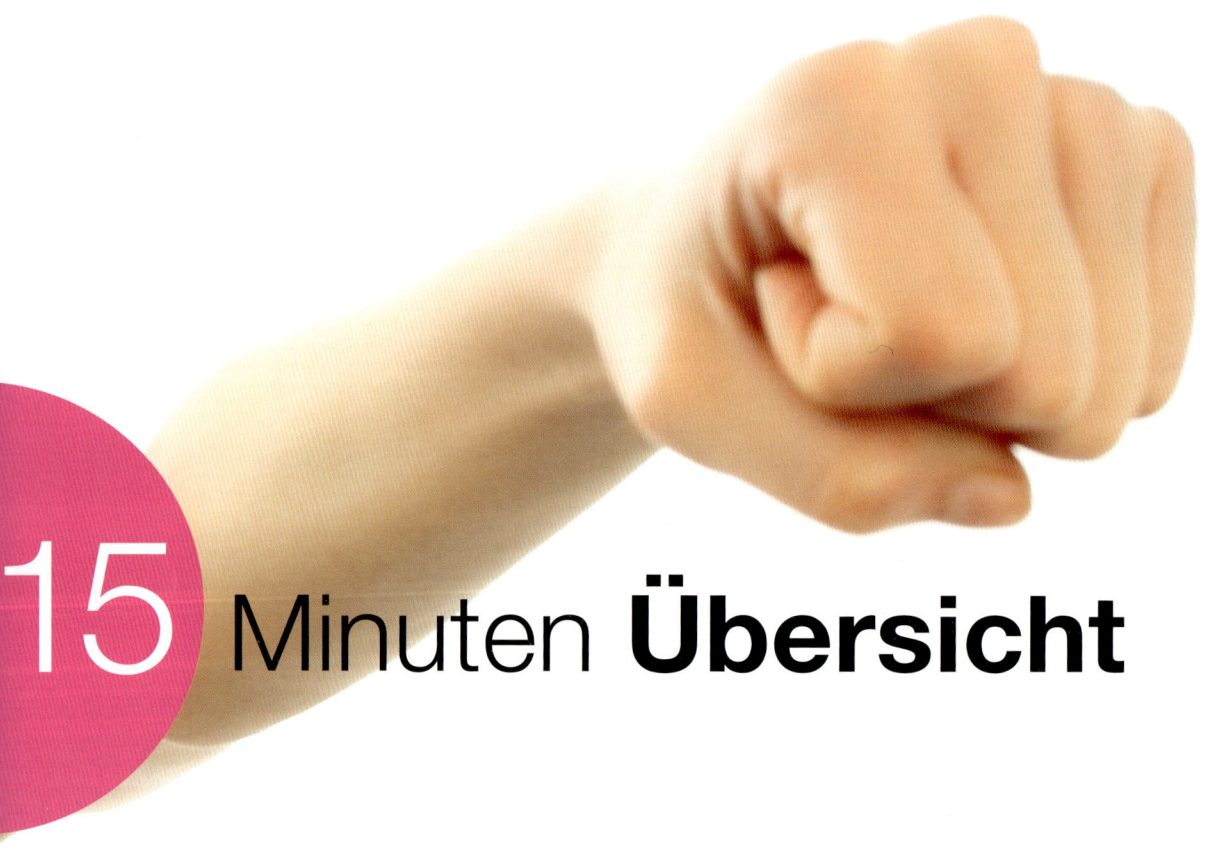

15 Minuten **Übersicht**

>> Nacken und Schultern fühlen sich bei diesem Workout hart und verkrampft an, manchmal auch noch danach. Ist das normal?

Es ist sehr wichtig, Nacken und Schultern bei allen Übungen entspannt zu halten. Weil in diesem Workout so viel mit Armen und Oberkörper gearbeitet wird, müssen Sie hier besonders aufpassen. Wenn Sie die Hand zur Faust ballen (wie beim Punch), kann die Muskelspannung gerne bis hoch in den Nacken ziehen. Lassen Sie das nicht zu. Üben Sie, eine Faust zu machen und zugleich die Nackenmuskeln zu entspannen. Achten Sie darauf, die Abwehrposition (Fäuste unter dem Kinn) ohne Hilfe der Schultern zu halten. Dehnen Sie Nacken und Schultern beim Cool-down besonders sorgfältig.

>> Wie hoch sollte ich mein Bein bei den Übungen »Kick & Ausfallschritt«, »Kick & Punch«, »Kniebeuge & Side-Kick« und »Gerader Kick« bringen?

Einige Kicks können höher getreten werden als andere. Bei »Kick & Ausfallschritt« z. B. sollte der Tritt höher ausfallen als bei den anderen drei genannten Übungen. Im Allgemeinen sollten Sie so hoch treten, wie Sie können, ohne dass Form oder Haltung leiden. Wenn der Fuß des Standbeins sich beim Treten hebt oder verrutscht und/oder der Stand insgesamt unsicher wird, treten Sie zu hoch.

>> Ich spüre eine Art Brennen an der Vorderseite der Oberschenkel, vor allem bei den Kicks. Was mache ich falsch?

Wenn Sie ein Brennen in den Oberschenkeln spüren, heißt das, dass Ihre Oberschenkel die ganze Arbeit machen. Versuchen Sie, mehr aus Ihrer Mitte heraus, also mithilfe der Bauchmuskeln, zu arbeiten. Stellen Sie sich vor, Ihre Beine aus der Kraft der Bauchmuskeln statt mit den Oberschenkelmuskeln zu heben. Spannen Sie die Bauchmuskeln an, halten Sie den Rücken gerade und beugen Sie das Standbein leicht.

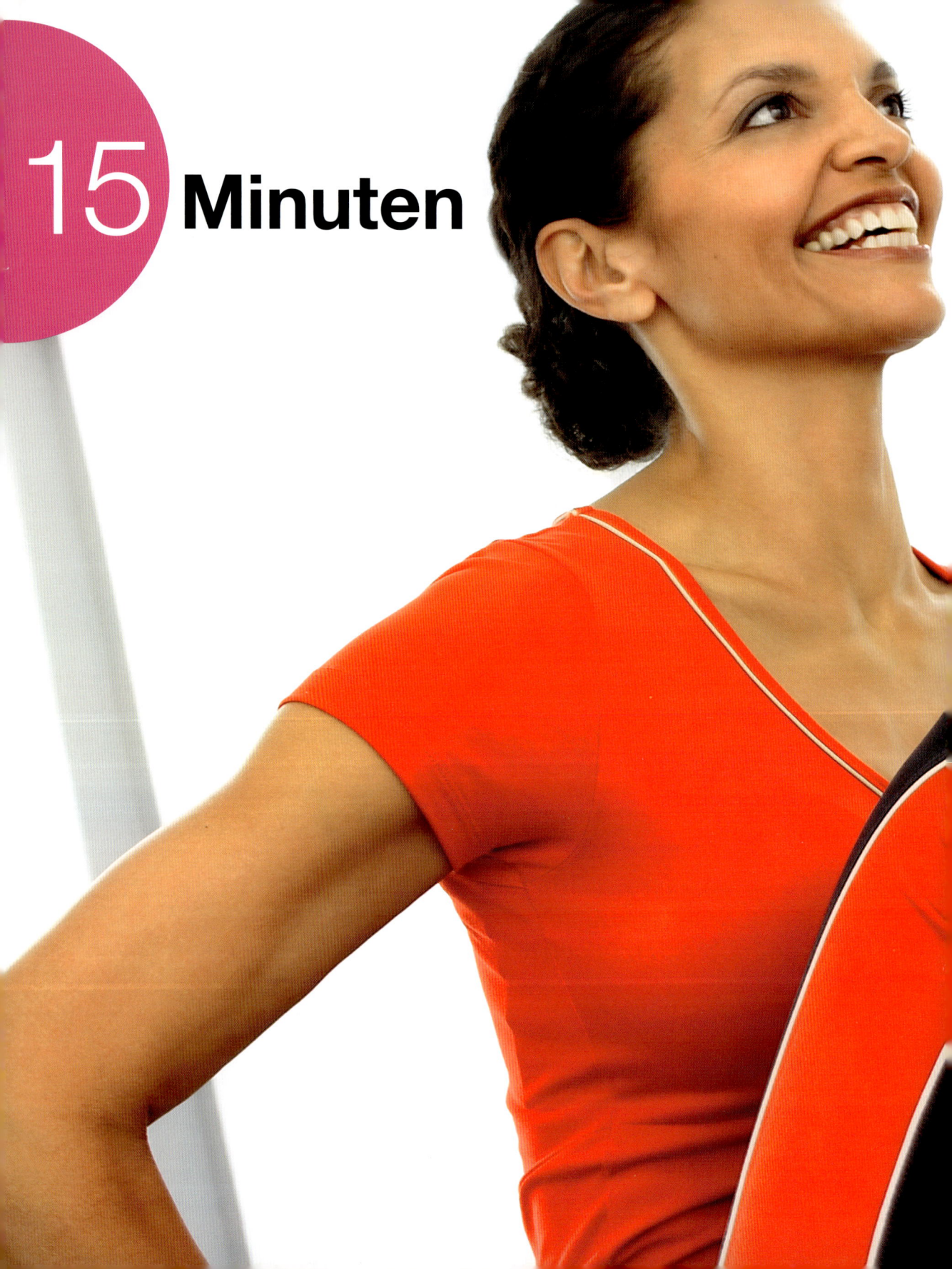

15 Minuten

Aerobic-Workout>>

Steps und Sprünge bringen Ihren Kreislauf auf Trab. Dieser Workout nach alter Tradition sorgt für gute Laune!

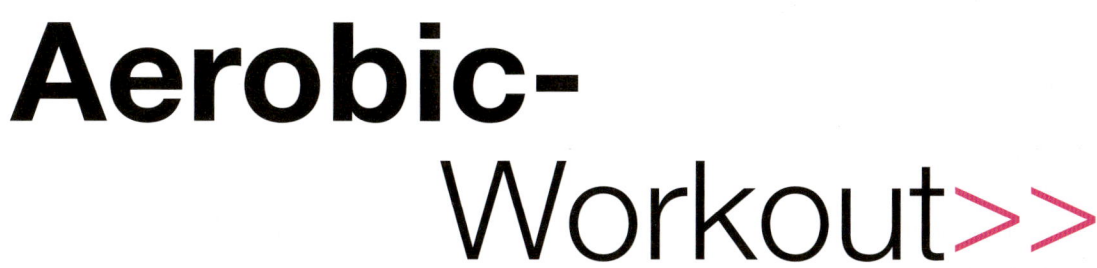

>> **Aerobic-**Workout

Wenn Sie das Wort »Aerobic« hören, sehen Sie vielleicht eine Gruppe Frauen mit Stirnband und hautengem Dress vor sich – wie damals in den 1980er-Jahren. Ich präsentiere Ihnen hier meine Sammlung klassischer Aerobic-Moves. Stirnbänder und Lycra sind kein Muss!

Der Begriff »Aerobic« bezeichnete zunächst ein Übungssystem, das ein Sportphysiologe Anfang der 1970er-Jahre in den USA entwickelt hat, um Herz-Kreislauf-Erkrankungen vorzubeugen. Charakteristisch für diese Übungen war eine kontinuierliche, rhythmische Aktivität unter Einsatz großer Muskelgruppen. Im Grunde sind alle Workouts in diesem Buch »aerobisch«, deshalb eignen sie sich ja auch als Fatburning-Workouts.

Aerobic wurde schnell zu einer weltweiten Bewegung, die vor allem die Fitnesslandschaft der 1980er-Jahre prägte. Wenn Sie wie ich damals dabei waren, erinnern Sie sich vielleicht an den Wirbel, den manche Kurse auslösten. Die Kombination aus sportlicher Aktivität, Musik und sozialen Aspekten erwies sich häufig als geradezu unwiderstehlich. Und weil man schon damals je nach persönlicher Fitness mehr oder weniger intensiv trainieren konnte, fanden sich Menschen mit unterschiedlichen Fitness-Levels in diesen Kursen zusammen, um gemeinsam zu trainieren und Spaß zu haben.

Mein Aerobic-Workout lässt ein paar klassische Aerobic-Steps aus der guten alten Zeit wiederaufleben. Manche Schritte – wie »Grapevine« und »Rocking Horse« – gab es damals schon, und sie werden bis heute unterrichtet.

Viele Schritte dieser Sequenz sind sehr einfach, deshalb ist die Intensität des Trainings von besonderer Bedeutung. Machen Sie es sich also nicht zu bequem. Wenn die Schrittfolgen Ihnen leicht erscheinen, befolgen Sie die Tipps auf S. 16–17, um Ihr Training intensiver zu gestalten. Andere

>> **Tipps für** den Workout

- **»Chest March«** Halten Sie Schultern und Arme entspannt, damit allein die Brustmuskeln arbeiten. Die Ellbogen sollten sich vor der Brust treffen oder fast treffen.

- **»Side-Dig Swing«** Der Schwerpunkt bleibt in der Mitte. Verlagern Sie nicht Ihr Gewicht bei den Seitwärtsschritten. »Hüpfen« Sie den Schritt mehr, um im Rhythmus zu bleiben.

- **Bei High-Impact-Steps** wie »Crossover Jump« ist es wichtig, gelenkschonend zu landen, indem Sie leicht in die Knie gehen und die Füße abrollen.

Schritte hingegen – z.B. »Chest March«, »Side-Dig Swing« und »Crossover Jump« – erfordern Ihre volle Aufmerksamkeit (siehe Kasten). Denken Sie daran: Qualität geht stets vor Quantität.

Auch wenn Sie bei sich zu Hause im Wohnzimmer üben, können Sie in Ihrer Fantasie eine Zeitreise in die 1980er-Jahre antreten. Legen Sie los, trainieren Sie mit Spaß und Begeisterung. Vielleicht macht ja sogar der Rest der Familie mit?

Einer der Vorteile des Aerobic-Workouts ist, dass man mit einer der eigenen Fitness entsprechenden Intensität trainieren kann und trotzdem jede Menge Kalorien verbrennt.

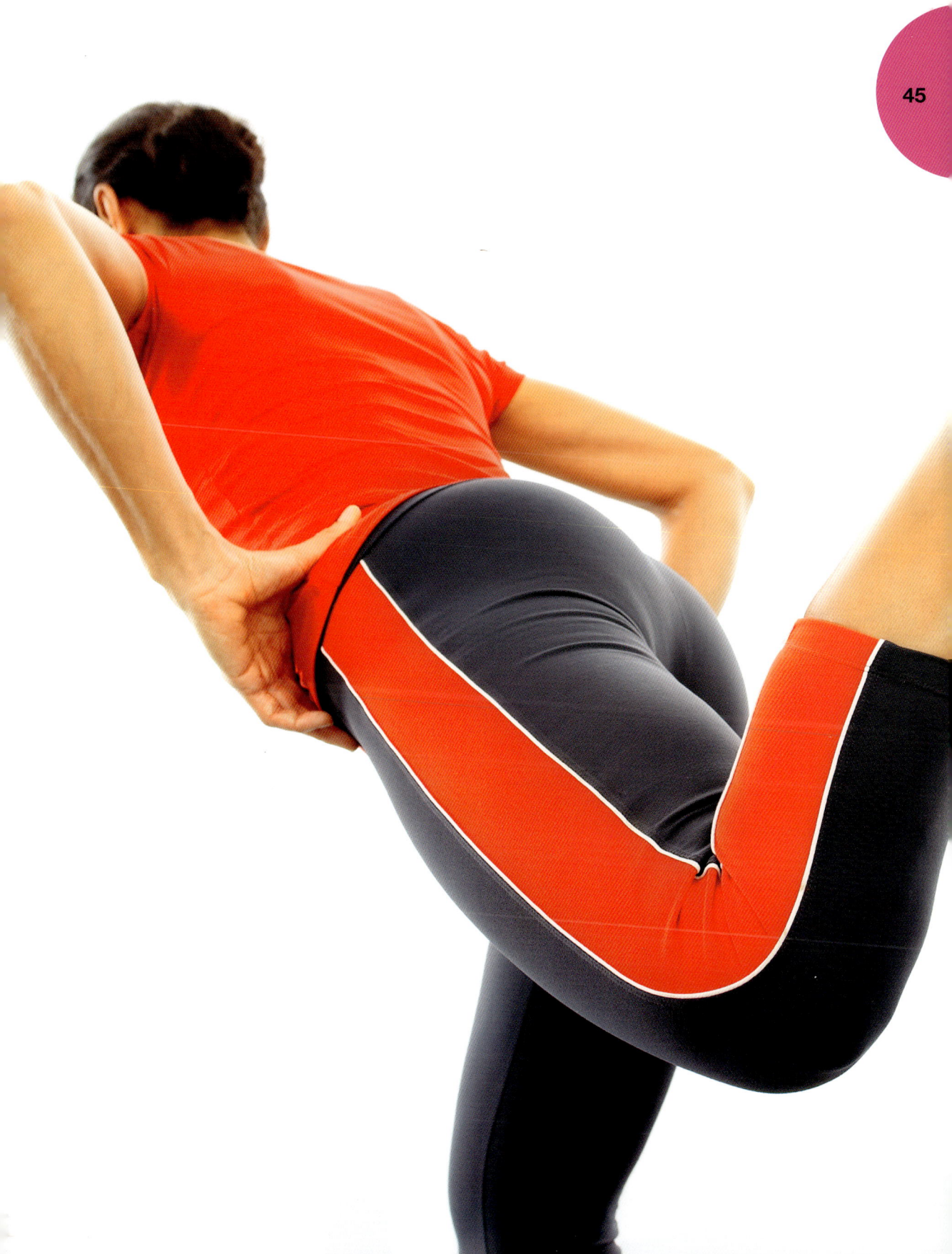

>> **Warm-up** Tiefenatmung/ Halbe Wadenpumpe

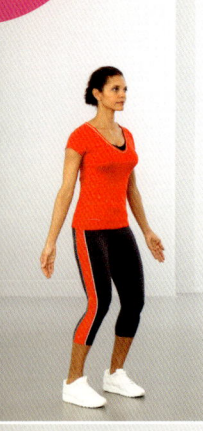

1 **Tiefenatmung** Aufrecht stehen, Füße hüftbreit auseinander, Knie locker, Arme hängen seitlich. Nacken und Schultern entspannen, Bauchmuskeln anspannen. Jetzt die Knie leicht beugen, dabei tief einatmen und die Arme über den Kopf strecken. Ausatmen und die Arme in einer fließenden Kreisbewegung senken. Den Rücken gerade halten. (4 Wdh.).

2 **Halbe Wadenpumpe** Verlagern Sie das Gewicht von einem Bein auf das andere, indem Sie abwechselnd die Fersen heben. Dabei die Arme gegengleich anwinkeln und die Hände zu lockeren Fäusten ballen. Drücken Sie die Fersen gegen den Boden, und lassen Sie Ihre Wadenmuskeln arbeiten. Insgesamt 16 Wiederholungen (1 Wdh. = beide Seiten).

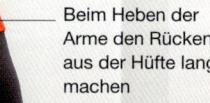

Beim Heben der Arme den Rücken aus der Hüfte lang machen

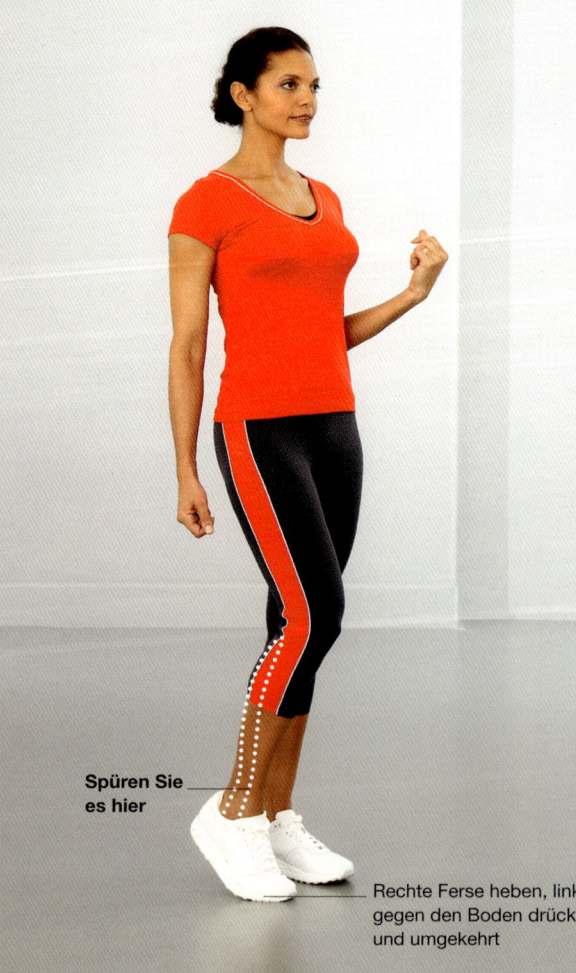

Spüren Sie es hier

Rechte Ferse heben, linke gegen den Boden drücken und umgekehrt

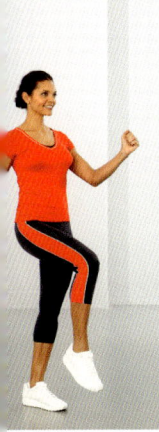

3 **Marschieren & Schulter-kreisen** Knie im Wechsel bis auf Taillenhöhe heben und auf der Stelle marschieren, dabei die Arme gegengleich an-winkeln (8 Wdh.). Dann die Arme senken, die Schultern zu den Ohren hochziehen, nach hinten unten und nach vorne oben krei-sen (4 Wdh.).

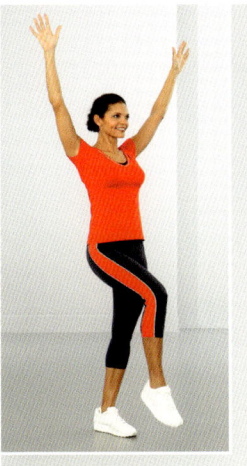

4 **Marschieren & Arme strecken** Weiter auf der Stelle marschie-ren, dabei die Arme über die Seiten nach oben führen und strecken. Hände mit schnel-len Bewegungen öffnen und schließen, um die Finger und die Handgelenke aufzuwär-men. Arme seitlich senken, dabei weiter die Hände öffnen und schließen (4 Wdh.).

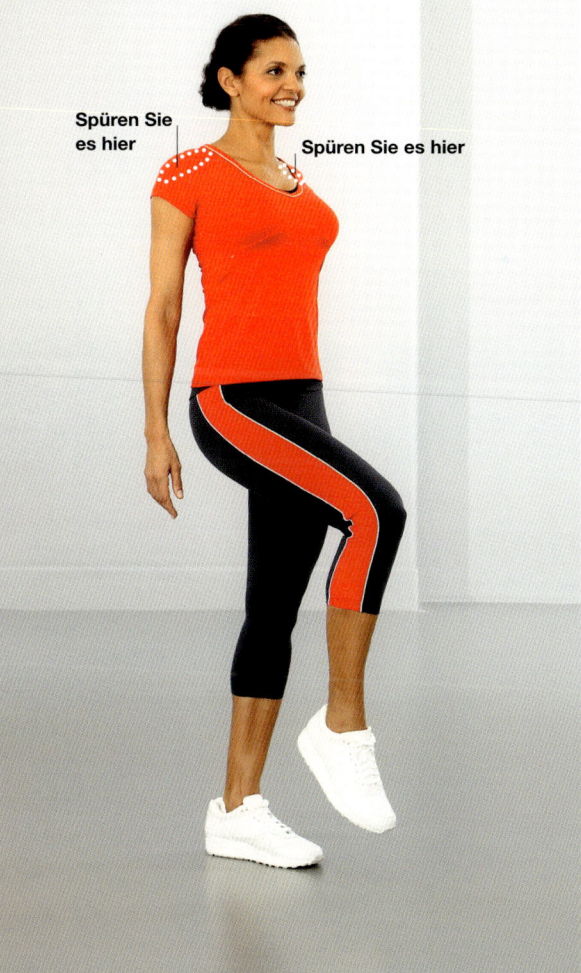

Spüren Sie es hier

Spüren Sie es hier

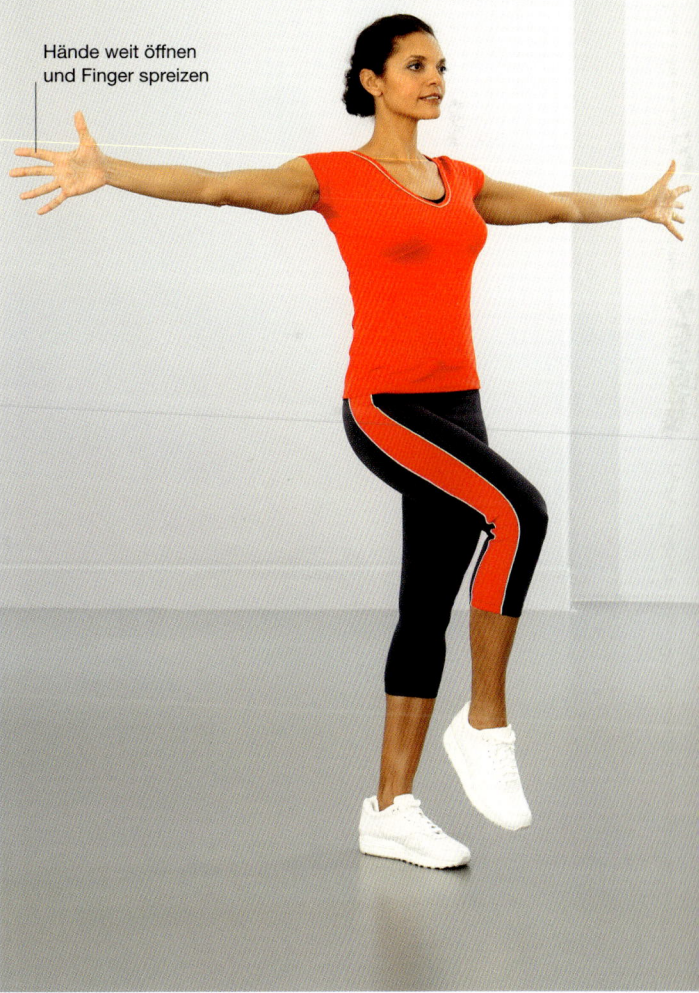

Hände weit öffnen und Finger spreizen

>> **Warm-up** Side-Step/Back-Step

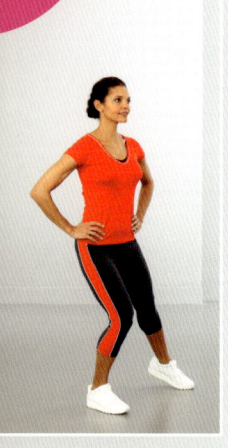

5 **Side-Step** Hände auf die Hüften stützen. Mit einem Fuß einen Schritt zur Seite machen, dann den anderen Fuß nachsetzen. Zur anderen Seite durchführen. Nach vier Wiederholungen in beide Richtungen Arme in Schrittrichtung schwingen. Die Arme entspannt lassen und nicht über Schulterhöhe bringen (8 Wdh.).

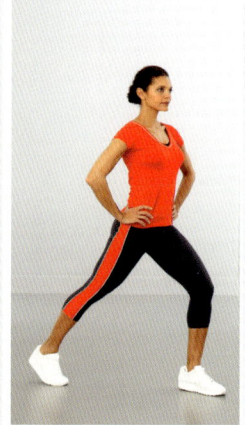

6 **Back-Step** Hände auf die Hüften stützen. Die Füße abwechselnd nach hinten und wieder in die Mitte zurück setzen, ohne das Gewicht zu verlagern. Der Schwerpunkt bleibt in der Mitte. Nach vier Wiederholungen beide Arme knapp unter Schulterhöhe parallel zu den Steps vorstoßen und zurückziehen (8 Wdh.).

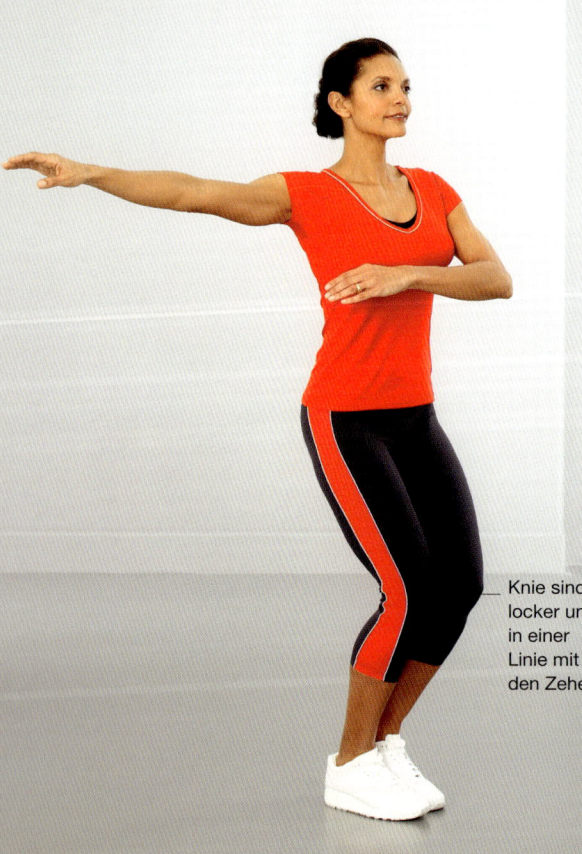

Knie sind locker und in einer Linie mit den Zehen

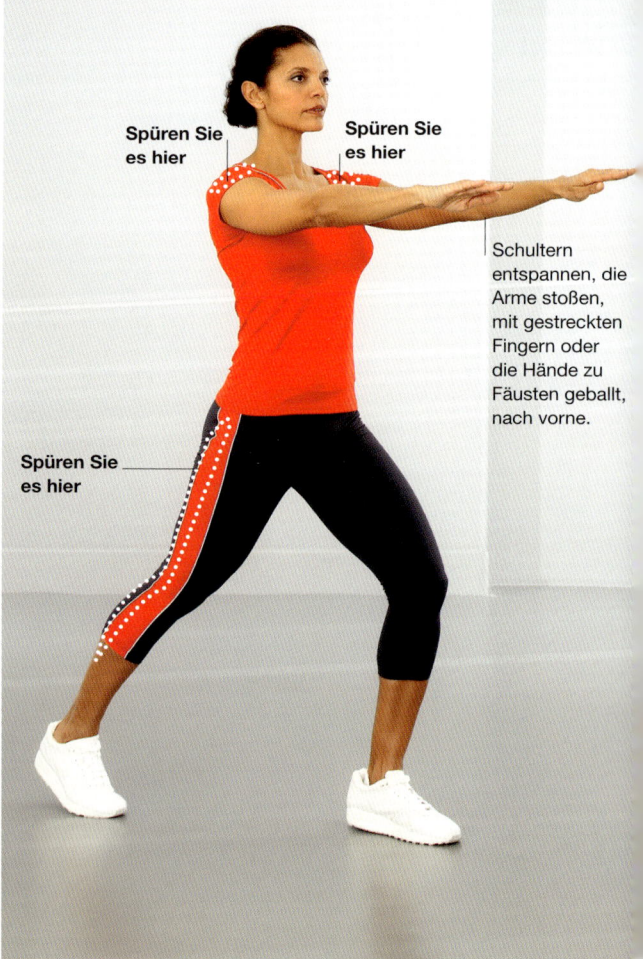

Spüren Sie es hier

Spüren Sie es hier

Spüren Sie es hier

Schultern entspannen, die Arme stoßen, mit gestreckten Fingern oder die Hände zu Fäusten geballt, nach vorne.

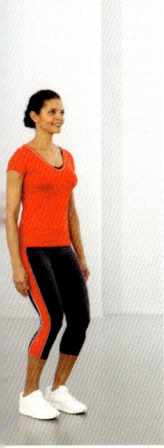

7 Dip-Kick mit Drehung

Die Arme hängen seitlich, die Knie werden leicht gebeugt. Aufrichten und die Füße im Wechsel nach vorne kicken. Achtmal zu beiden Seiten. Anschließend zusätzlich zum Kicken des Beins den gegengleichen Arm nach vorne schwingen. Der Oberkörper dreht sich mit, die Hüfte bleibt gerade. Die Arme sind auf Schulterhöhe. (8 Wdh. zu beiden Seiten).

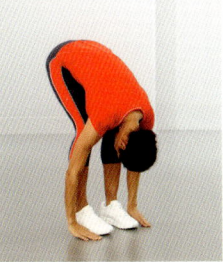

8 Aufrollen

Aufrecht und hüftbreit stehen. Arme über den Kopf strecken, Schultern entspannen. Nacken und Wirbelsäule bilden eine Linie. Langsam die Arme senken, das Kinn zur Brust ziehen, den Rücken runden und den Oberkörper Richtung Boden sinken lassen. Die Arme führen die Bewegung an. So tief wie möglich gehen. Die Hände sollten locker sein und so nah am Boden, wie es Ihnen noch angenehm ist. Tief in den unteren Rücken atmen. Die Bauchmuskeln aktivieren und den Rücken Wirbel für Wirbel wieder aufrollen, bis Sie in den Stand zurückgekehrt sind.

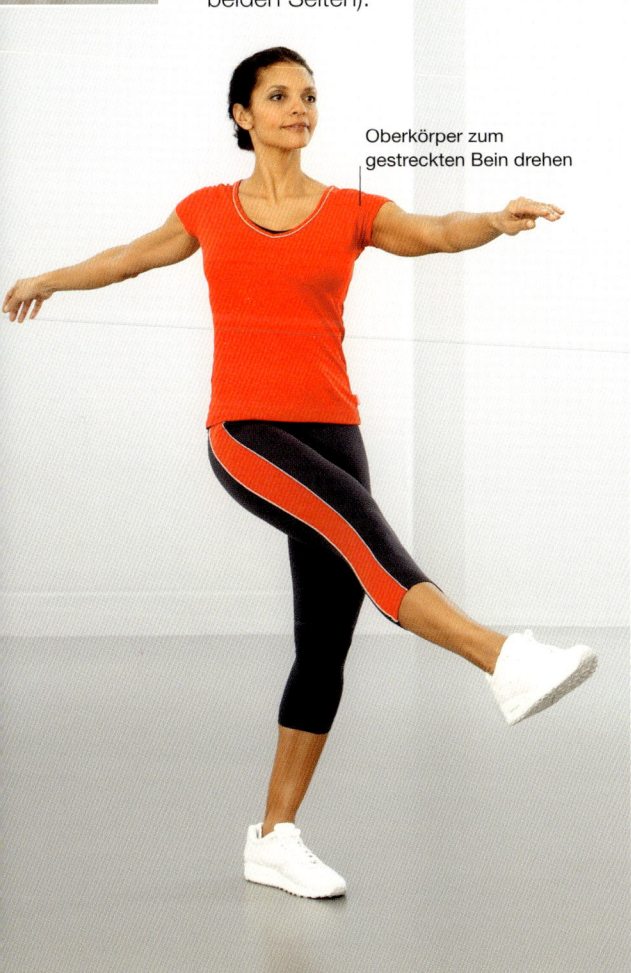

Oberkörper zum gestreckten Bein drehen

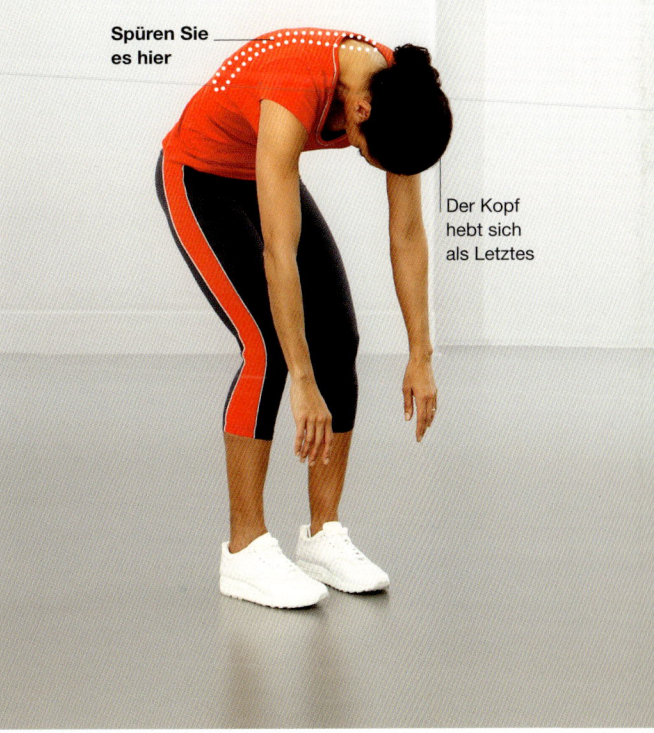

Spüren Sie es hier

Der Kopf hebt sich als Letztes

>> **Workout** Taktklopfen/Marschieren

9 **Taktklopfen** Die Füße sind etwas mehr als hüftbreit auseinander, Knie und Fußspitzen zeigen leicht nach außen. Mit der rechten Fußspitze »den Takt klopfen«, die Ferse bleibt am Boden. Dabei die Arme abwechselnd beugen. 16-mal wiederholen, dann die Seite wechseln und 16-mal mit dem linken Fuß aufklopfen.

10 **Marschieren** Das Gewicht auf ein Bein verlagern. Die Knie im Wechsel bis auf Taillenhöhe anheben und auf der Stelle marschieren, dabei die Arme gegengleich beugen (16 Wdh.).

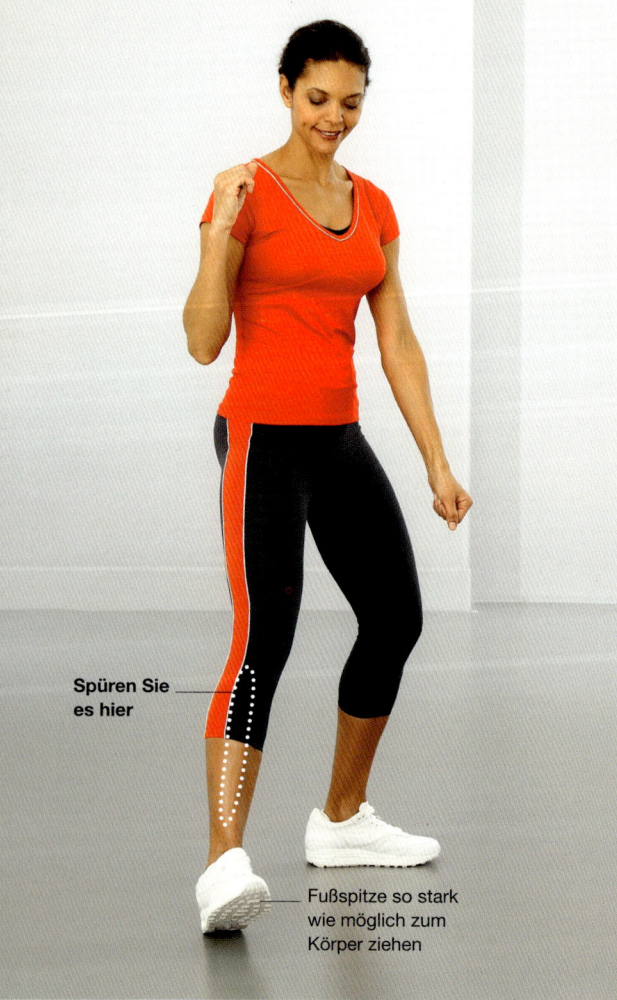

Spüren Sie es hier

Fußspitze so stark wie möglich zum Körper ziehen

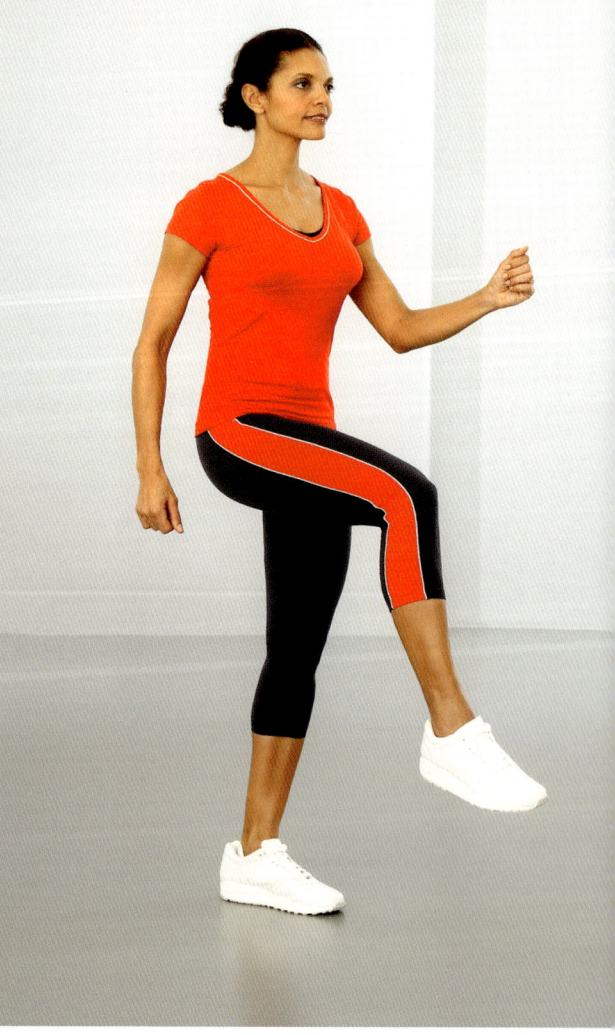

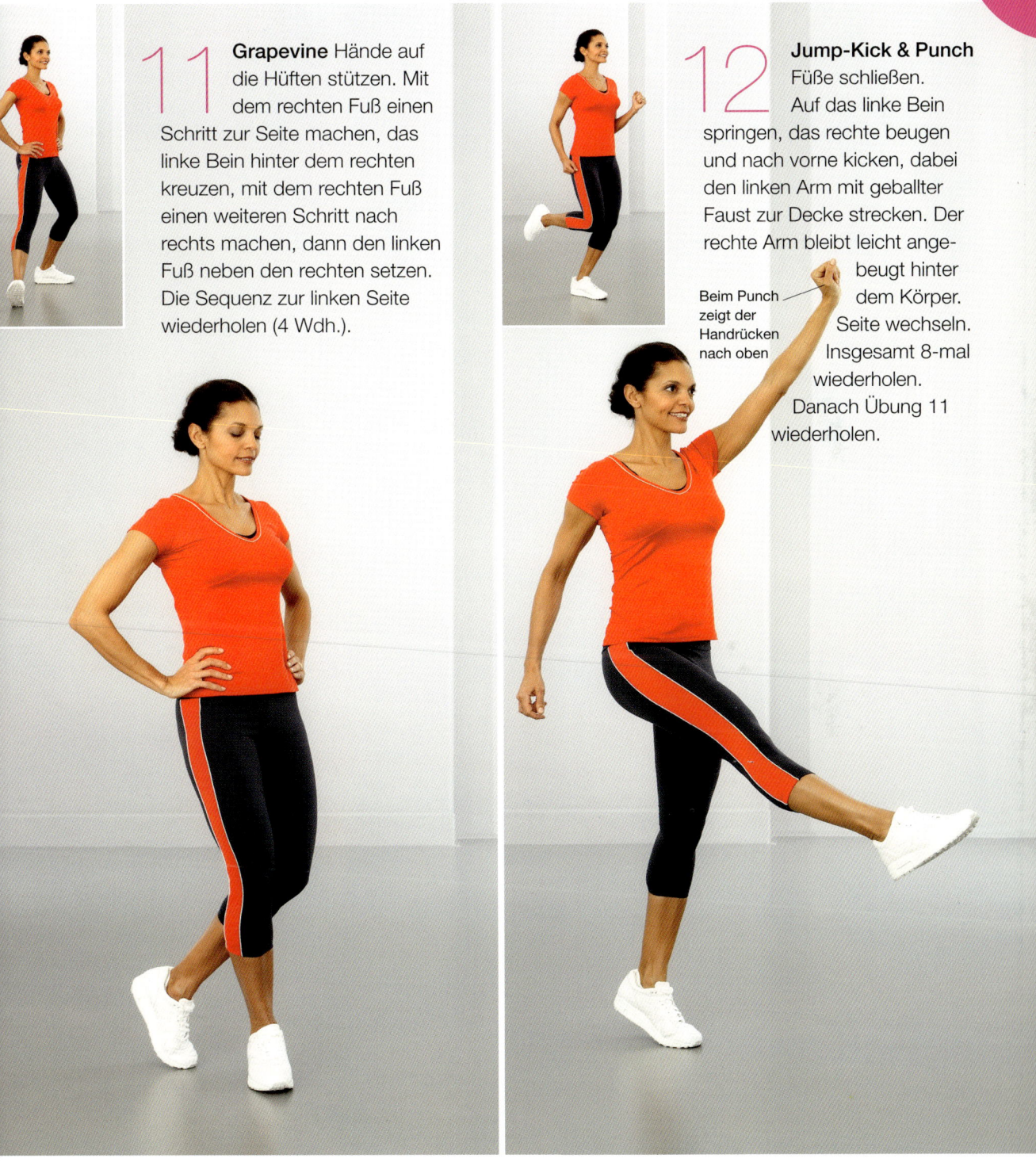

11 **Grapevine** Hände auf die Hüften stützen. Mit dem rechten Fuß einen Schritt zur Seite machen, das linke Bein hinter dem rechten kreuzen, mit dem rechten Fuß einen weiteren Schritt nach rechts machen, dann den linken Fuß neben den rechten setzen. Die Sequenz zur linken Seite wiederholen (4 Wdh.).

12 **Jump-Kick & Punch** Füße schließen. Auf das linke Bein springen, das rechte beugen und nach vorne kicken, dabei den linken Arm mit geballter Faust zur Decke strecken. Der rechte Arm bleibt leicht ange- beugt hinter dem Körper. Seite wechseln. Insgesamt 8-mal wiederholen. Danach Übung 11 wiederholen.

Beim Punch zeigt der Handrücken nach oben

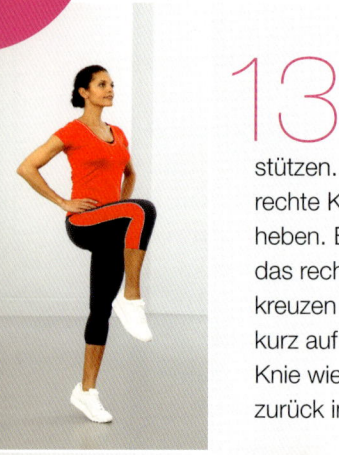

13 Crossover Jump

Beine schließen, Hände auf die Hüften stützen. Abspringen und das rechte Knie bis auf Hüfthöhe heben. Beim nächsten Sprung das rechte Bein vor dem linken kreuzen und mit der Fußspitze kurz auf den Boden tippen. Das Knie wieder auf Hüfthöhe und zurück in die Mitte bringen. Zur anderen Seite durchführen (8 Wdh.).

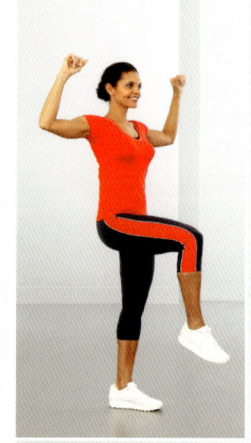

14 Chest March

Das Gewicht auf das linke Bein verlagern, das rechte Knie hüfthoch heben, die Arme anwinkeln und seitlich auf Schulterhöhe heben. Auf der Stelle marschieren, dabei die Ellbogen vor der Brust zusammenführen und wieder öffnen (16 Wdh.).

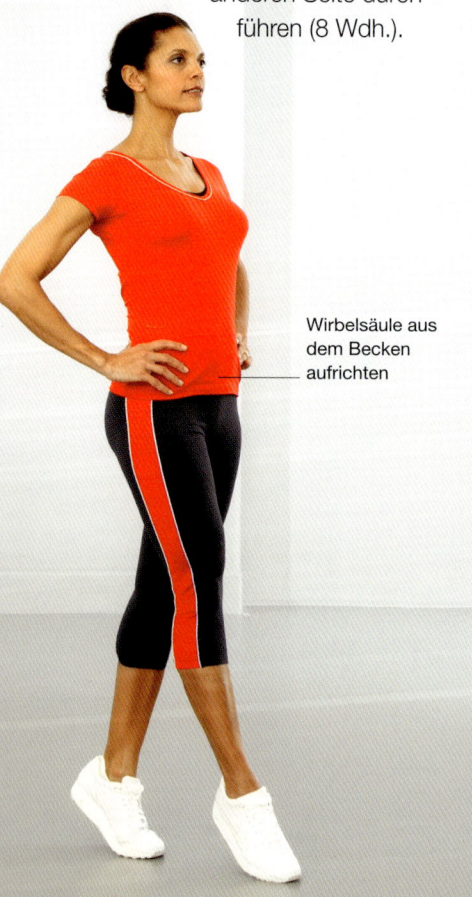

Wirbelsäule aus dem Becken aufrichten

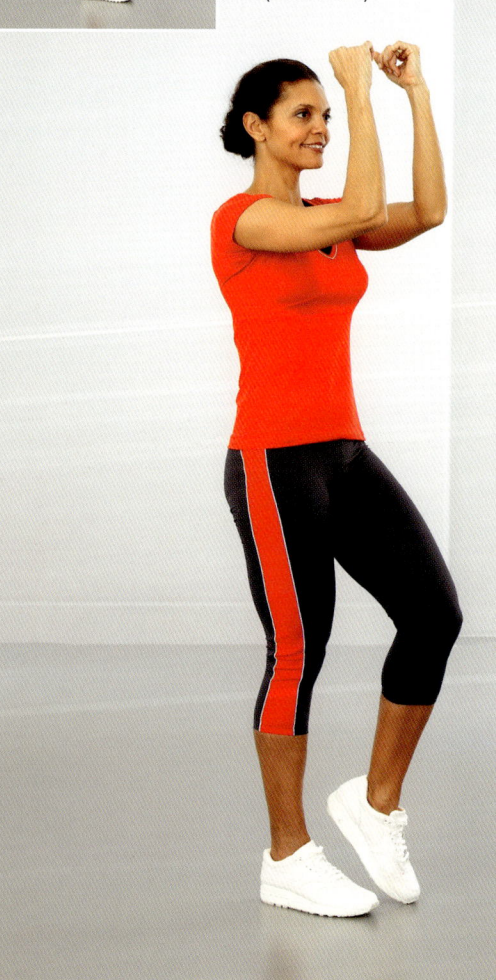

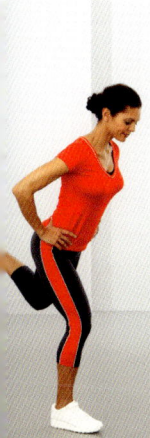

15 **Rocking Horse** Füße schließen, Hände auf die Hüften stützen. Mit dem rechten Bein einen Schritt nach vorne gehen, linkes Bein nach hinten anwinkeln. Auf dem Standbein sanft schaukeln. Das hintere Bein aufsetzen, das vordere Knie heben und auf das hintere Bein schaukeln (8 Wdh.). Zur anderen Seite durchführen (8 Wdh.). Anschließend Übung 11 wiederholen.

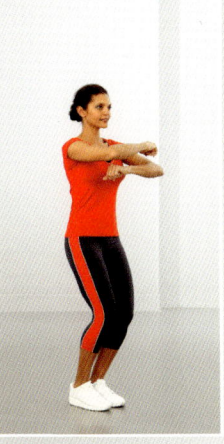

16 **Side-Dig Swing** Füße schließen, die Arme sind auf Brusthöhe gebeugt. Einen Schritt zur Seite gehen, dabei die Ellbogen gebeugt nach hinten führen. Arme und Beine wieder schließen. Einen Schritt zur anderen Seite gehen und die Ellbogen nach hinten führen. Im Wechsel achtmal wiederholen.

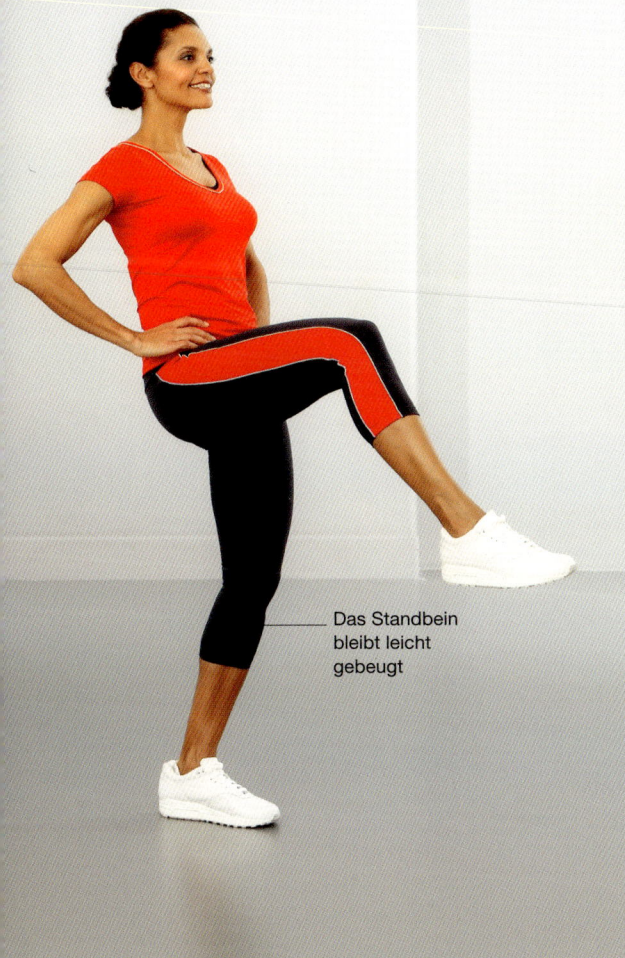

Das Standbein bleibt leicht gebeugt

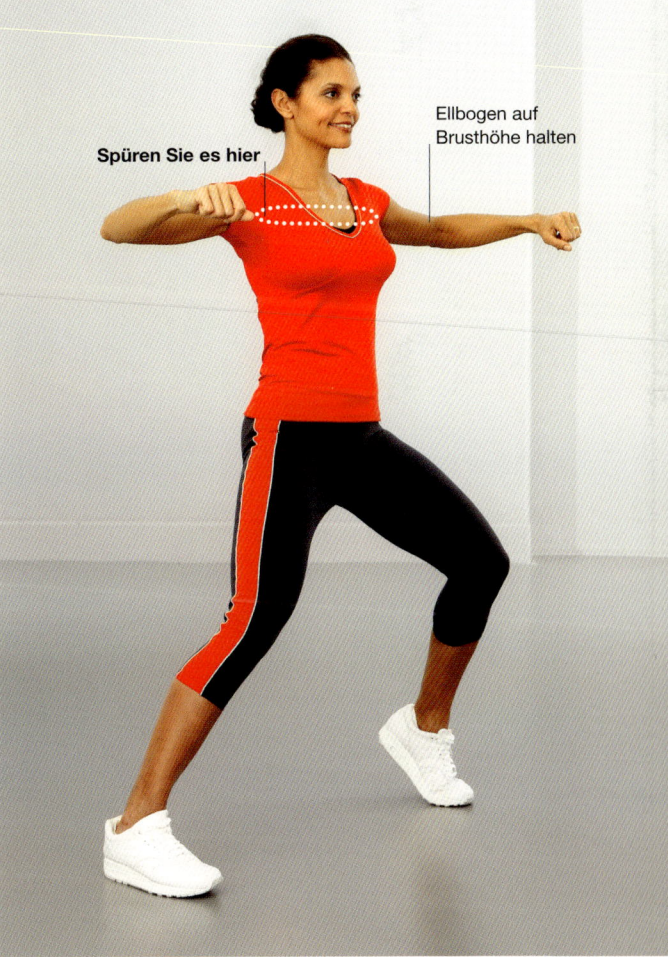

Spüren Sie es hier

Ellbogen auf Brusthöhe halten

17 **Joggen** Auf der Stelle joggen, dabei Arme und Beine gegengleich bewegen und die Fersen Richtung Gesäß ziehen. Füße beim Aufkommen abrollen, sodass die Fersen den Boden berühren (16 Wdh.).

18 **Langlauf** Auf dem linken Bein stehen, den linken Arm nach vorne oben und das rechte Bein nach hinten strecken. Der rechte Arm bleibt seitlich am Körper. Seite wechseln (insgesamt 4 Wdh.). Die Knie durchgehend beugen und die Bauchmuskeln angespannt lassen, um das Gleichgewicht zu halten. Aus der Körpermitte arbeiten.

Übung 11 wiederholen, dann Übungen 9–12 wiederholen, erneut Übung 11, Übungen 13–15, wieder Übung 11, Übungen 16–18, erneut Übung 11, Übungen 9–12, Übung 11, Übungen 13–15, Übung 11, Übungen 16–18, Übung 11.

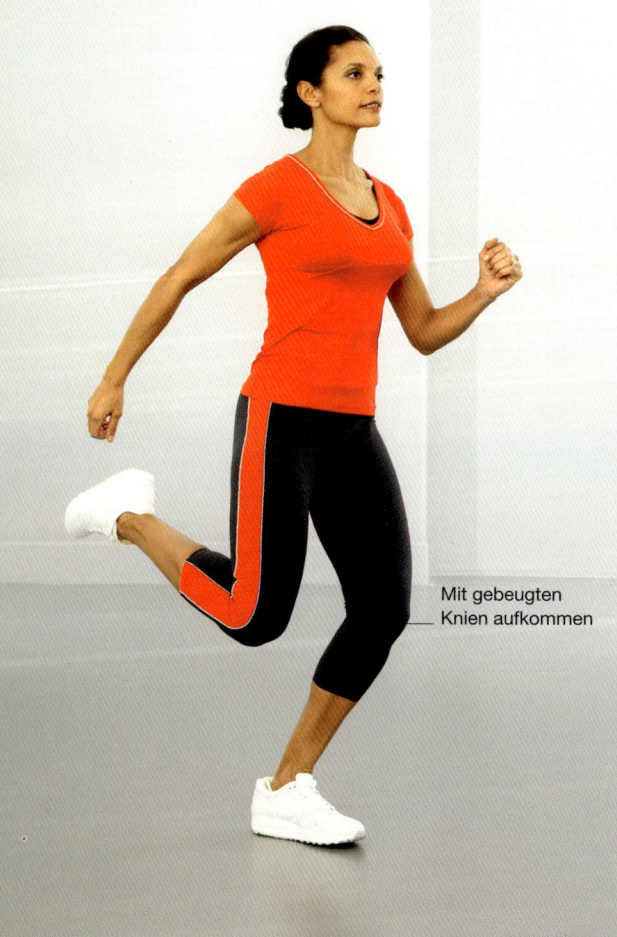

Mit gebeugten Knien aufkommen

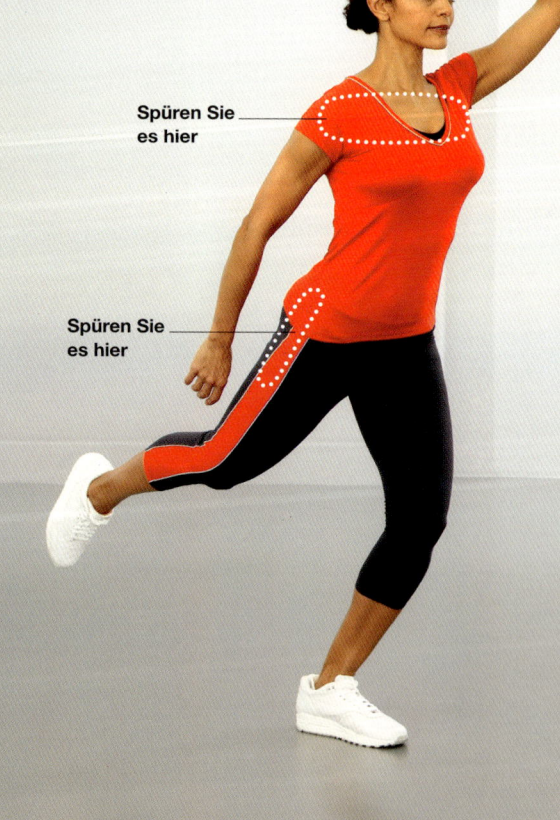

Spüren Sie es hier

Spüren Sie es hier

19 **Marschieren** Im Stehen das rechte Knie bis auf Hüfthöhe heben, zugleich den linken Arm anwinkeln und heben. Dann zur anderen Seite durchführen und weiter auf der Stelle marschieren (24 Wdh.).

20 **Dreifach-Stretch I** Den rechten Fuß einen Schritt hinter dem Körper absetzen, die rechte Ferse gegen den Boden drücken und das linke Bein beugen. Die Fußspitzen zeigen nach vorne. Hände falten und die Arme gestreckt bis auf Schulterhöhe heben, zugleich den Kopf senken. Sie sollten eine deutliche Dehnung in oberem Rücken, Nacken und Wade spüren.

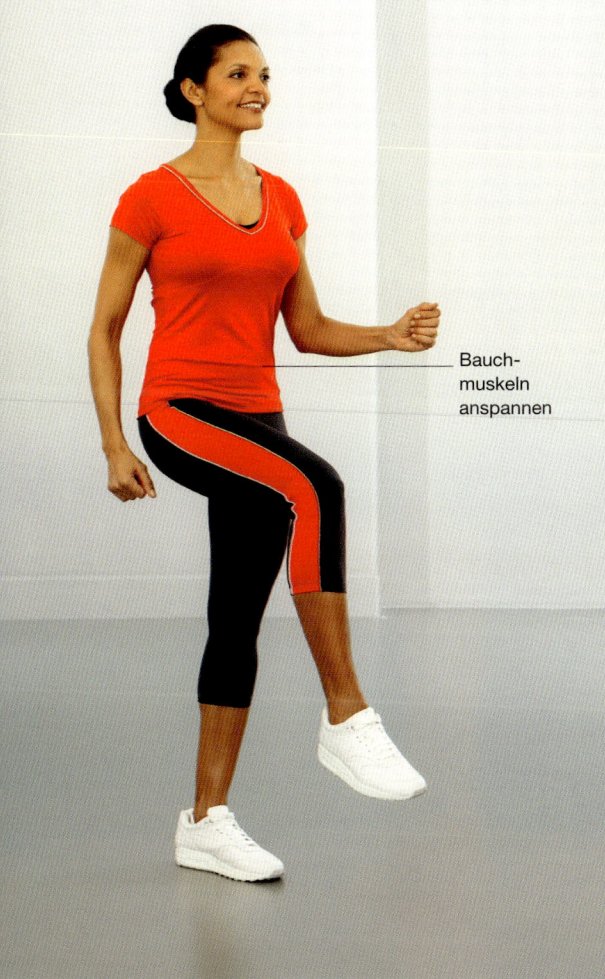

Bauch-
muskeln
anspannen

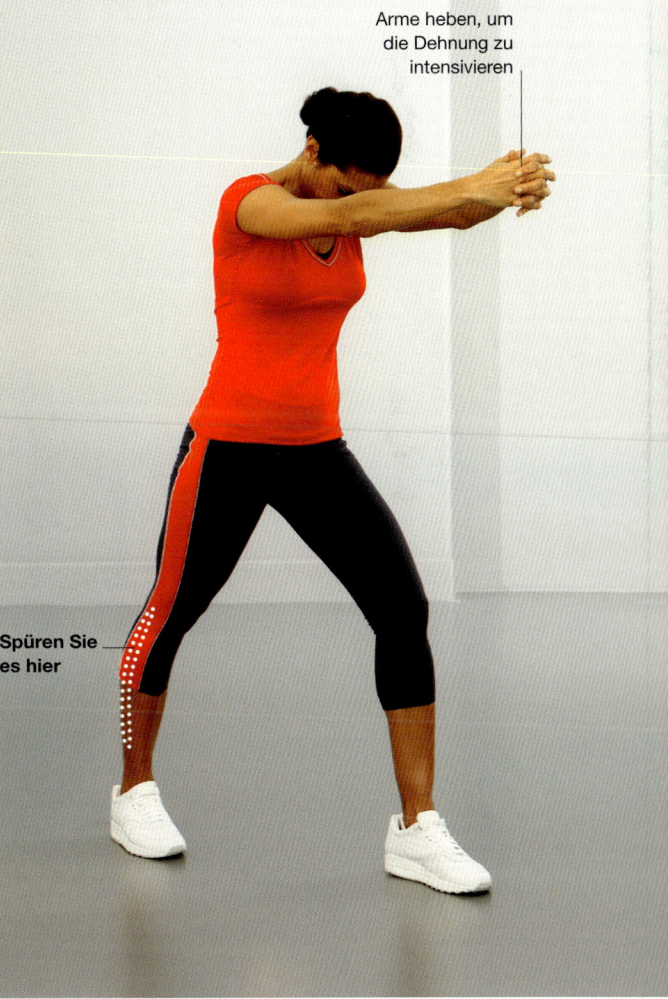

Arme heben, um
die Dehnung zu
intensivieren

Spüren Sie
es hier

>> **Cool-down** Dreifach-Stretch II/
Quadrizeps-Stretch

21 **Dreifach-Stretch II** Jetzt den linken Fuß einen Schritt hinter dem Körper absetzen, die linke Ferse gegen den Boden drücken und das rechte Bein beugen. Die Fußspitzen zeigen nach vorne. Die Hände hinter dem Rücken falten, den Brustkorb nach vorne öffnen und die Arme hinter dem Rücken gestreckt Richtung Decke ziehen. Sie sollten eine deutliche Dehnung in Wade, Brustmuskulatur und Armen fühlen.

22 **Quadrizeps-Stretch** Im Stehen den rechten Fuß mit der rechten Hand zum Gesäß ziehen, bis Sie eine Dehnung an der Oberschenkelvorderseite spüren. Seite wechseln. Wenn es Ihnen schwerfällt, das Gleichgewicht zu halten, stützen Sie sich an einer Wand oder einem Stuhl ab.

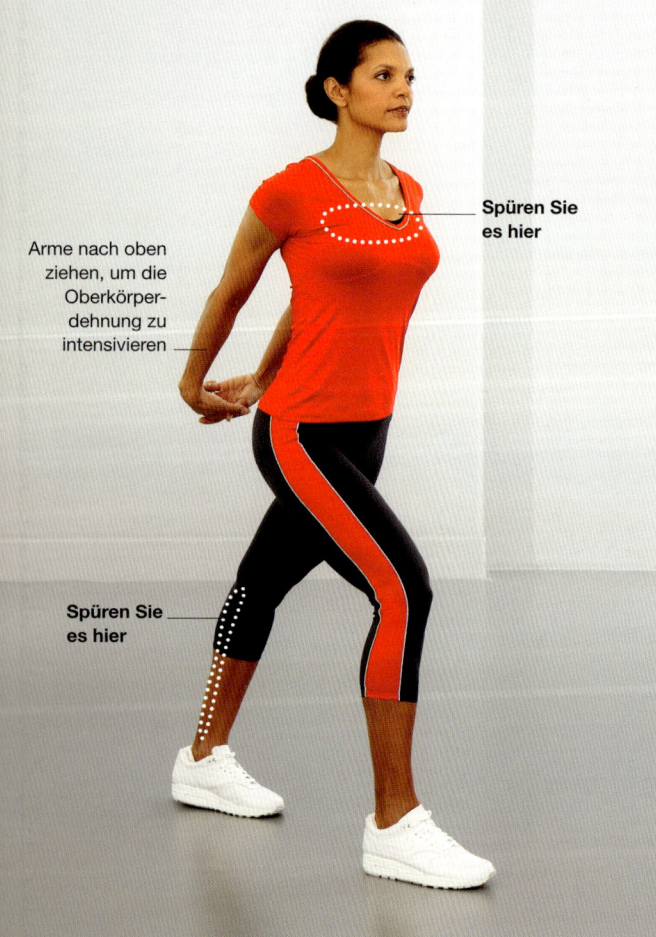

Arme nach oben ziehen, um die Oberkörperdehnung zu intensivieren

Spüren Sie es hier

Spüren Sie es hier

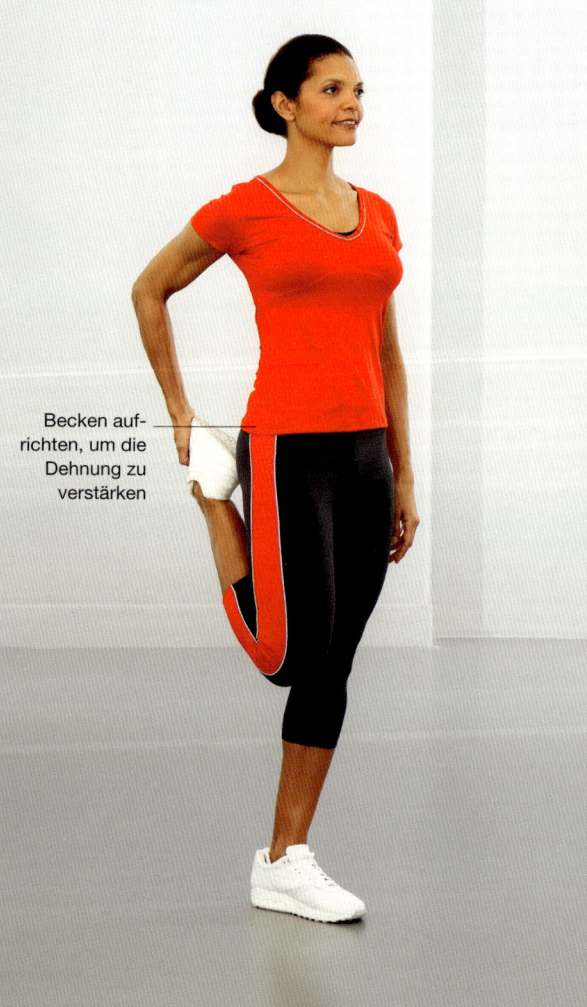

Becken aufrichten, um die Dehnung zu verstärken

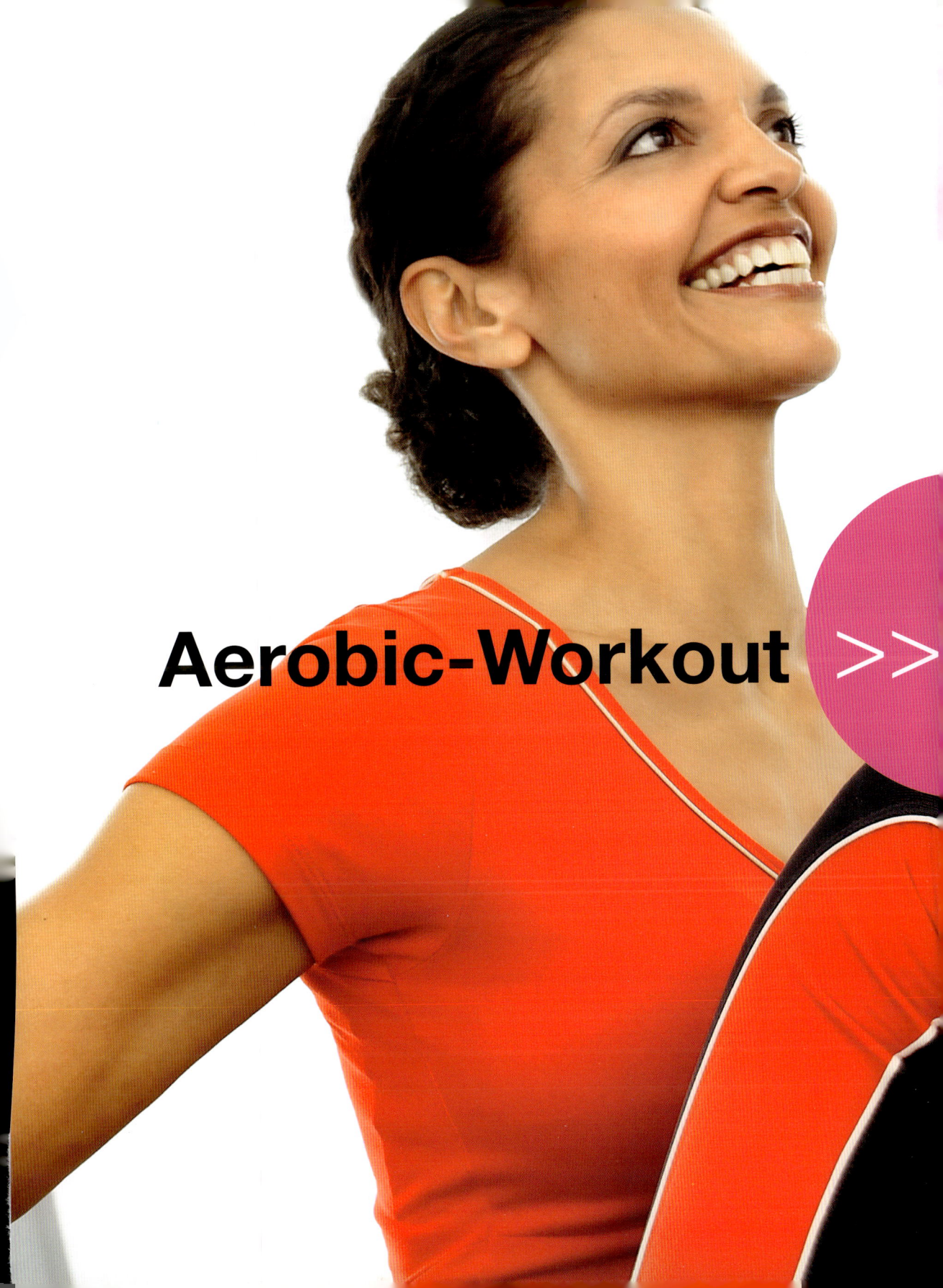

Aerobic-Workout >>

Aerobic-Workout auf einen Blick

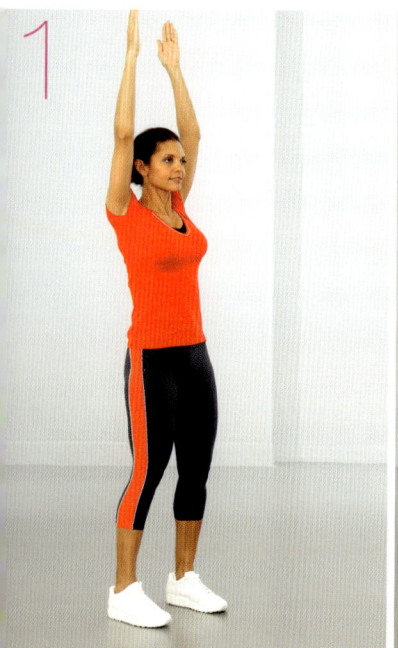

▲ **Warm-up** Tiefenatmung,
Seite 46

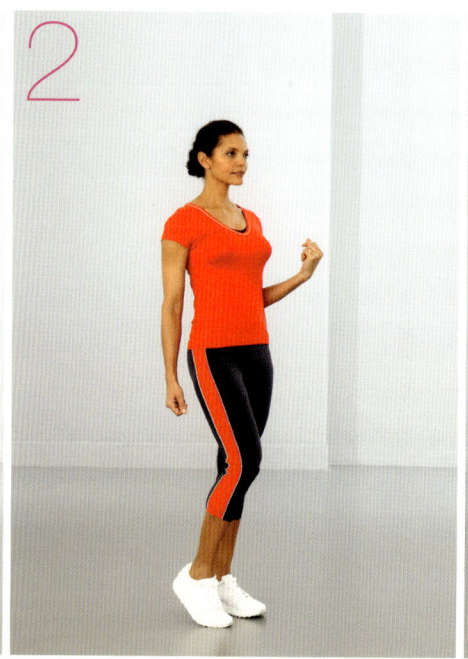

▲ **Warm-up** Halbe Wadenpumpe,
Seite 46

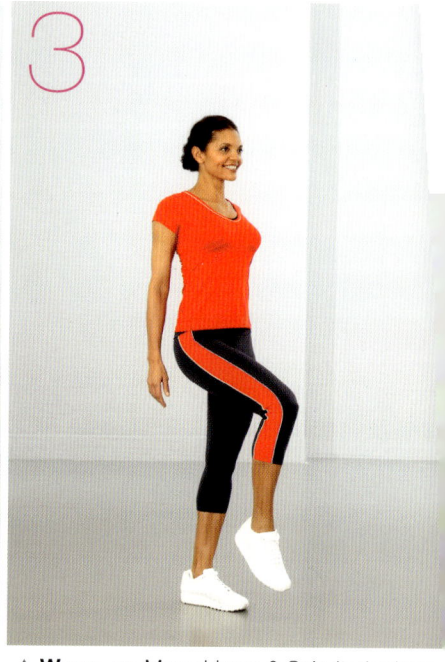

▲ **Warm-up** Marschieren & Schulterkreisen,
Seite 47

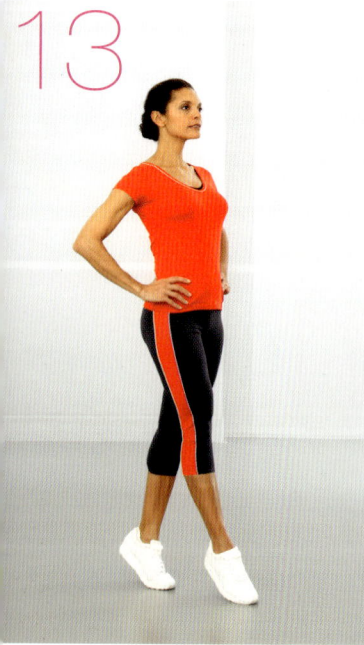

▲ **Workout** Crossover Jump,
Seite 52

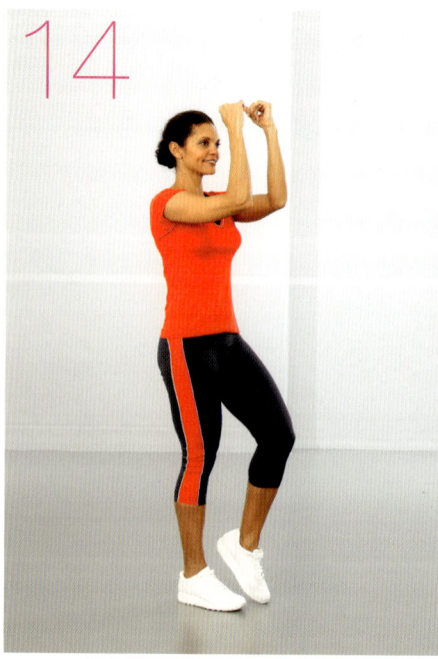

▲ **Workout** Chest March,
Seite 52

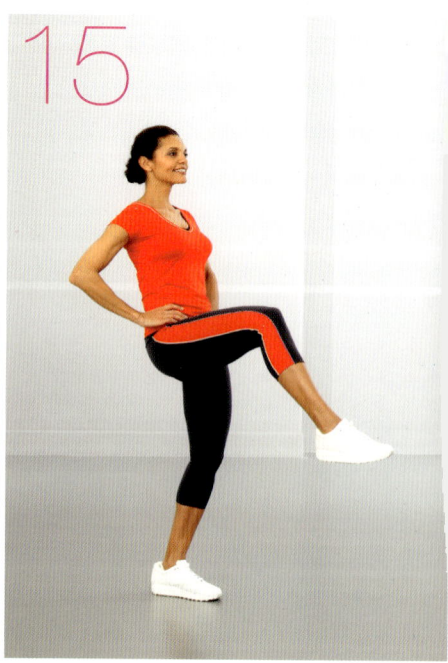

▲ **Workout** Rocking Horse,
Seite 53

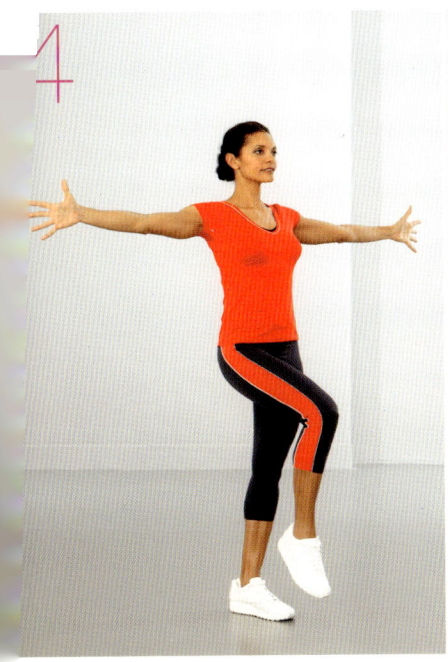

4

▲ **Warm-up** Marschieren & Arme strecken,
Seite 47

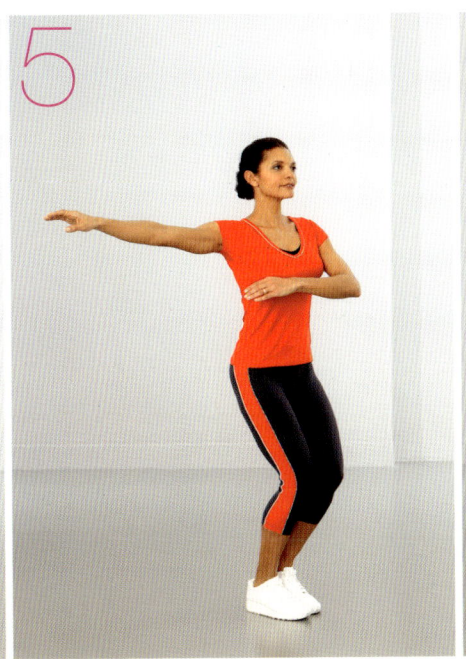

5

▲ **Warm-up** Side-Step,
Seite 48

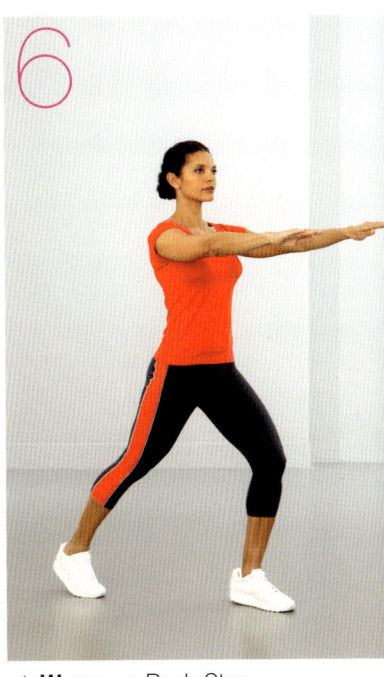

6

▲ **Warm-up** Back-Step,
Seite 48

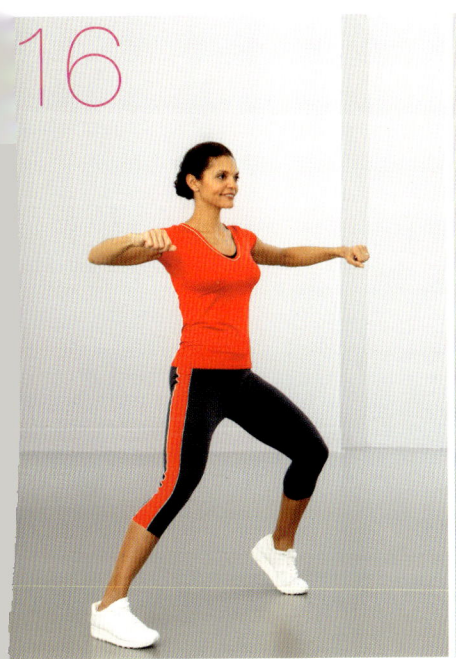

16

▲ **Workout** Side-Dig Swing,
Seite 53

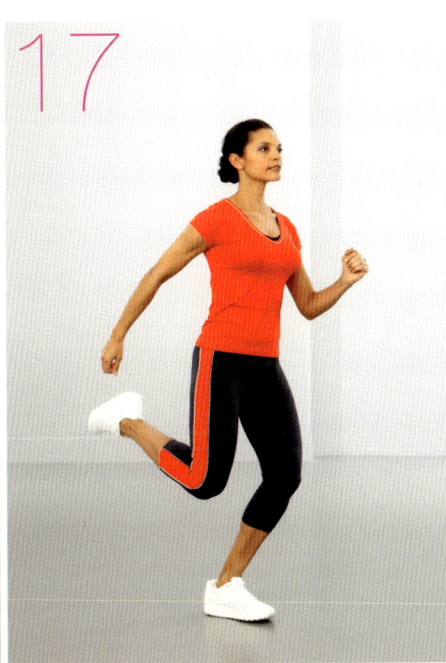

17

▲ **Workout** Joggen,
Seite 54

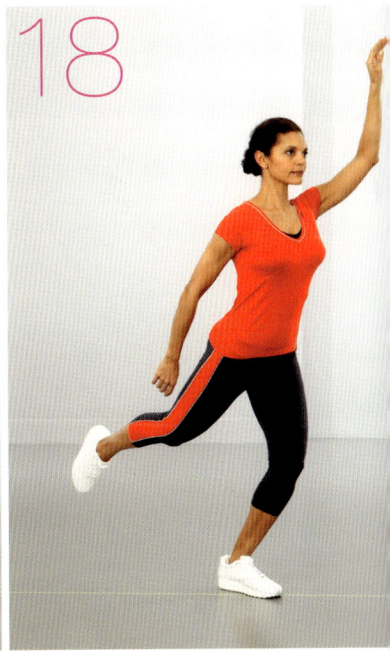

18

▲ **Workout** Langlauf,
Seite 54

>> **Cool-down** Innenseiten-Stretch/ Aufrollen

23 **Innenseiten-Stretch** Einen Schritt zur rechten Seite machen und das rechte Knie beugen, sodass es sich über der Fußspitze befindet. Hände auf dem gebeugten Oberschenkel abstützen, Oberkörper nach vorne neigen und das linke Bein noch stärker seitlich wegstrecken. Rücken und Nacken bleiben lang und gerade. Spüren Sie die Dehnung an der Innenseite des gestreckten Beins. Zur anderen Seite wiederholen.

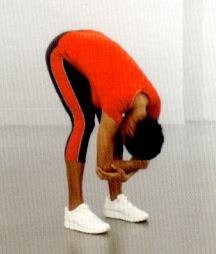

24 **Aufrollen** Aufrecht und hüftbreit stehen. Arme über den Kopf strecken, Schultern entspannen. Nacken und Wirbelsäule bilden eine Linie. Langsam die Arme senken, das Kinn zur Brust ziehen, den Rücken runden und den Oberkörper Richtung Boden sinken lassen. Die Arme führen die Bewegung an. So tief wie möglich gehen. Die Hände sollten locker und so nah am Boden sein, wie es noch angenehm ist. Tief in den unteren Rücken atmen. Die Bauchmuskeln anspannen und den Rücken Wirbel für Wirbel wieder in den Stand aufrollen.

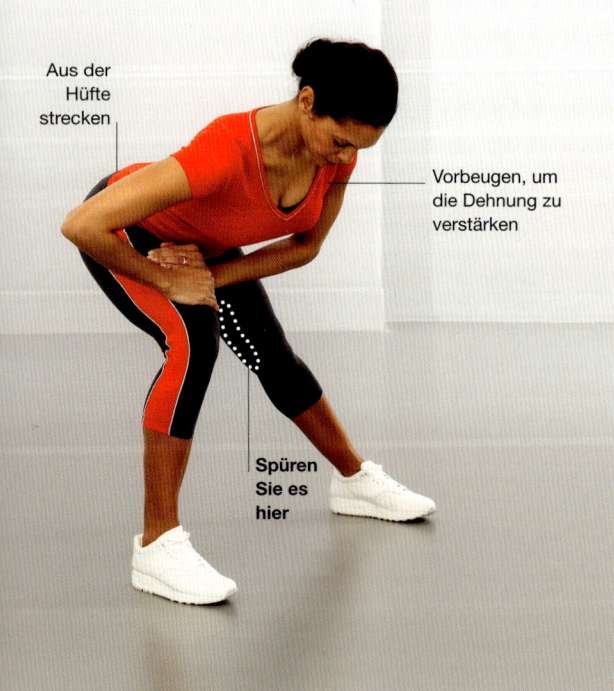

Aus der Hüfte strecken

Vorbeugen, um die Dehnung zu verstärken

Spüren Sie es hier

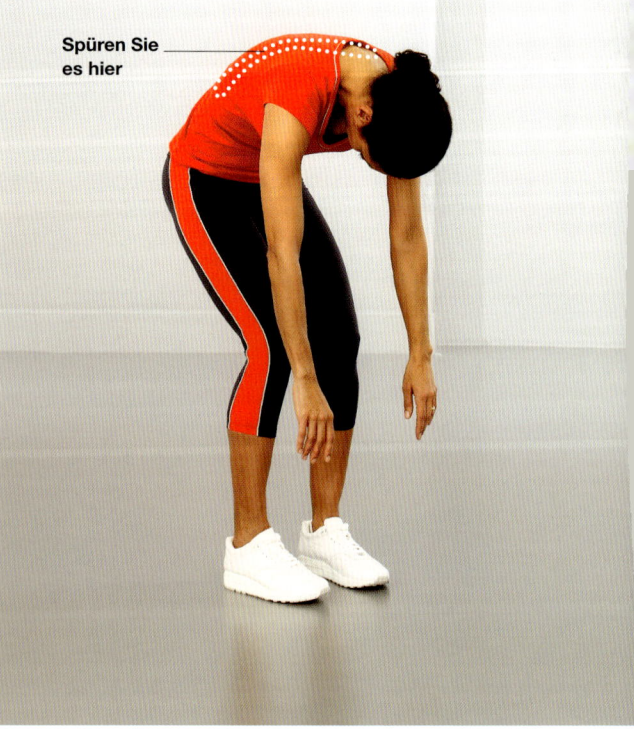

Spüren Sie es hier

>> Fragen & Antworten

Aerobic-Kurse gehören zu den populärsten Fitnesskursen überhaupt. Vielleicht haben Sie schon einmal an einem teilgenommen oder zugesehen. Dieser Workout ist ein echtes Allround-Training, das Herz und Lunge stärkt, die Koordination verbessert und die Muskeln kräftigt.

>> Ich finde den »Crossover Jump« schwierig. Gibt es eine leichtere Variante der Übung?

Dieser Kreuzsprung ist eine High-Impact-Übung, bei der sowohl beim Knieheben als auch beim Kreuzen der Beine gesprungen werden muss. Wenn Sie all diese Bewegungen nicht in der auf der DVD vorgegebenen Zeit schaffen, wechseln Sie zu einer Low-Impact-Variante: Heben und kreuzen Sie das Knie, ohne zu springen.

>> Mir fehlt der Platz für »Grapevine«. Wie kann ich den Schritt trotzdem mitmachen?

Falls Sie nicht genügend Platz haben, um große Schritte zu machen, gehen Sie einfach tiefer in die Knie, wenn Sie die Beine kreuzen und wenn Sie die Füße schließen. Dadurch wird die Übung intensiver, und Sie verbrennen fast genauso viele Kalorien.

>> Kann ich beim »Grapevine« auch etwas mit den Armen tun, statt die Hände auf die Hüften zu stützen?

»Grapevine« ist ein Grundschritt mit zahllosen Variationsmöglichkeiten. Sobald Sie die Schritttechnik beherrschen, können Sie jede beliebige Armbewegung dazunehmen. Ich strecke die Arme gern im Schrittrhythmus seitlich nach oben (auf einer Uhr wäre das ungefähr bei zehn vor und zehn nach drei). Für ein echtes 1980er-Jahre-Feeling können Sie in die Hände klatschen, wenn Sie die Füße schließen.

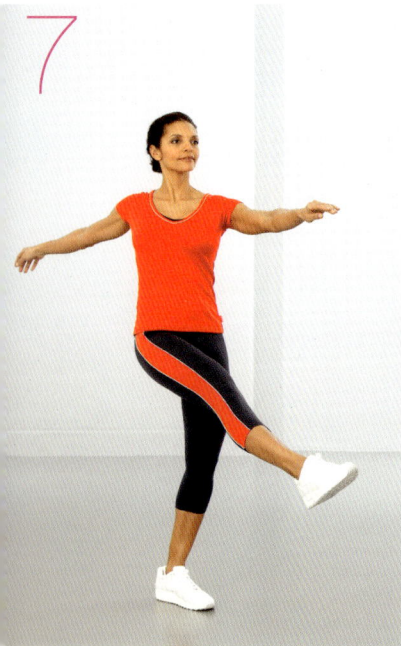

▲ **Warm-up** Dip-Kick mit Drehung,
Seite 49

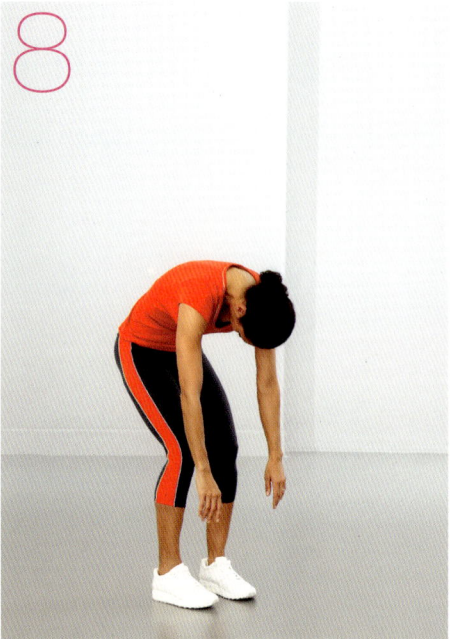

▲ **Warm-up** Aufrollen,
Seite 49

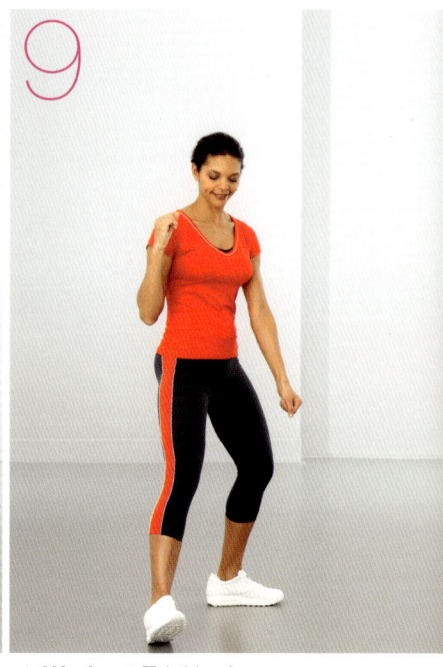

▲ **Workout** Taktklopfen,
Seite 50

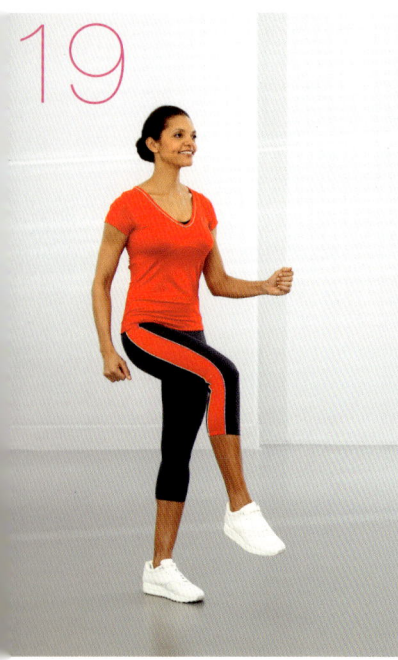

▲ **Cool-down** Marschieren,
Seite 55

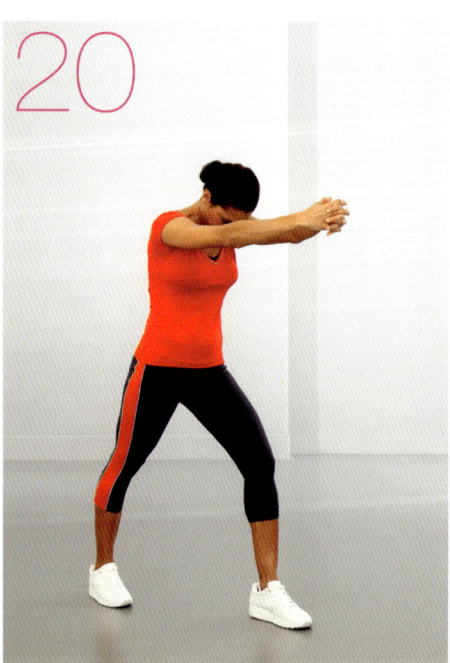

▲ **Cool-down** Dreifach-Stretch I,
Seite 55

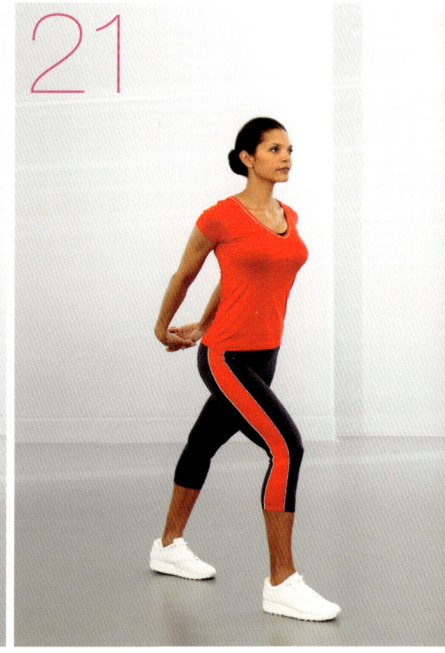

▲ **Cool-down** Dreifach-Stretch II,
Seite 56

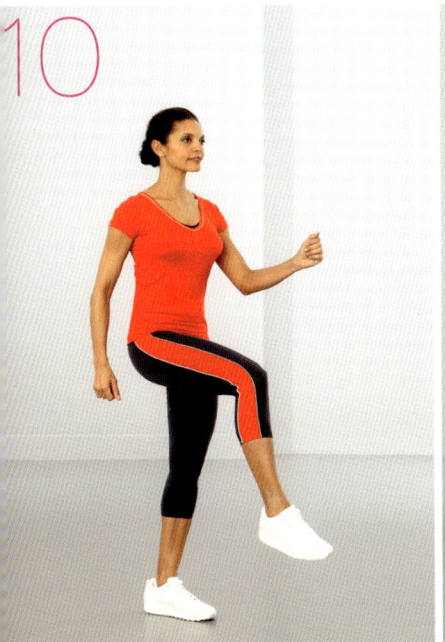

▲ **Workout** Marschieren,
Seite 50

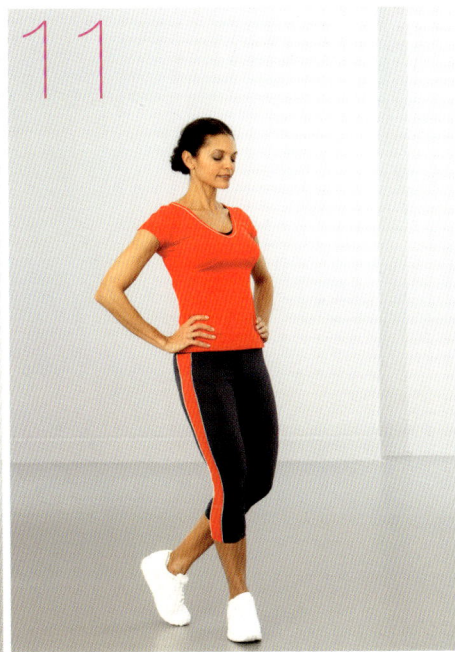

▲ **Workout** Grapevine,
Seite 51

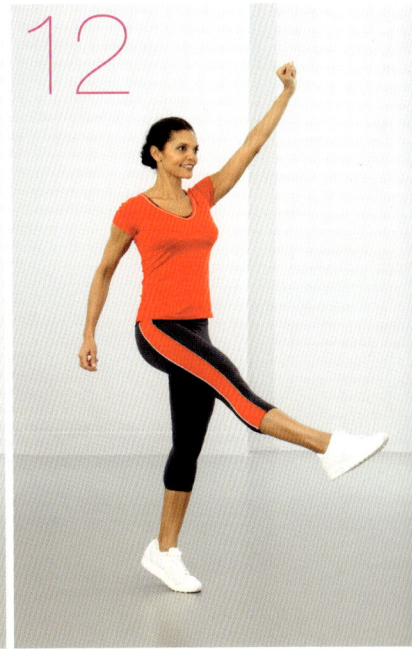

▲ **Workout** Jump-Kick & Punch,
Seite 51

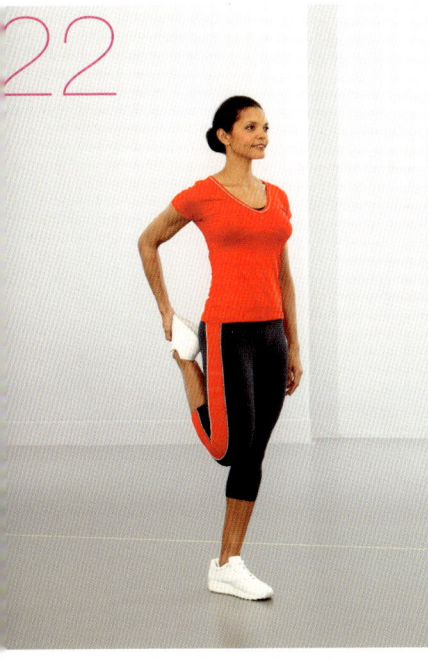

▲ **Cool-down** Quadrizeps-Stretch,
Seite 56

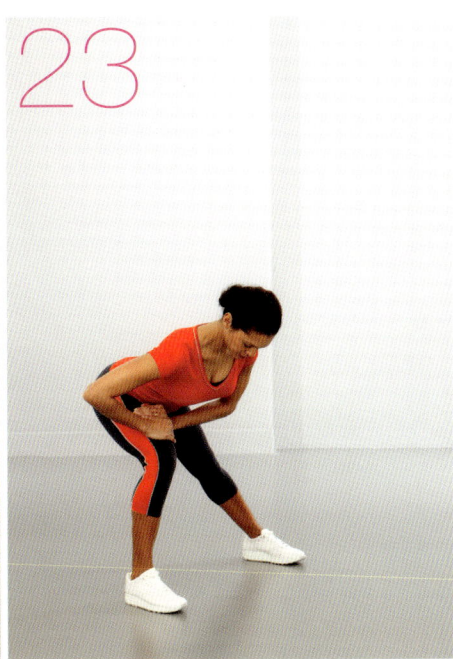

▲ **Cool-down** Innenseiten-Stretch,
Seite 57

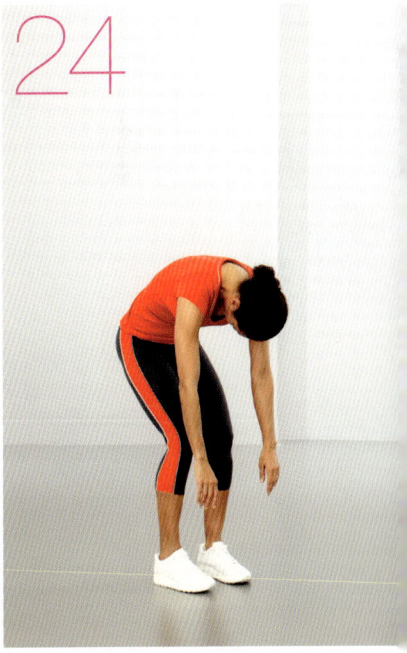

▲ **Cool-down** Aufrollen,
Seite 57

15 Minuten **Übersicht**

>> Ich habe das Gefühl, dass beim »Taktklopfen« gar nichts passiert. Mache ich etwas falsch?

Sie werden überrascht sein, was diese kleine Übung bei korrekter Ausführung bewirken kann. Wenn Sie die Fußspitze hochziehen, während Ihre Ferse fest am Boden bleibt, werden Sie nicht nur Ihre Schienbein-, sondern auch Ihre Wadenmuskeln spüren.

>> Ich weiß nicht, welche Muskeln arbeiten sollen, wenn ich die »Langlauf«-Übung mache. Können Sie den Ablauf noch einmal erklären?

Diese Übung ist ein großartiges Training sowohl für die Bauchmuskeln und die Muskeln im unteren Rücken (Core-Muskeln) als auch für die Oberschenkel-rückseite und den oberen Rücken. Beugen Sie das Standbein so weit, dass Sie sich vorbeugen können, und spannen Sie die Bauchmuskeln an, um das Gleichgewicht zu halten. Um die Übung zu intensivieren, neigen Sie sich weiter nach vorne und spannen die Gesäßmuskeln kräftig an, wenn Sie das hintere Bein anheben. Beim Senken des Arms arbeitet die Brustmuskulatur.

>> Meine Beine, vor allem meine Oberschenkel, ermüden bei diesem Workout immer sehr. Mache ich etwas falsch?

Die klassischen Aerobic-Steps, auf denen auch dieser Workout basiert, arbeiten vor allem mit der unteren Körperhälfte, denn wenn die großen Muskeln in Beinen und Gesäß arbeiten, wird jedes Training intensiver. Konzentrieren Sie sich beim Cool-down auf den »Quadrizeps-Stretch« (siehe S. 56), um die Oberschenkelmuskulatur zu dehnen. Und wenn Sie spüren, dass Ihre Muskeln brennen oder sich verkrampfen, pausieren Sie einfach 15 bis 20 Sekunden und dehnen den betroffenen Schenkel.

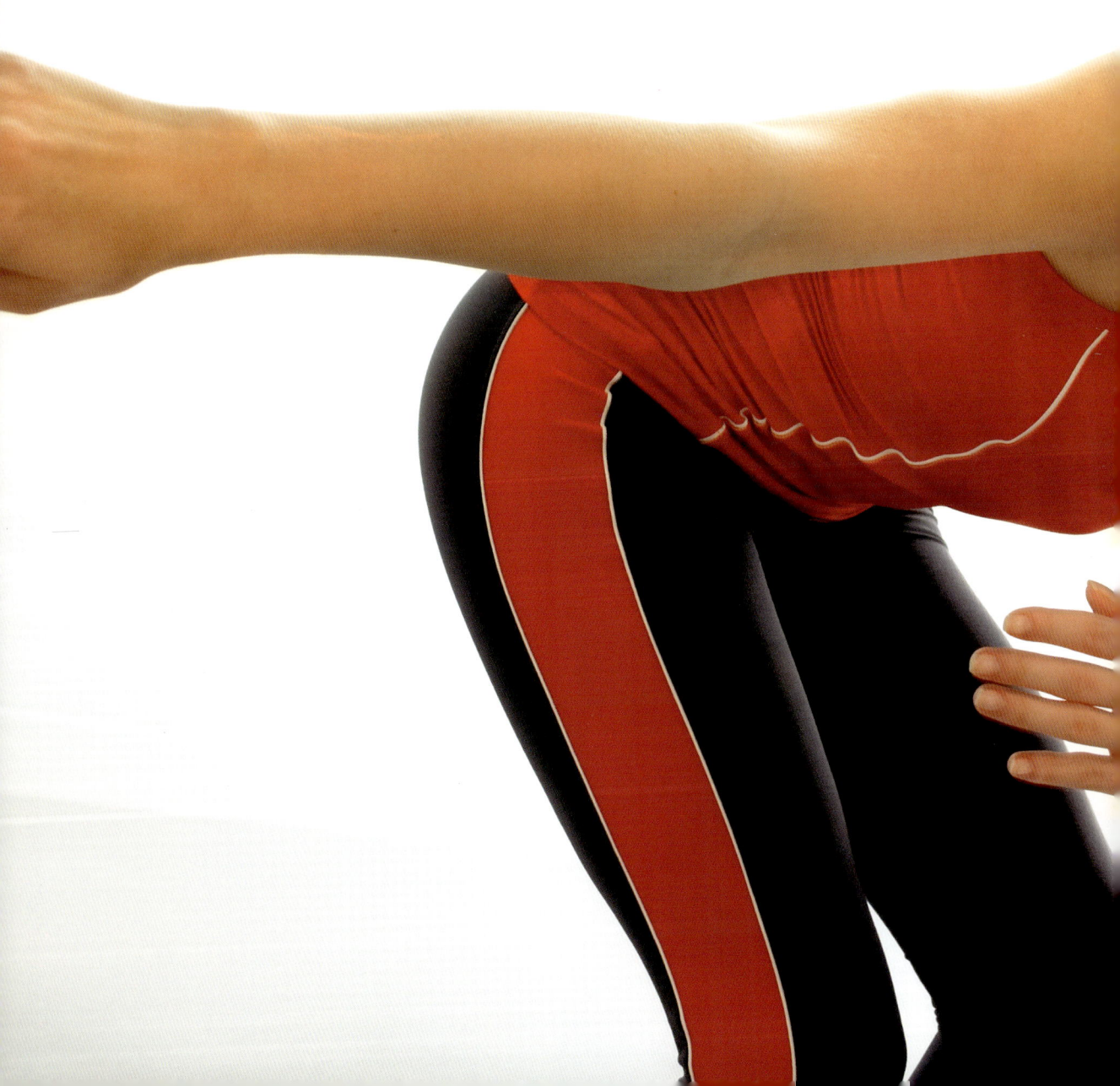

15 Minuten

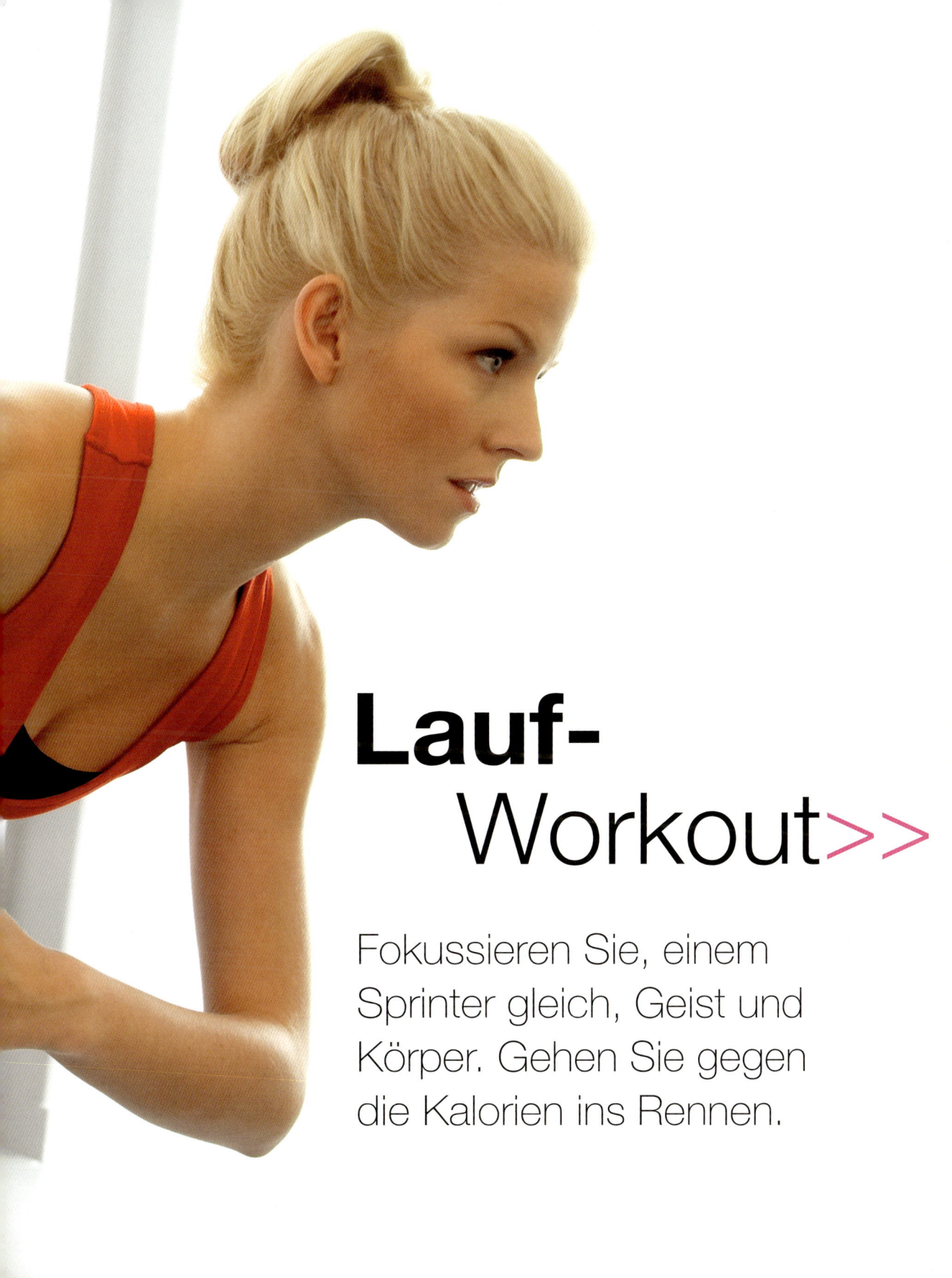

Lauf-
Workout>>

Fokussieren Sie, einem
Sprinter gleich, Geist und
Körper. Gehen Sie gegen
die Kalorien ins Rennen.

>> **Lauf**-Workout

Es gibt kaum etwas Schöneres, als durch einen Park oder über einen Sand-strand zu joggen. Leider hat nicht jeder vor der Haustür ein Stück Natur, und kaum einer kann täglich eine Stunde oder mehr zum Laufen erübrigen. Wenn Sie kein Laufband zu Hause haben, ist dieser Workout ein guter Ersatz.

Laufen ist ein ausgezeichnetes Training für Herz und Kreislauf und verbrennt viele Kalorien. Dieses Programm, das neben Laufschritten auch Sprint-übungen beinhaltet, ist einer der anstrengenderen Workouts in diesem Buch. Dabei bewegen Sie sich nicht nur genauso intensiv, wie Sie es beim Joggen in freier Natur tun würden, sondern Sie kräftigen und formen auch Ihre Muskeln.

Die Kehrseite ist, dass Knie und Hüften einer relativ hohen Belastung ausgesetzt sind. Frauen strapazieren außerdem das Stützgewebe der Brust, und zwar unabhängig vom Brustumfang. Bevor Sie mit dem Workout beginnen, sollten Sie daher in ein Paar gute Laufschuhe und einen Sport-BH investie-ren (siehe S. 14–15).

Um bei diesem Workout möglichst viele Kalorien zu verbrennen, sollten Sie versuchen, die Trainings-intensität bis zum Schluss auf hohem Niveau zu hal-ten. Geben Sie sich nicht der Illusion hin, Marschie-ren sei weniger anstrengend als Joggen und daher eine gute Gelegenheit zum Verschaufen. Wenn Sie wirklich überschüssige Pfunde loswerden wollen, heben Sie die Knie in die Höhe und schwingen Sie die Arme kräftig durch.

Auch die »Schrittpumpe« ist nicht zur Erholung gedacht. Gestalten Sie diese Übung so intensiv wie möglich, indem Sie den Unterschied zwischen der Vorwärtsbewegung in der Hocke und dem Zurück-kommen in den Stand deutlich herausarbeiten.

Dasselbe gilt für die Ausfallschritte, auch wenn sie weniger schnell ausgeführt werden als die ande-ren Übungen. Sie sind sogar besonders anstren-

> ## >> **Tipps für** den Workout
>
> - **Landen Sie nach einem Sprung immer sanft**, d.h. mit minimalem Aufprall. Bleiben Sie in den Kniegelenken weich, und rollen Sie den ganzen Fuß ab, statt auf den Fuß-spitzen zu landen.
>
> - **Beim »Sprintstart«** beschleunigen Sie bis zur maximal möglichen Geschwindigkeit und ziehen Sie die Knie kräftig zur Brust.
>
> - **Beim »Skilaufen«** machen Sie in gebeug-ter Haltung möglichst große Schritte vor und zurück. Bei wenig Platz intensivieren Sie, indem Sie tief in die Knie gehen.

gend, da sie hier ausdrücklich verlangsamt werden. Um dabei möglichst viele Kalorien zu verbrennen, sollten Sie die Technik-Tipps genau beachten und sich mithilfe Ihrer Vorstellungskraft auf die Regionen Ihres Körpers zu konzentrieren, die aktiv werden sollen (siehe S. 16). Ausfallschritte trainieren nicht nur die Rückseiten der Beine; auch die Gesäßmuskeln sollen richtig mitarbeiten. Erinnern Sie sie daran, indem Sie Ihr Gewicht auf die Fersen verlagern.

Bei diesem Workout bewegen Sie Arme und Beine in recht schnellem, konstantem Tempo. Schultern und Nacken sol-len entspannt bleiben, wenn Sie die Arme durchschwingen.

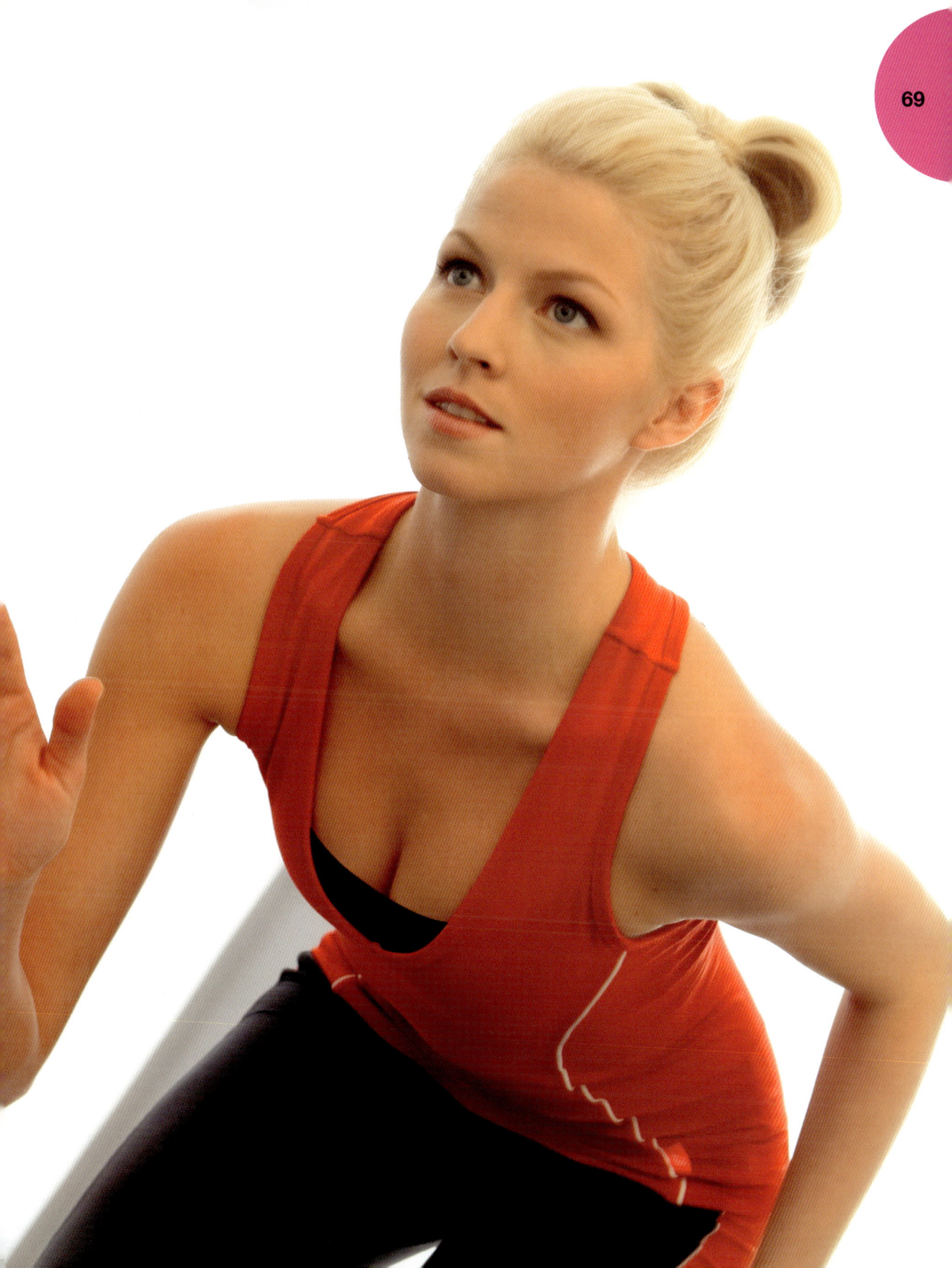

>> **Warm-up** Tiefenatmung/ Halbe Wadenpumpe

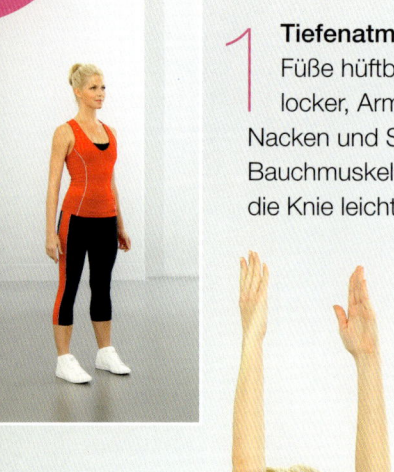

1 **Tiefenatmung** Aufrecht stehen, Füße hüftbreit auseinander, Knie locker, Arme hängen seitlich. Nacken und Schultern entspannen, Bauchmuskeln anspannen. Jetzt die Knie leicht beugen, dabei tief einatmen und die Arme über den Kopf strecken. Ausatmen und die Arme in einer fließenden Kreisbewegung senken. Den Rücken gerade halten (4 Wdh.).

2 **Halbe Wadenpumpe** Verlagern Sie das Gewicht von einem Bein auf das andere, indem Sie abwechselnd die Fersen heben. Dabei die Arme gegengleich anwinkeln und die Hände zu lockeren Fäusten ballen. Drücken Sie die Fersen gegen den Boden, und lassen Sie Ihre Wadenmuskeln arbeiten. Insgesamt 16 Wiederholungen (1 Wdh. = beide Seiten).

Beim Heben der Arme den Rücken aus der Hüfte lang machen

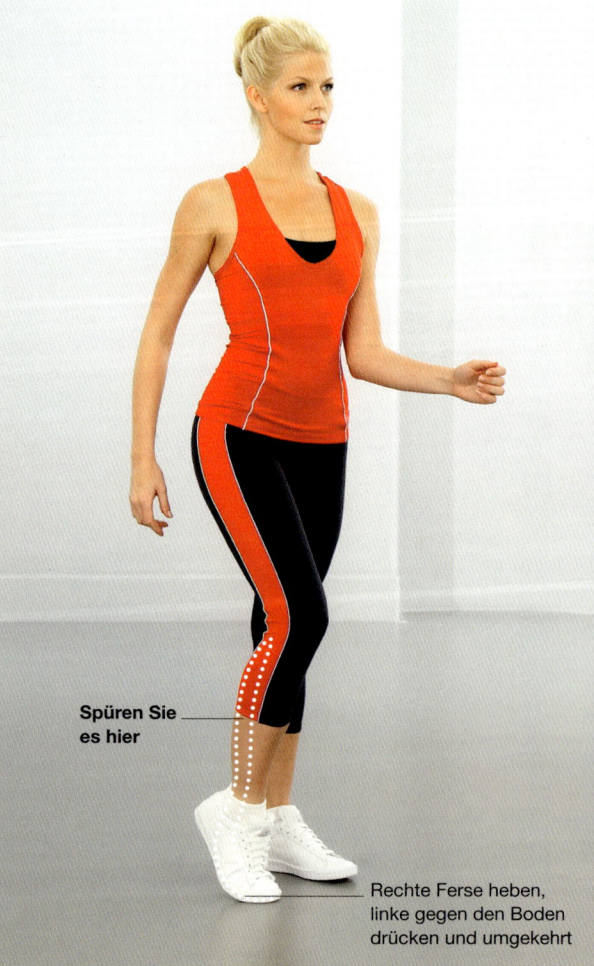

Spüren Sie es hier

Rechte Ferse heben, linke gegen den Boden drücken und umgekehrt

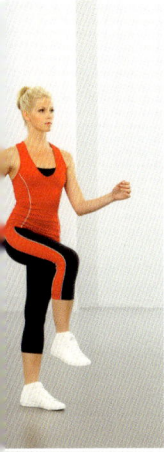

3 **Marschieren & Schulterkreisen** Knie im Wechsel bis auf Taillenhöhe heben und auf der Stelle marschieren, dabei die Arme gegengleich anwinkeln (8 Wdh.). Dann die Arme senken, die Schultern zu den Ohren hochziehen, nach hinten unten und nach vorne oben kreisen (4 Wdh.).

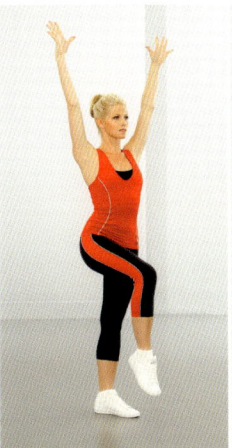

4 **Marschieren & Arme strecken** Weiter auf der Stelle marschieren, dabei die Arme über die Seiten nach oben führen und strecken. Hände mit schnellen Bewegungen öffnen und schließen, um die Finger und die Handgelenke aufzuwärmen. Arme seitlich senken, dabei weiter die Hände öffnen und schließen (4 Wdh.).

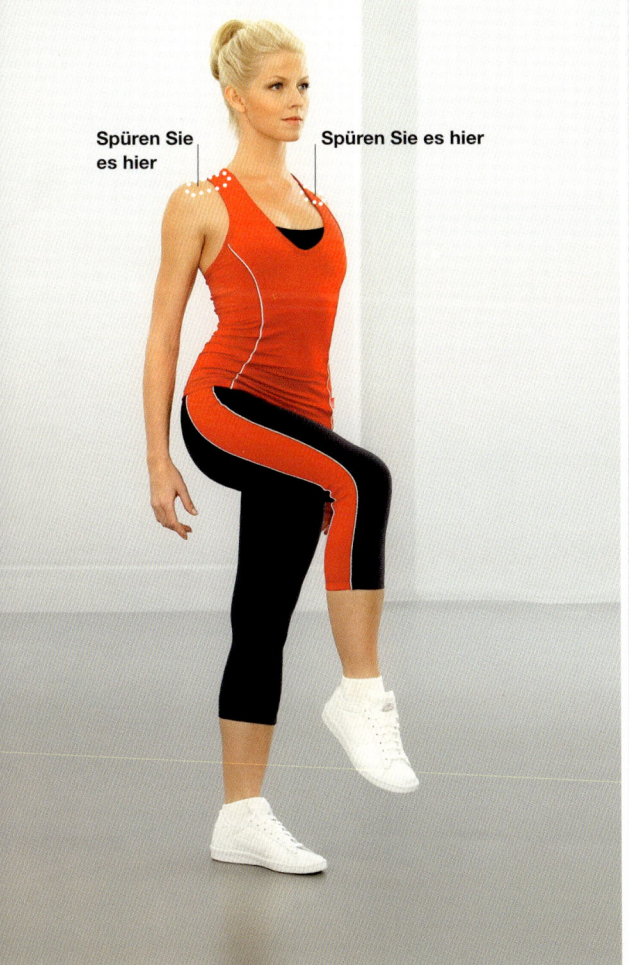

Spüren Sie es hier

Spüren Sie es hier

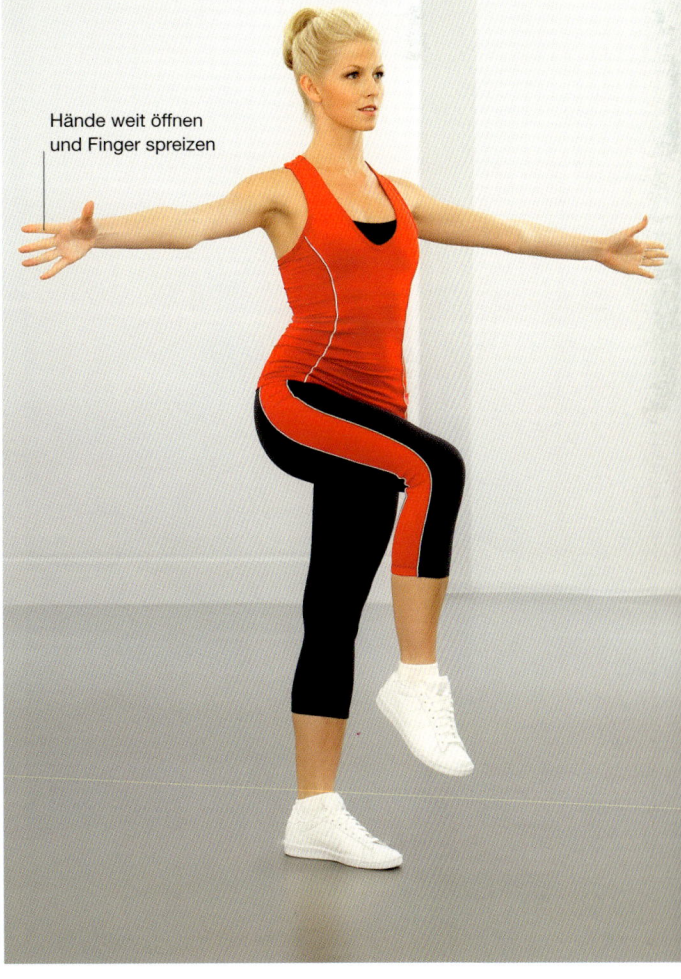

Hände weit öffnen und Finger spreizen

>> **Warm-up** Side-Step/Back-Step

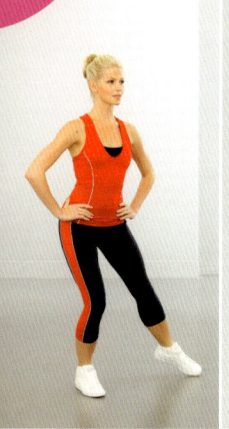

5 **Side-Step** Hände auf die Hüften stützen. Mit einem Fuß einen Schritt zur Seite machen, dann den anderen Fuß nachsetzen. Zur anderen Seite durchführen. Nach vier Wiederholungen in beide Richtungen Arme in Schrittrichtung schwingen. Die Arme entspannt lassen und nicht über Schulterhöhe bringen (8 Wdh.).

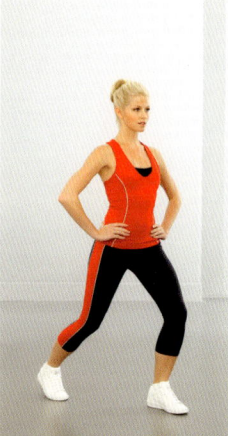

6 **Back-Step** Hände auf die Hüften stützen. Die Füße abwechselnd nach hinten und wieder in die Mitte zurück setzen, ohne das Gewicht zu verlagern. Der Schwerpunkt bleibt in der Mitte. Nach vier Wiederholungen beide Arme knapp unter Schulterhöhe parallel zu den Steps vorstoßen und zurückziehen (8 Wdh.).

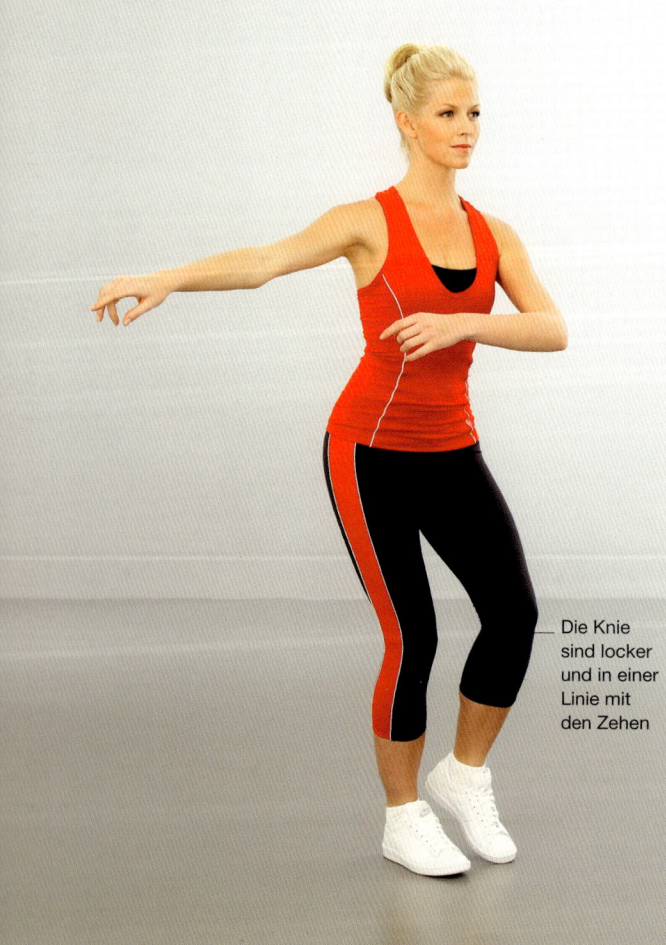

Die Knie sind locker und in einer Linie mit den Zehen

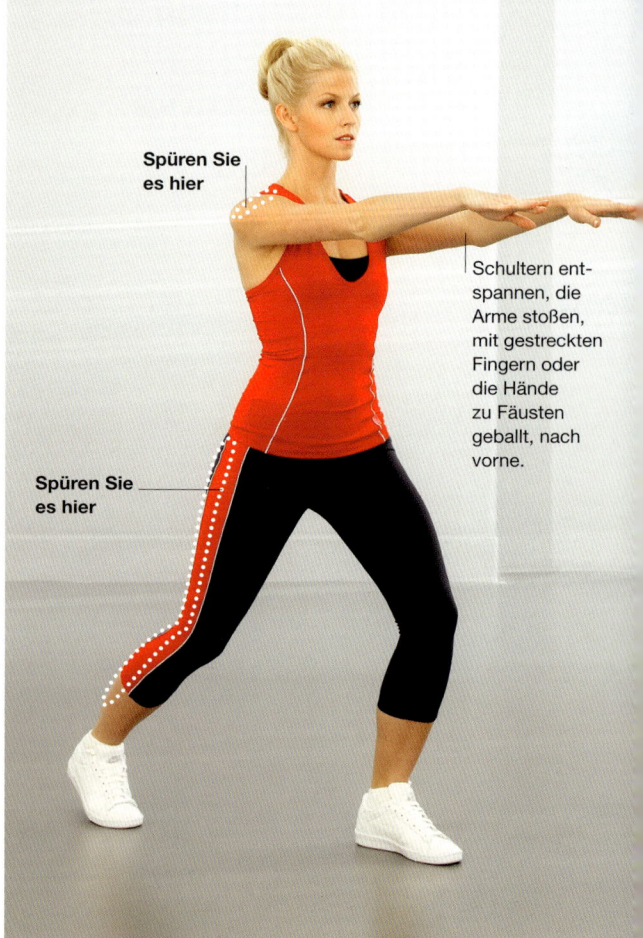

Spüren Sie es hier

Schultern entspannen, die Arme stoßen, mit gestreckten Fingern oder die Hände zu Fäusten geballt, nach vorne.

Spüren Sie es hier

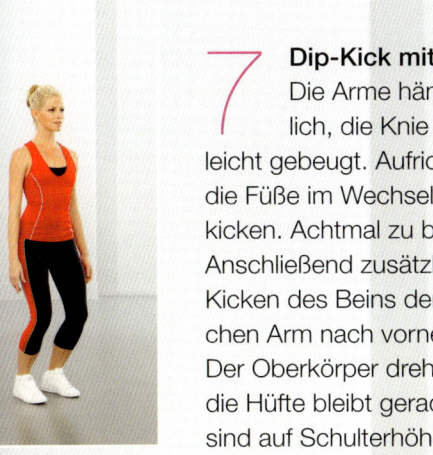

7 **Dip-Kick mit Drehung**
Die Arme hängen seitlich, die Knie werden leicht gebeugt. Aufrichten und die Füße im Wechsel nach vorne kicken. Achtmal zu beiden Seiten. Anschließend zusätzlich zum Kicken des Beins den gegengleichen Arm nach vorne schwingen. Der Oberkörper dreht sich mit, die Hüfte bleibt gerade. Die Arme sind auf Schulterhöhe. (8 Wdh. zu beiden Seiten).

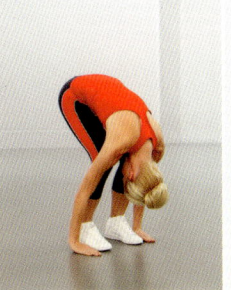

8 **Aufrollen** Aufrecht und hüftbreit stehen. Arme über den Kopf strecken, Schultern entspannen. Nacken und Wirbelsäule bilden eine Linie. Langsam die Arme senken, das Kinn zur Brust ziehen, den Rücken runden und den Oberkörper Richtung Boden sinken lassen. Die Arme führen die Bewegung an. So tief wie möglich gehen. Die Hände sollten locker sein und so nah am Boden, wie es Ihnen noch angenehm ist. Tief in den unteren Rücken atmen. Die Bauchmuskeln aktivieren und den Rücken Wirbel für Wirbel wieder aufrollen, bis Sie in den Stand zurückgekehrt sind.

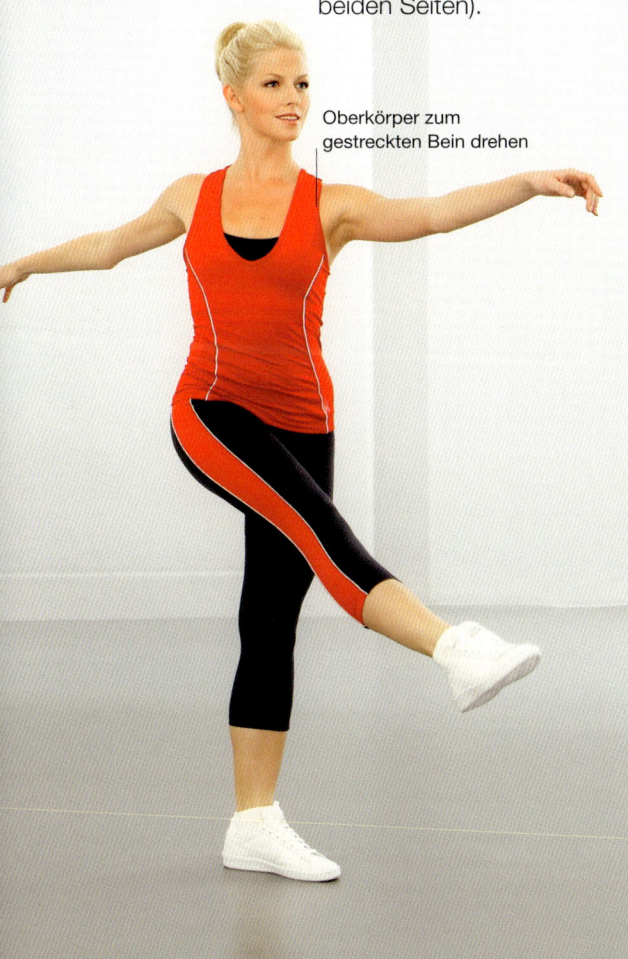

Oberkörper zum gestreckten Bein drehen

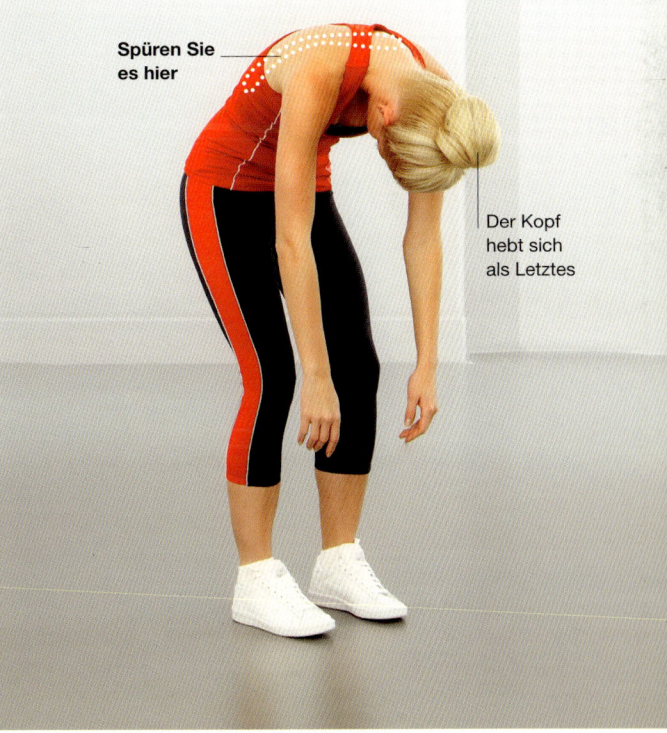

Spüren Sie es hier

Der Kopf hebt sich als Letztes

>> **Workout** Marschieren/Joggen

9 **Marschieren** Auf der Stelle marschieren, dabei die Knie bis auf Taillenhöhe heben. Arme und Beine bewegen sich gegengleich (16 Wdh.).

10 **Joggen** Auf der Stelle joggen, dabei die Fersen Richtung Gesäß ziehen. Die Arme gegengleich zur Beinbewegung schwingen. Beim Landen den Fuß ganz abrollen, sodass die Fersen beim Aufsetzen immer den Boden berühren (16 Wdh.).

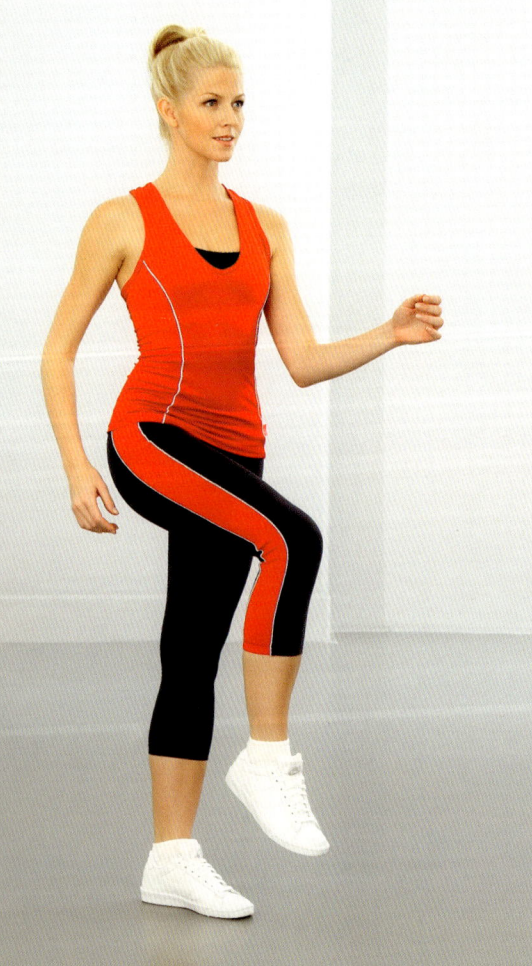

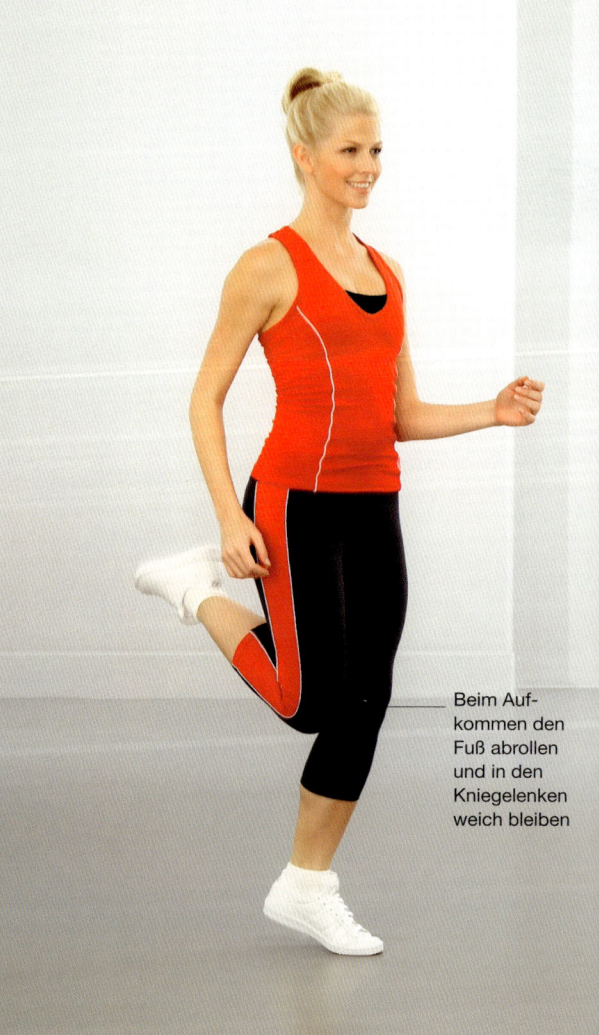

Beim Aufkommen den Fuß abrollen und in den Kniegelenken weich bleiben

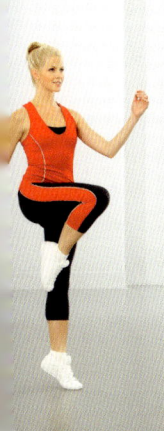

11 **Sprintstart** Das rechte Knie Richtung Brust heben und mit links in den Zehenstand kommen. Zugleich den linken Arm angewinkelt bis auf Schulterhöhe heben. Der rechte Arm bleibt locker und etwas hinter dem Körper. Dann den rechten Fuß ein wenig hinter dem linken absetzen, das hintere Bein beugen und das Gewicht auf den vorderen Fuß verlagern. Die Fußspitze des vorderen Fußes nach oben ziehen. Rechten Arm nach vorn, linken Arm nach hinten schwingen (8 Wdh.). Seite wechseln (8 Wdh.).

12 **Knieheben** Von einem Bein aufs andere springen, dabei die Knie Richtung Brust ziehen. Die Arme schwingen gegengleich: Wenn das rechte Knie oben ist, schwingt der linke Arm gebeugt vor, der rechte Arm schwingt angebeugt hinter den Körper. Beim Aufkommen den Fuß abrollen und immer mit den Fersen den Boden berühren (16 Wdh.). Anschließend Übung 10 wiederholen.

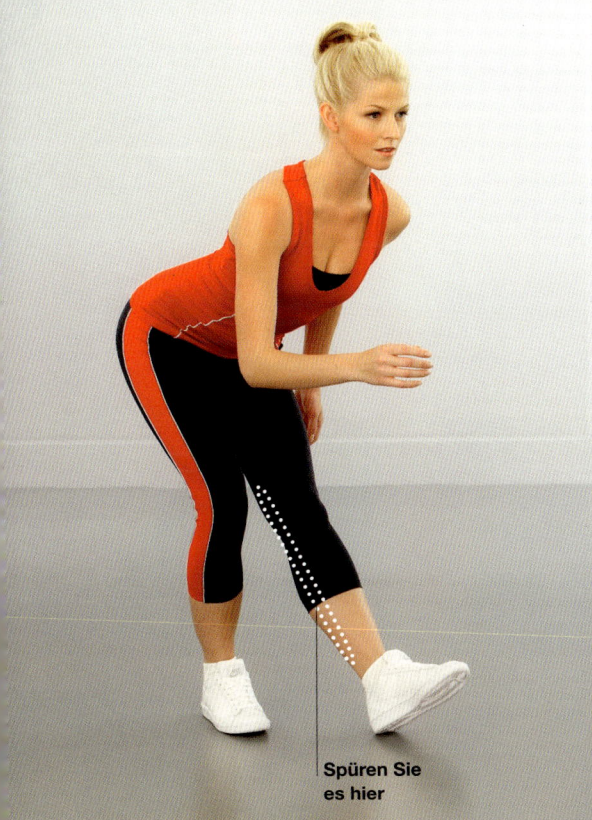

Spüren Sie es hier

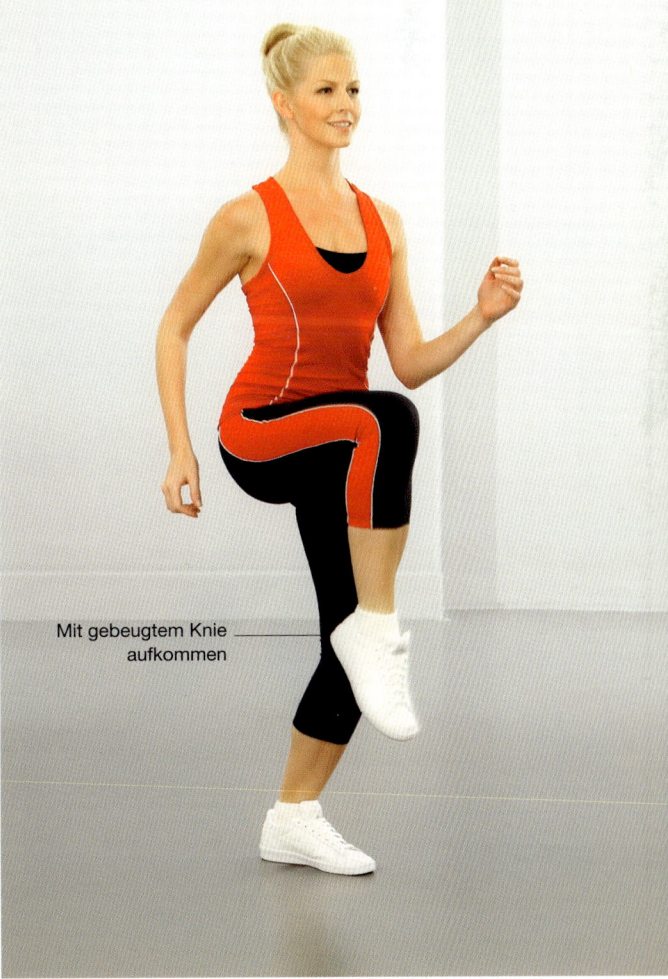

Mit gebeugtem Knie aufkommen

13 **Skilaufen** Die Beine sind geschlossen. Das rechte Bein diagonal nach vorne rechts setzen und die Arme in dieselbe Richtung schwingen. Den linken Fuß neben den rechten setzen, dann mit dem linken Bein einen Schritt nach vorne links machen und die Arme nach links schwingen. Die Knie bleiben gebeugt, der Oberkörper ist vorgeneigt. Auf vier Schritte vorwärts folgen vier Schritte rückwärts (insgesamt 8 Wdh.).

14 **Halber Hampelmann** Die Beine sind geschlossen, die Arme leicht angewinkelt. Der linke Fuß bleibt fest am Boden, während der rechte einen Schritt zur Seite macht. Zugleich beide Arme über den Kopf heben. Arme wieder senken, dabei den rechten Fuß zur Mitte zurücksetzen. Seite wechseln (insgesamt 8 Wdh.).

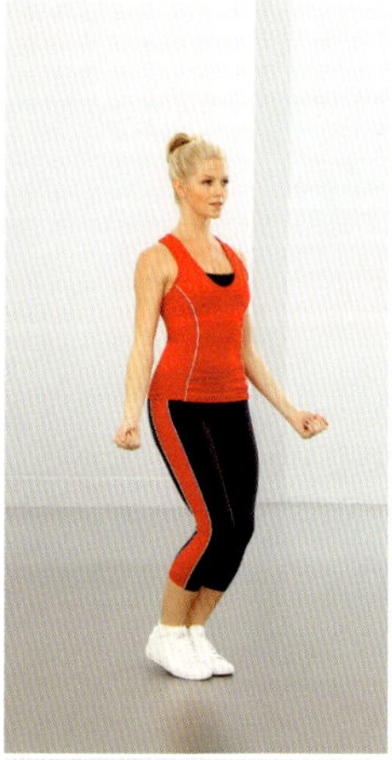

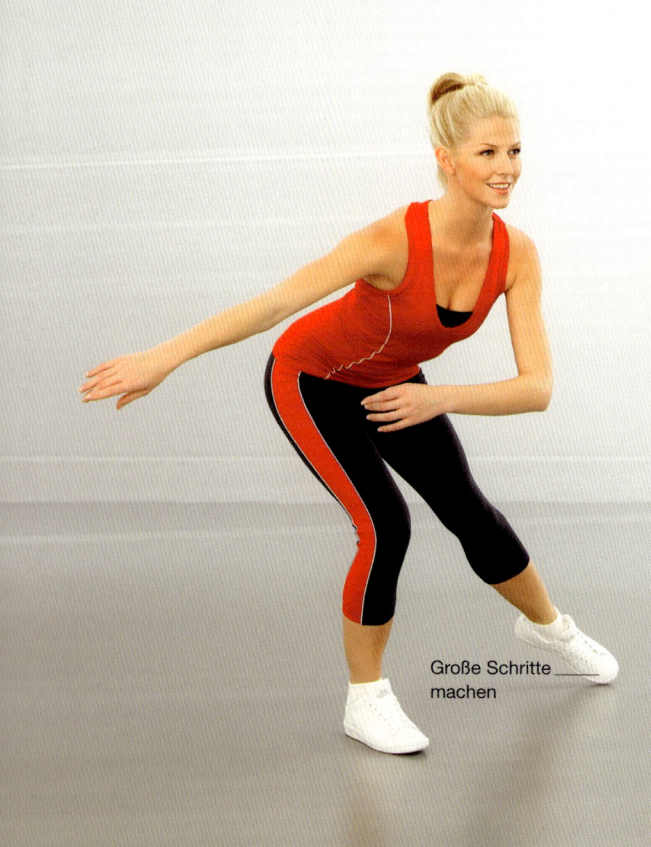

Große Schritte machen

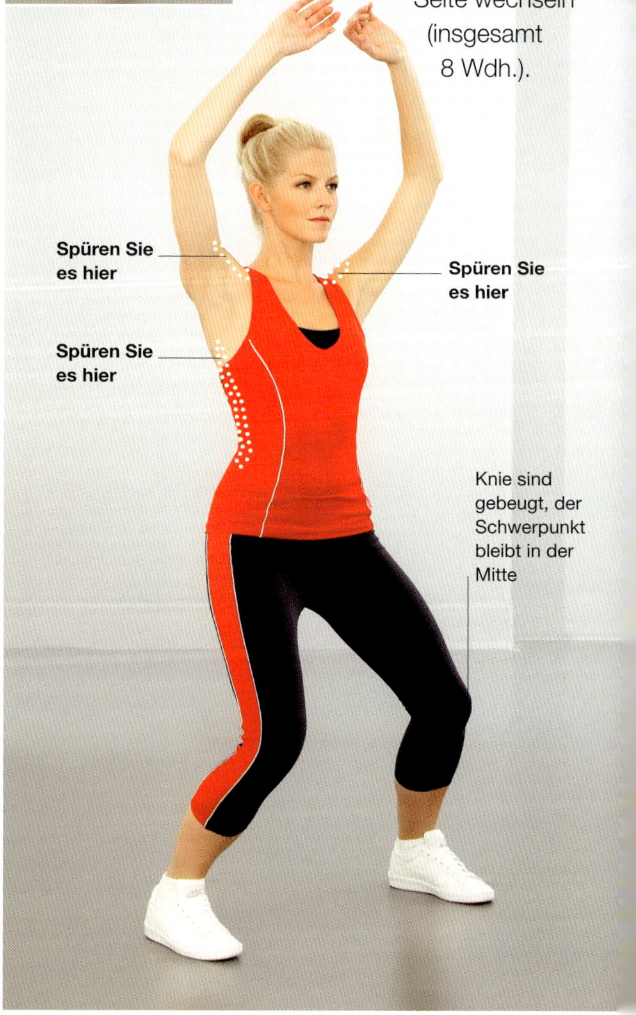

Spüren Sie es hier

Spüren Sie es hier

Spüren Sie es hier

Knie sind gebeugt, der Schwerpunkt bleibt in der Mitte

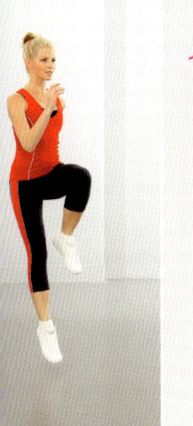

15 Sprintstart & Sprung

Die Beine sind geschlossen. Auf das rechte Bein springen und das linke Knie zur Brust ziehen, dabei den rechten Arm angewinkelt bis auf Schulterhöhe heben. Der linke Arm ist locker angewinkelt hinter dem Körper. Den linken Fuß knapp hinter dem rechten absetzen, das Bein beugen und das Gewicht auf das vordere Bein. Die Fußspitze des rechten Beins hochziehen. Dabei schwingt der rechte Arm nach hinten und der linke nach vorne (8 Wdh.). Seite wechseln (8 Wdh.). Anschließend Übung 10 wiederholen.

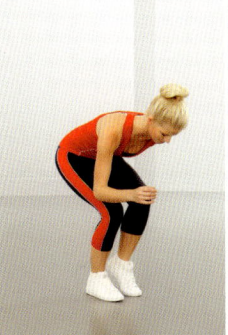

16 Schrittpumpe

Die Beine sind geschlossen. Mit dem rechten Bein einen Schritt nach vorne machen, Oberkörper vorbeugen, dabei die linke Ferse vom Boden heben. Der linke Arm schwingt nach hinten, der rechte ist vor dem Körper gebeugt. Linke Ferse absetzen, das Gewicht nach links verlagern, aufrichten und das rechte Bein strecken. Die Arme schwingen gegengleich (8 Wdh.). Seite wechseln (8 Wdh.).

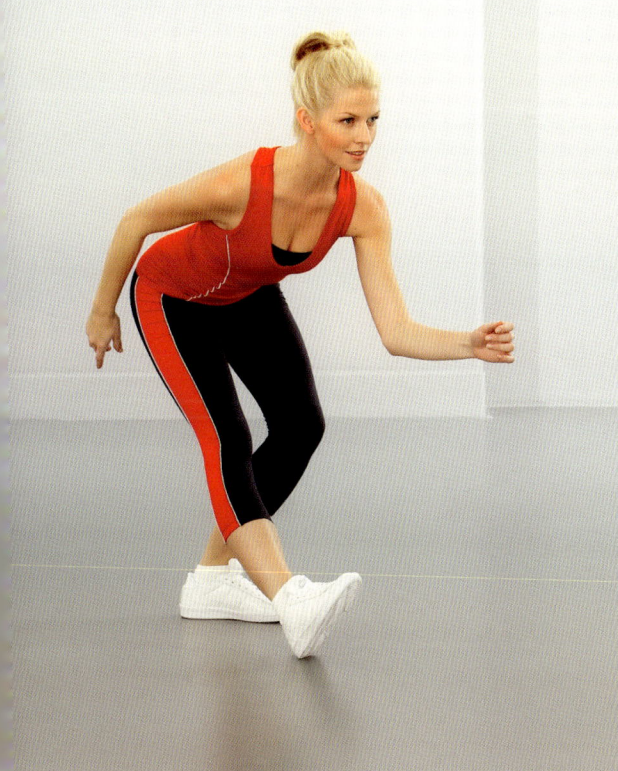

>> **Workout** Ausfallschritt/ Skilaufen mit Hüpfschritt

17 **Ausfallschritt** Beine schließen, Hände auf die Hüften stützen. Mit dem rechten Bein einen Ausfallschritt nach vorn machen. Wieder hochkommen, Füße schließen und mit dem linken Bein einen Ausfallschritt machen. Das Becken bleibt gerade, die Knie sind in einer Linie über den Fußspitzen. Der Rücken ist aufrecht, der Nacken gerade. Im Wechsel viermal wiederholen.

18 **Skilaufen mit Hüpfschritt** Die Beine sind geschlossen. Mit dem rechten Bein einen kleinen Sprung diagonal nach vorne rechts machen. Die Arme schwingen nach rechts. Den linken Fuß neben den rechten setzen, dann mit dem linken Bein einen Hüpfschritt nach vorne links machen und die Arme nach links schwingen. Die Knie bleiben leicht gebeugt, der Oberkörper ist vorgeneigt. Nach vier Schritten vorwärts vier Schritte rückwärts (insgesamt 8 Wdh.).

Übung 10 wiederholen, dann Übungen 9–12, erneut Übung 10, dann Übungen 13–15, wieder Übung 10, danach Übungen 16–18, abschließen mit Übung 10.

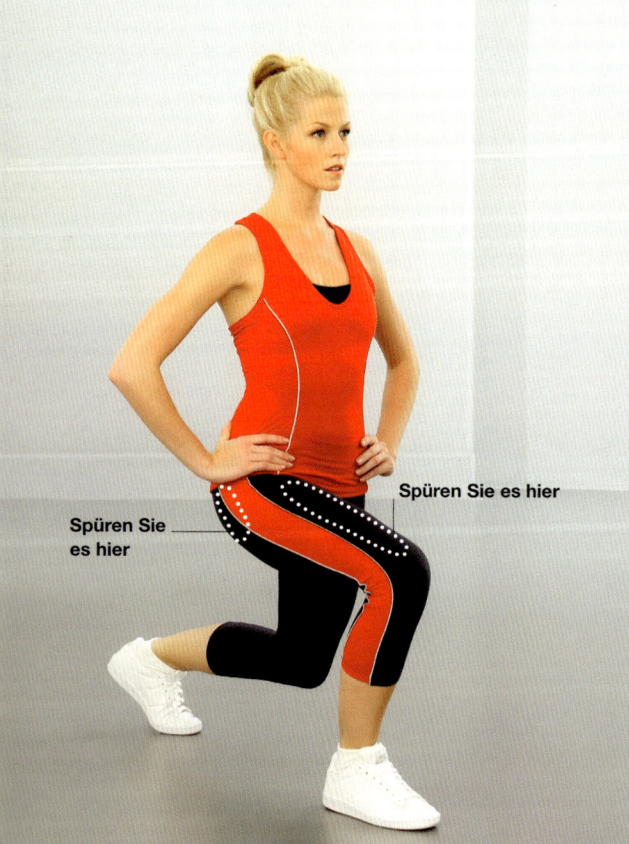

Spüren Sie es hier

Spüren Sie es hier

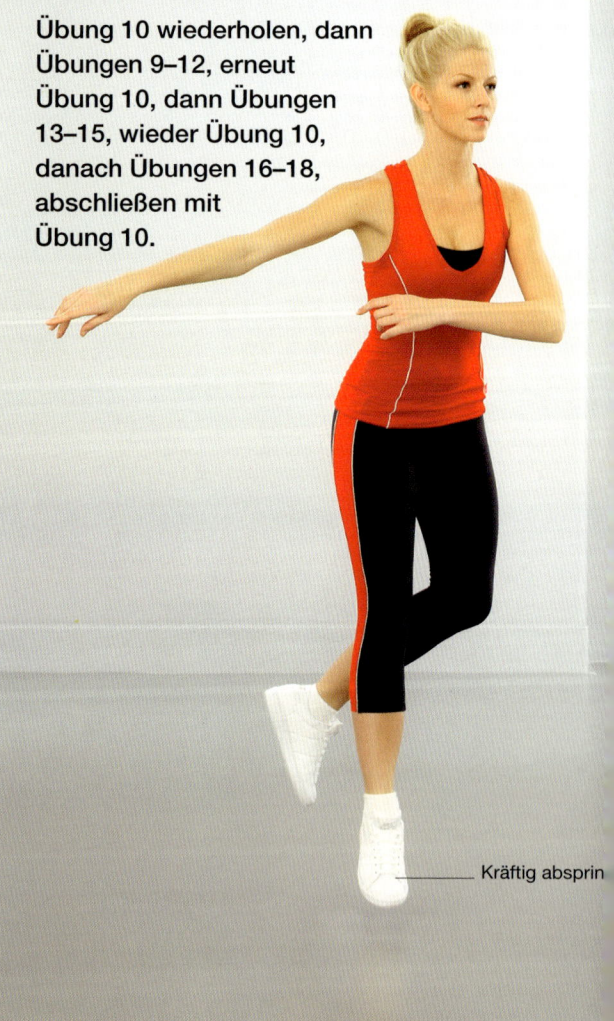

Kräftig absprin

>> **Cool-down** Marschieren/ Dreifach-Stretch I

19 **Marschieren** Im Stehen das rechte Knie bis auf Hüfthöhe heben, zugleich den linken Arm anwinkeln und heben. Seite wechseln und weiter auf der Stelle marschieren (24 Wdh.).

20 **Dreifach-Stretch I** Mit rechts einen Schritt nach hinten machen, rechte Ferse gegen den Boden drücken und das linke Bein beugen. Die Fußspitzen zeigen nach vorne. Hände falten und die Arme gestreckt bis auf Schulterhöhe heben, zugleich den Kopf senken. Sie sollten eine deutliche Dehnung in oberem Rücken, Nacken und Wade spüren.

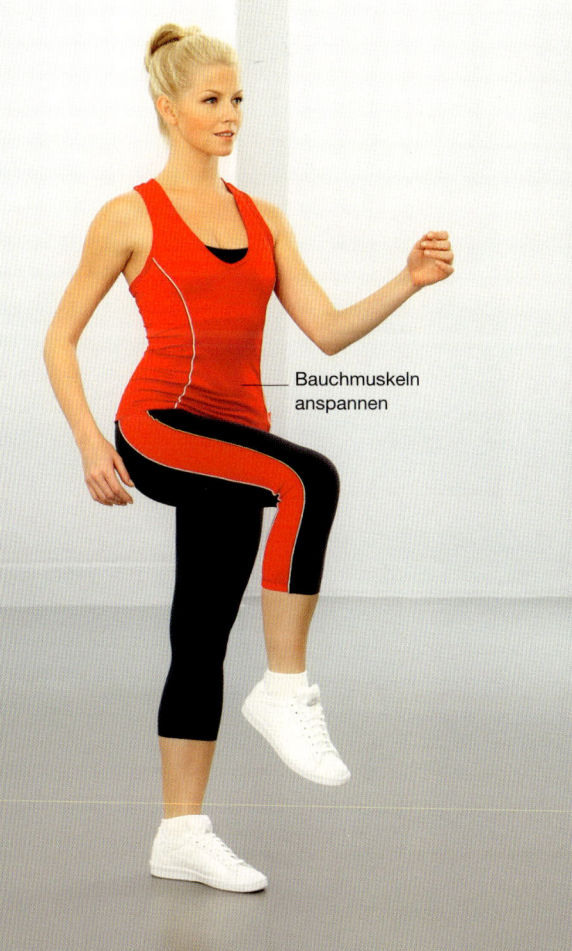

Bauchmuskeln anspannen

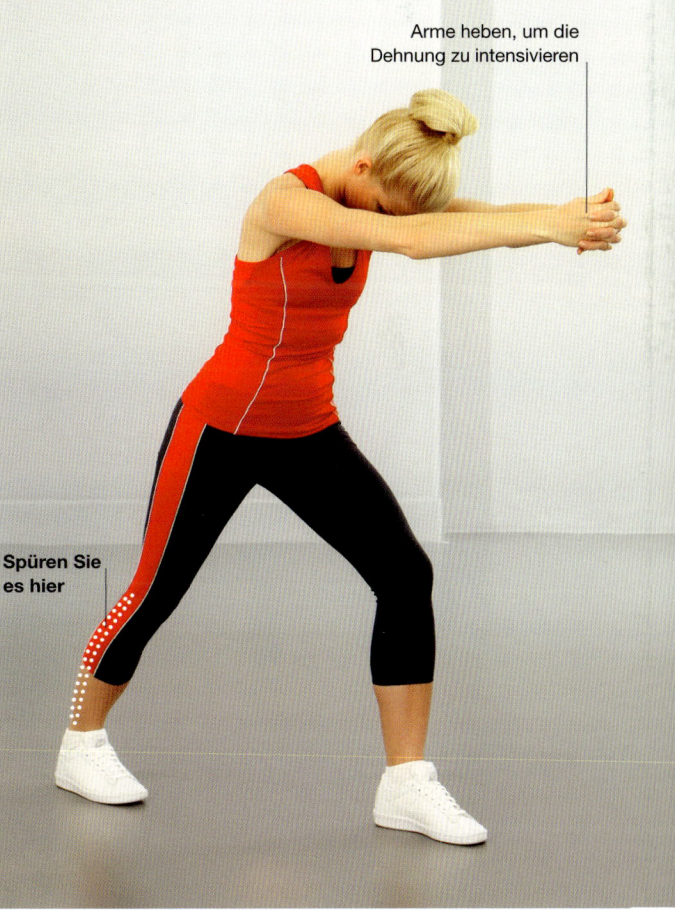

Arme heben, um die Dehnung zu intensivieren

Spüren Sie es hier

Cool-down Dreifach-Stretch II/
Quadrizeps-Stretch

21 **Dreifach-Stretch II** Nun den linken Fuß einen Schritt nach hinten setzen, die linke Ferse gegen den Boden drücken und das rechte Bein beugen. Die Fußspitzen zeigen nach vorne. Die Hände hinter dem Rücken falten, den Brustkorb nach vorne öffnen und die Arme hinter dem Rücken gestreckt Richtung Decke ziehen. Sie sollten eine deutliche Dehnung in Wade, Brustmuskulatur und Armen fühlen.

22 **Quadrizeps-Stretch** Im Stehen den rechten Fuß mit der rechten Hand zum Gesäß ziehen, bis Sie eine Dehnung an der Vorderseite des Oberschenkels spüren. Seite wechseln. Wenn es Ihnen schwerfällt, das Gleichgewicht zu halten, stützen Sie sich an einer Wand oder einem Stuhl ab.

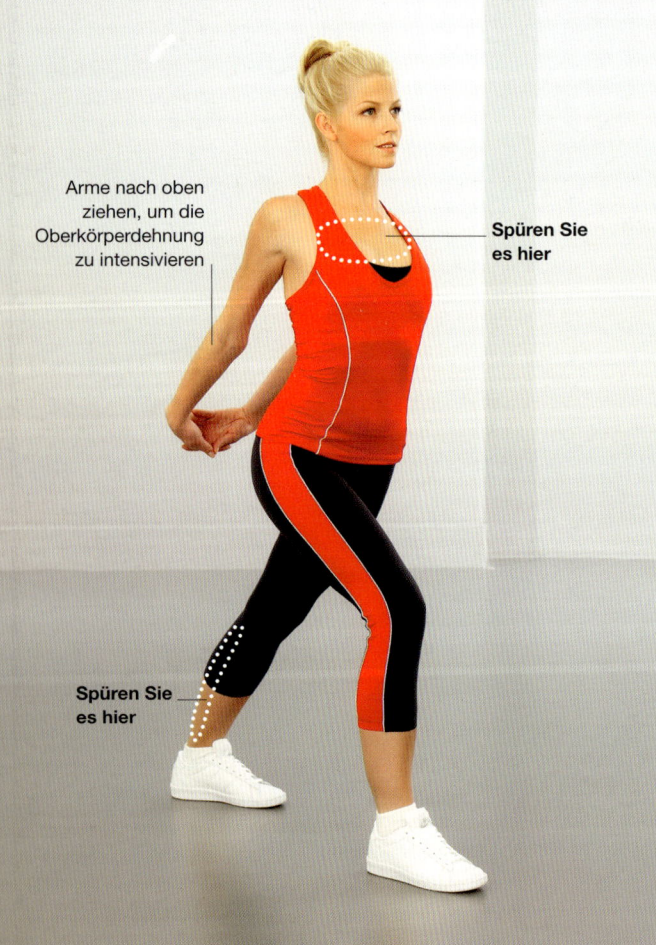

Arme nach oben ziehen, um die Oberkörperdehnung zu intensivieren

Spüren Sie es hier

Spüren Sie es hier

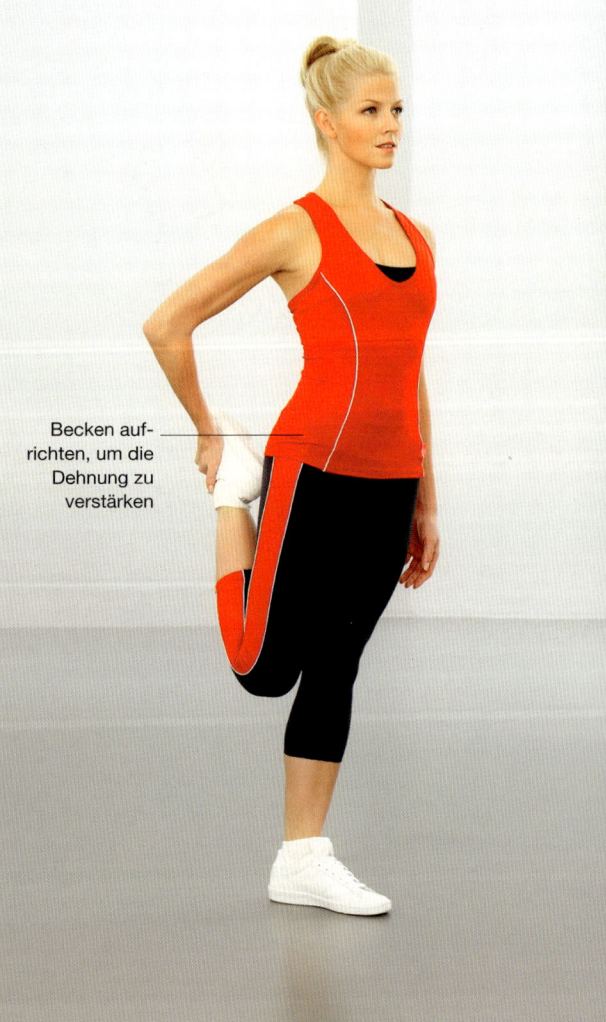

Becken aufrichten, um die Dehnung zu verstärken

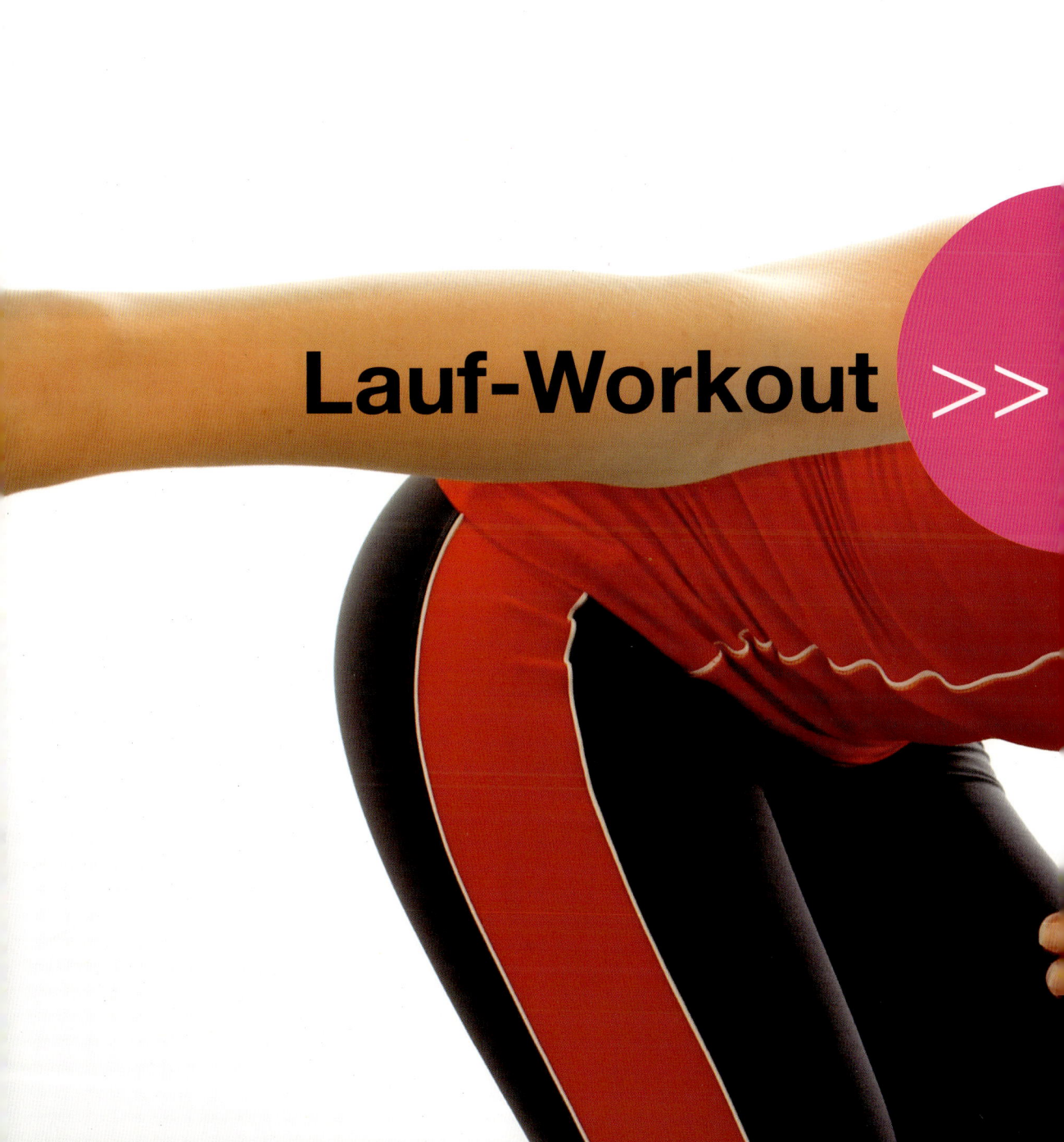

Lauf-Workout >>

Lauf-Workout auf einen Blick

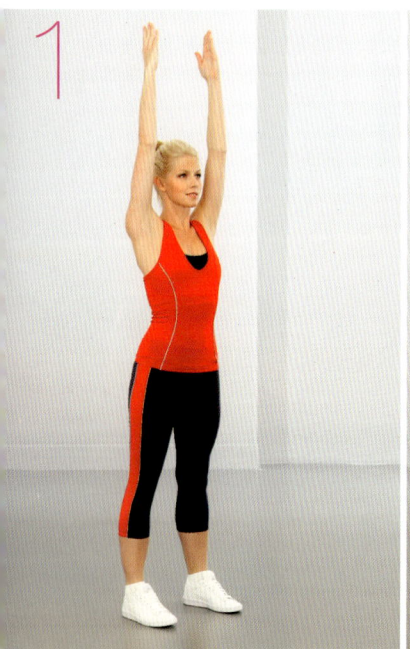

1

▲ **Warm-up** Tiefenatmung,
Seite 70

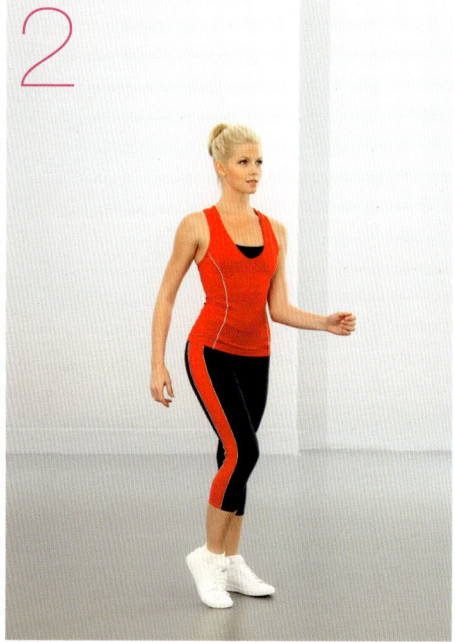

2

▲ **Warm-up** Halbe Wadenpumpe,
Seite 70

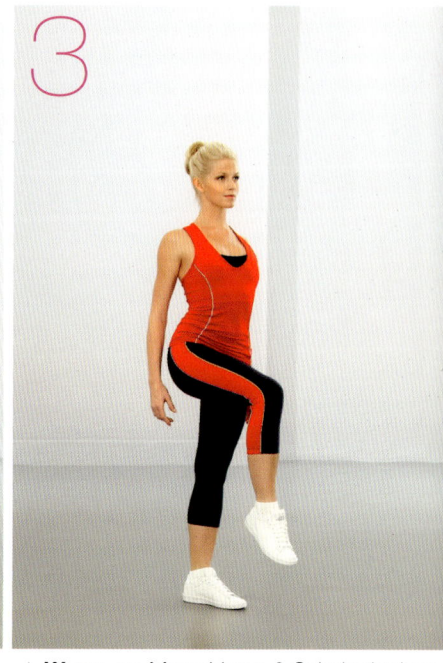

3

▲ **Warm-up** Marschieren & Schulterkreisen,
Seite 71

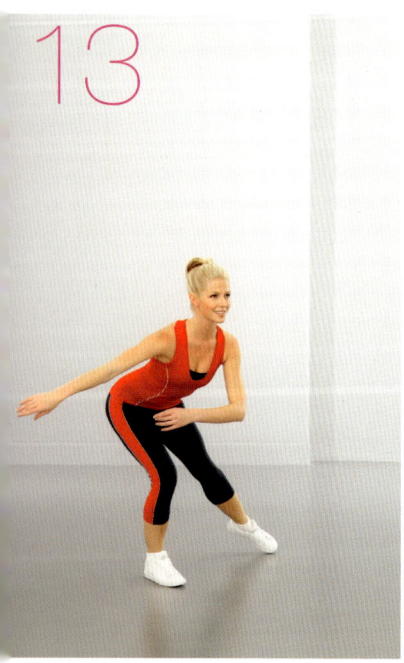

13

▲ **Workout** Skilaufen,
Seite 76

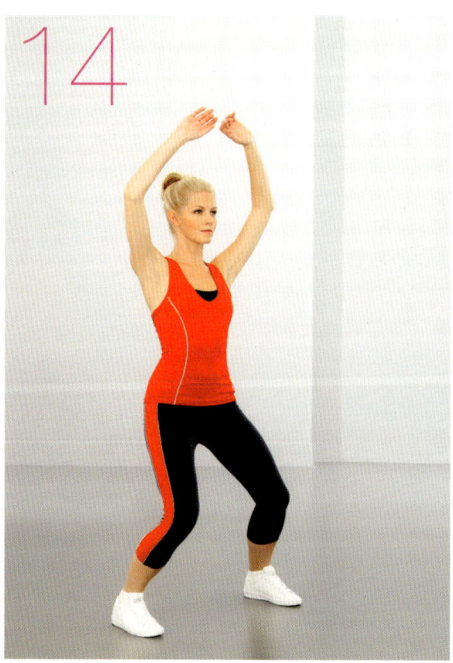

14

▲ **Workout** Halber Hampelmann,
Seite 76

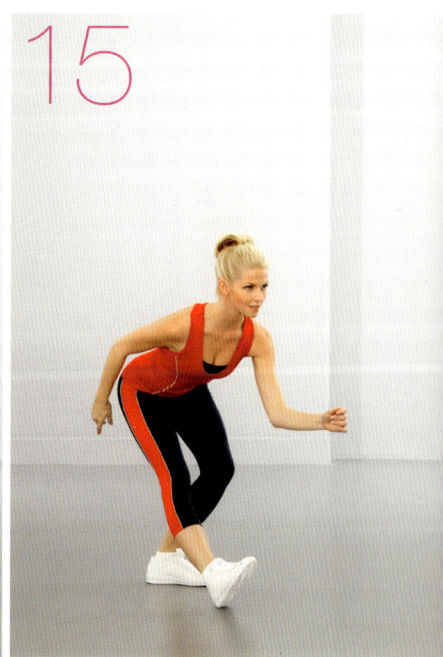

15

▲ **Workout** Sprintstart & Sprung,
Seite 77

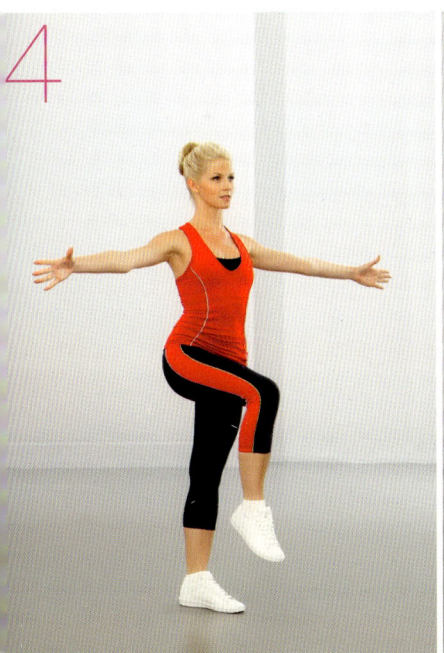

4

▲ **Warm-up** Marschieren & Arme strecken,
Seite 71

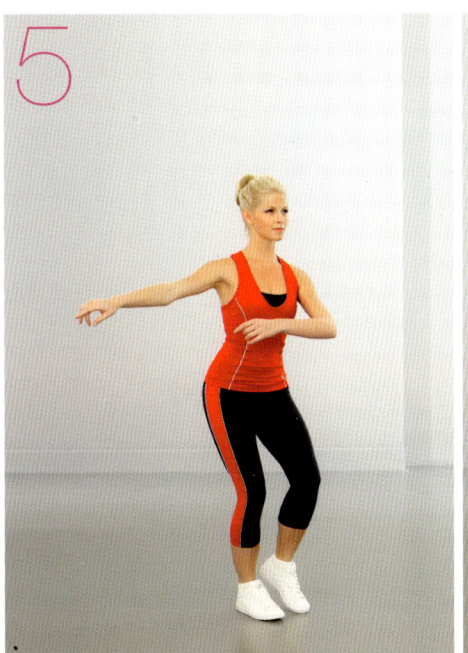

5

▲ **Warm-up** Side-Step,
Seite 72

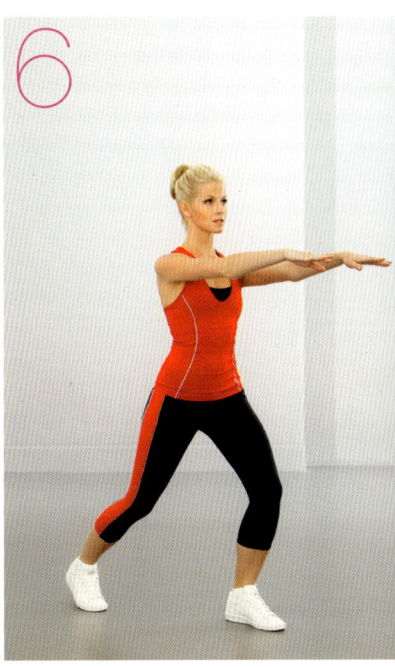

6

▲ **Warm-up** Back-Step,
Seite 72

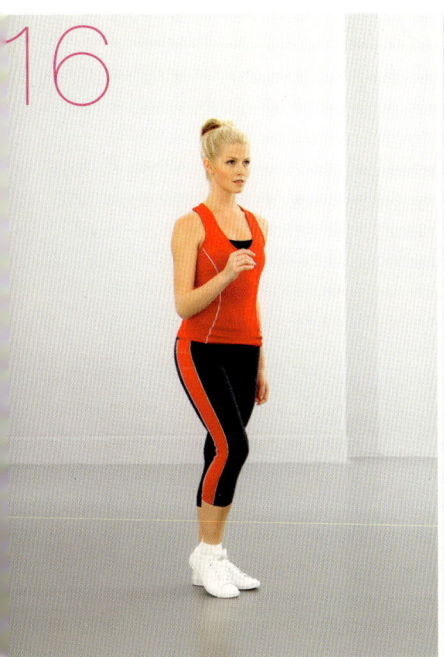

16

▲ **Workout** Schrittpumpe,
Seite 77

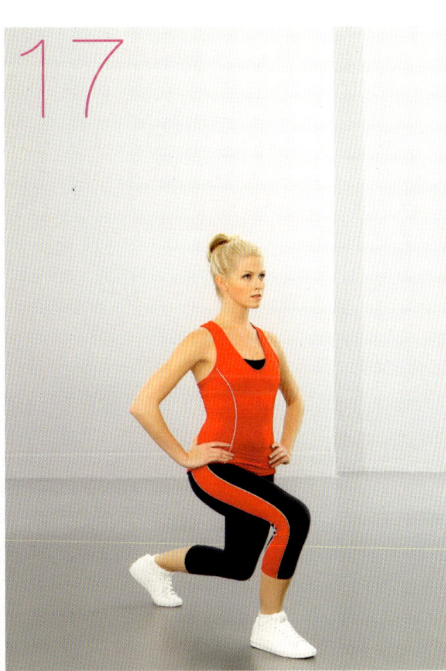

17

▲ **Workout** Ausfallschritt,
Seite 78

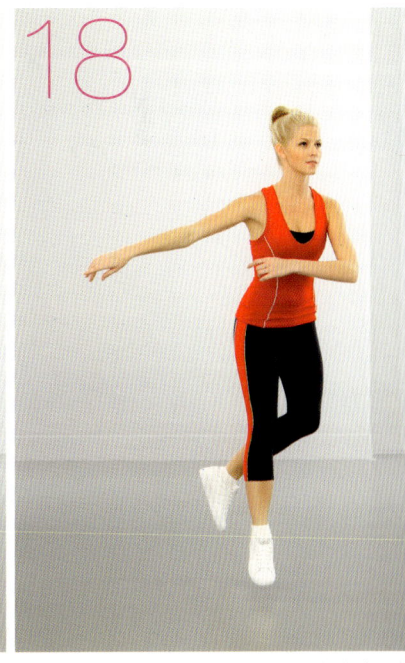

18

▲ **Workout** Skilaufen mit Hüpfschritt,
Seite 78

23 **Innenseiten-Stretch** Einen Schritt zur rechten Seite machen und das rechte Knie beugen, sodass es sich über der Fußspitze befindet. Hände auf dem gebeugten Oberschenkel abstützen, Oberkörper nach vorne neigen und das linke Bein noch stärker seitlich wegstrecken. Rücken und Nacken bleiben lang und gerade. Spüren Sie die Dehnung an der Innenseite des gestreckten Beins. Zur anderen Seite wiederholen.

24 **Aufrollen**
Aufrecht und hüftbreit stehen. Arme über den Kopf strecken, Schultern entspannen. Nacken und Wirbelsäule bilden eine Linie. Langsam die Arme senken, das Kinn zur Brust ziehen, den Rücken runden und den Oberkörper Richtung Boden sinken lassen. Die Arme führen die Bewegung an. So tief wie möglich gehen. Die Hände sollten locker sein und so nah am Boden, wie es Ihnen noch angenehm ist. Tief in den unteren Rücken atmen. Die Bauchmuskeln aktivieren und den Rücken Wirbel für Wirbel wieder aufrollen, bis Sie in den Stand zurückgekehrt sind.

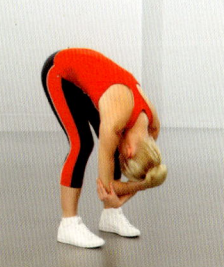

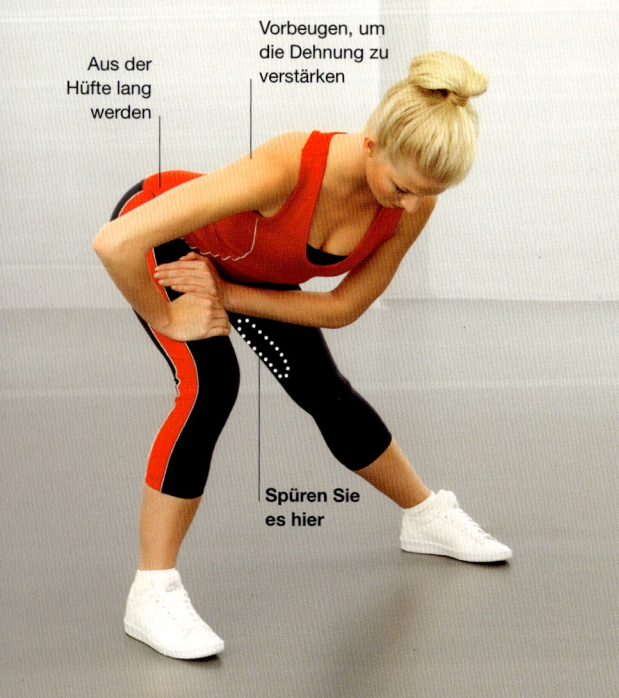

Aus der Hüfte lang werden

Vorbeugen, um die Dehnung zu verstärken

Spüren Sie es hier

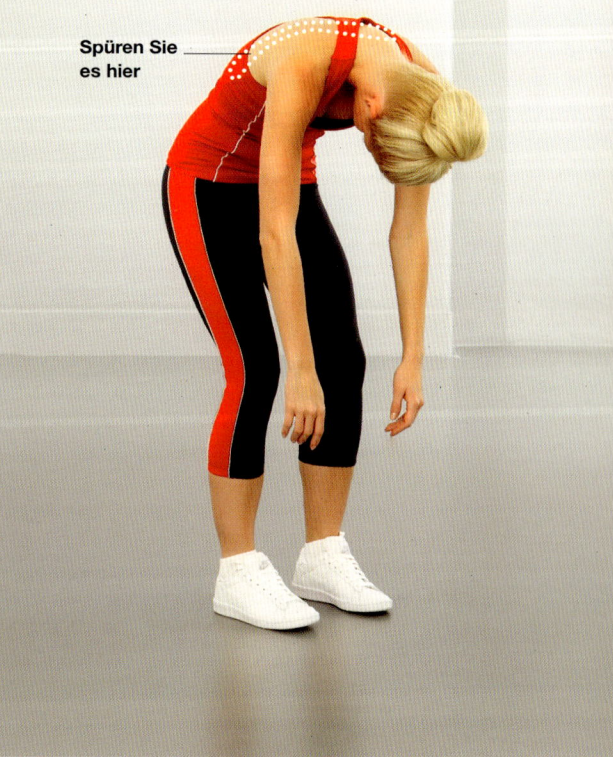

Spüren Sie es hier

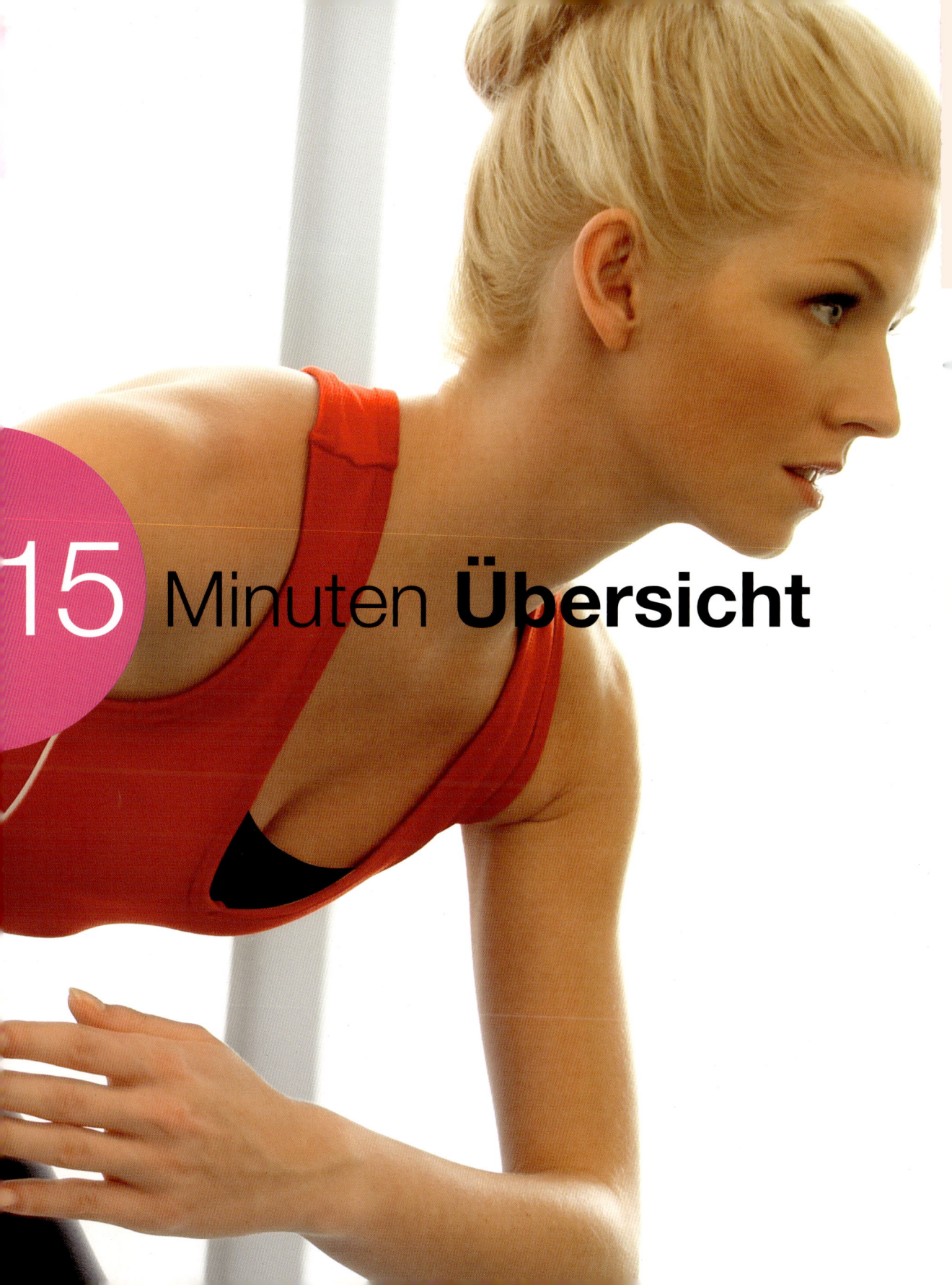

15 Minuten **Übersicht**

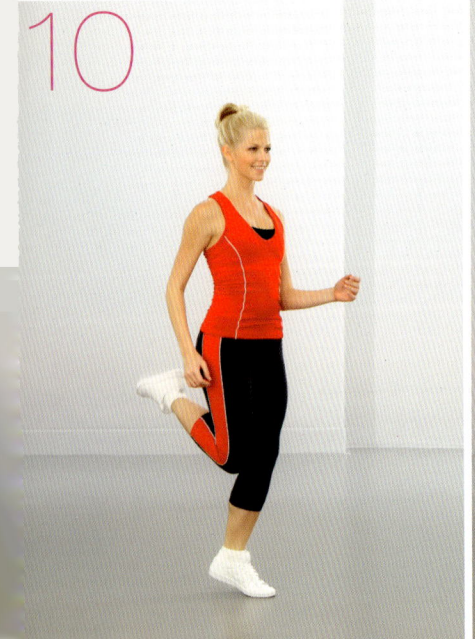

▲ **Workout** Joggen,
Seite 74

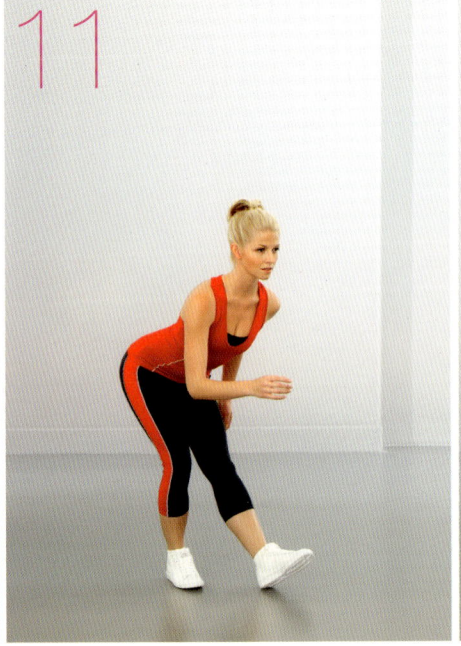

▲ **Workout** Sprintstart,
Seite 75

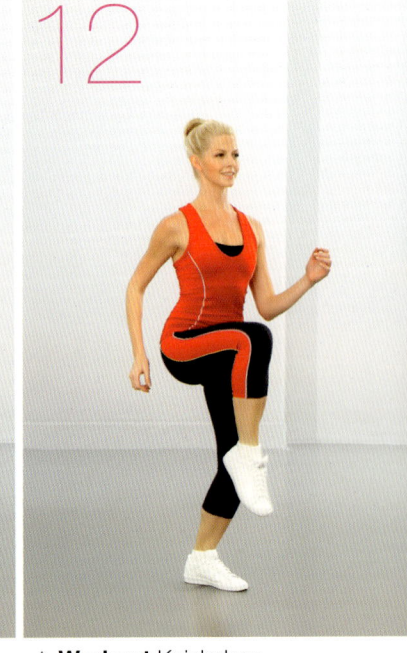

▲ **Workout** Knieheben,
Seite 75

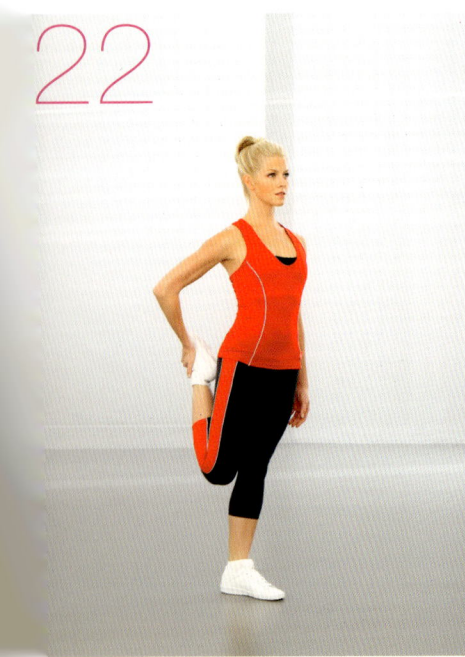

▲ **Cool-down** Quadrizeps-Stretch,
eite 80

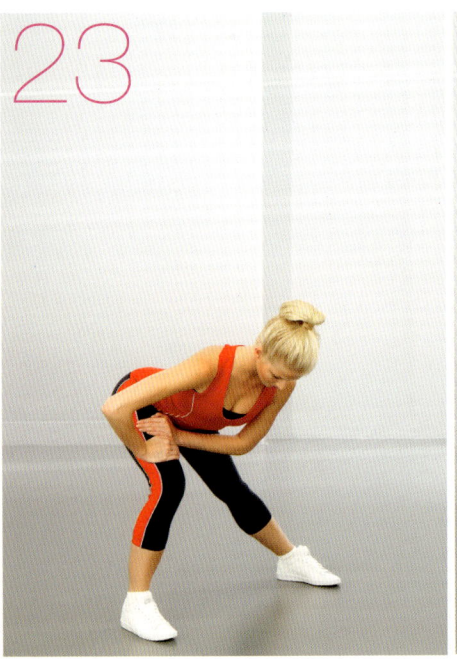

▲ **Cool-down** Innenseiten-Stretch,
Seite 81

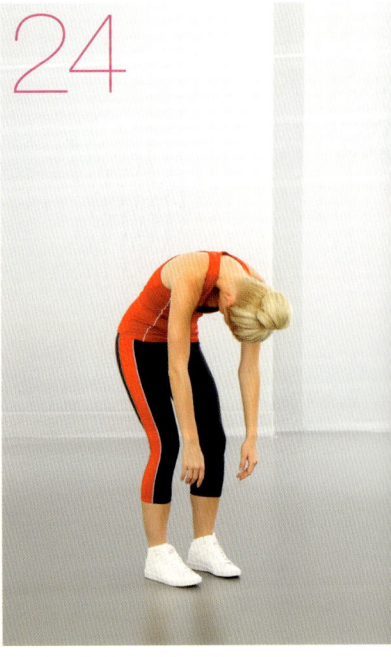

▲ **Cool-down** Aufrollen,
Seite 81

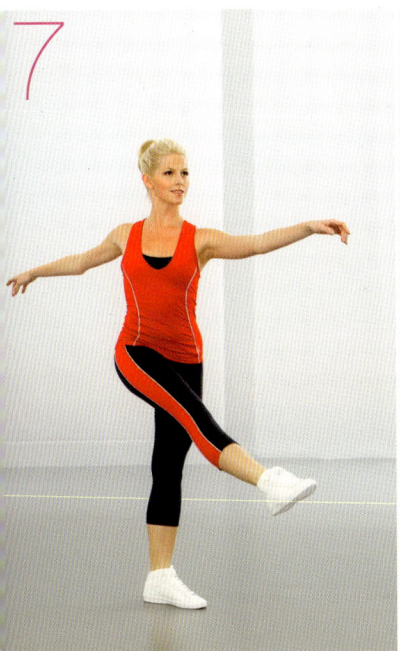

7

▲ **Warm-up** Dip-Kick mit Drehung, Seite 73

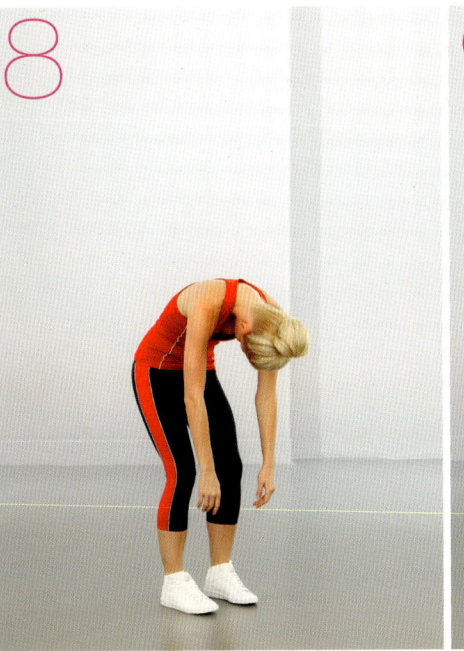

8

▲ **Warm-up** Aufrollen, Seite 73

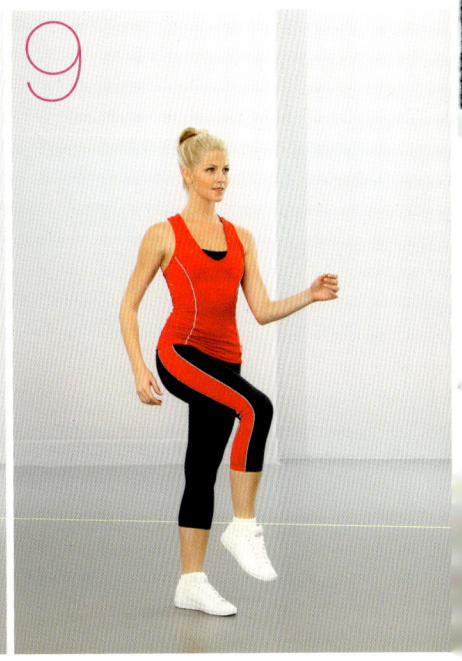

9

▲ **Workout** Marschieren, Seite 74

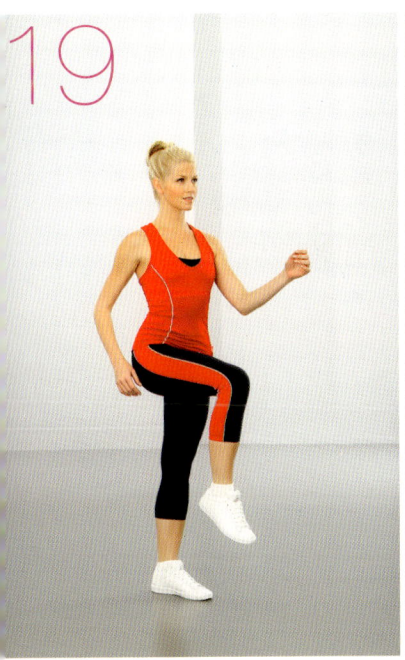

19

▲ **Cool-down** Marschieren, Seite 79

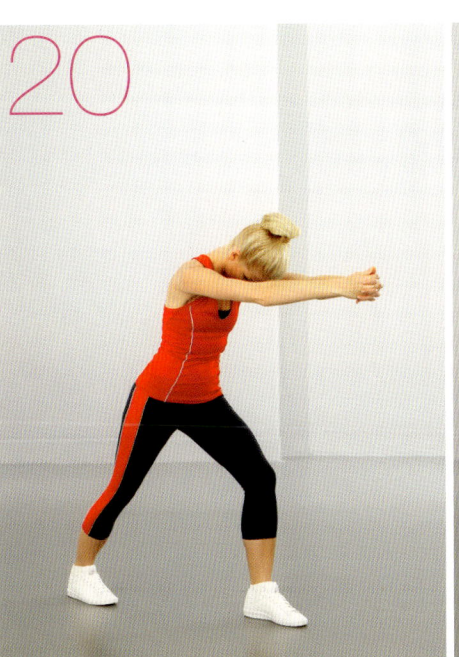

20

▲ **Cool-down** Dreifach-Stretch I, Seite 79

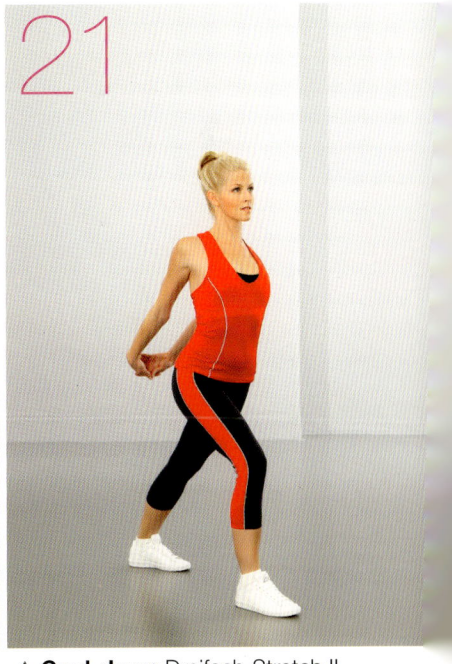

21

▲ **Cool-down** Dreifach-Stretch II, Seite 80

>> Fragen & Antworten

Laufen ist ein intensives Körpertraining, und entsprechend intensiv ist dieser Workout. Um so wichtiger ist die korrekte Technik, insbesondere bei den High-Impact-Übungen, die die Gelenke belasten. Sie brauchen nicht viel Platz zum Trainieren, doch wer ihn hat, sollte ihn auch nutzen.

>> Bringt dieser Workout mir genauso viel wie das Joggen in freier Natur?

Bei dieser Übungssequenz trainieren Sie vollkommen anders als beim Joggen draußen, hauptsächlich, weil Sie die meiste Zeit auf der Stelle laufen. Dennoch verbrennen Sie in diesen 15 Trainingsminuten vermutlich kaum weniger Kalorien als beim Joggen durch den Park oder auf dem Laufband. Zusätzlich kräftigen und formen Sie noch Ihre Muskeln.

>> Kann ich statt des halben auch einen ganzen »Hampelmann« machen?

Natürlich. Gesprungene Hampelmann-Varianten sind High-Impact-Übungen, die das Training intensiver machen. Wenn Sie den Hampelmann springen möchten, sollten Sie auf eine weiche Landung achten, bei der die Knie in einer Linie über den Fußspitzen sind. Die Armbewegung ist die gleiche wie beim »Halben Hampelmann«.

>> Ich spüre bei diesem Workout ein Brennen an der Rückseite der Unterschenkel. Warum? Und was kann ich dagegen tun?

Was Sie spüren, ist Ihr Wadenmuskel, der vermutlich deshalb schmerzt, weil er einen zu starken Aufprall auffangen muss. Achten Sie beim Joggen, Springen und anderen High-Impact-Übungen darauf, dass Sie beim Aufkommen die Knie anbeugen und Ihre Fersen weich aufsetzen, wenn sie den Boden berühren.

>> Was soll beim »Marschieren« erreicht werden?

Auf den ersten Blick wirkt diese Übung sehr einfach. Machen Sie so viel wie möglich daraus, indem Sie die Knie hüfthoch oder höher heben und die Arme mindestens bis auf Schulterhöhe schwingen. Denken Sie daran, dass der Fuß ganz auf dem Boden aufsetzen muss, bevor das andere Knie gehoben wird. Dies alles in der auf der DVD vorgegebenen Zeit zu schaffen, bedeutet eine ziemliche Anstrengung. Nur Sie allein wissen, ob Sie so kräftig marschieren, wie Sie können. Die Intensität der Übung lässt sich so leicht verändern, dass ich sie auch für die Warm-up- und Cool-down-Sequenzen nutze. Achten Sie also darauf, in welchem Teil des Workouts Sie sich gerade befinden!

>> Es will mir einfach nicht gelingen, beim »Ski-laufen mit Hüpfschritt« rechtzeitig zu hüpfen. Was kann ich tun?

Der Sprung ist Bestandteil des Schritts nach vorne. Sie müssen sich also vom Boden abdrücken, während Sie den Schritt machen, statt erst einen Schritt zu machen, zu landen und dann noch zu versuchen zu hüpfen. Je tiefer Sie in die Knie gehen, wenn Sie den Schritt nach vorne machen, desto besser können Sie sich abdrücken und desto größere und höhere Hüpfer werden Sie schaffen.

>> Ich finde den »Ausfallschritt« sehr unangenehm und schaffe nicht alle Wiederholungen, weil mir die Beine wehtun. Ist das schlimm?

Auf die korrekte Ausführung zu achten, ist bei dieser Übung besonders wichtig. Das ist einer der Gründe, weshalb sie langsamer durchgeführt wird als die anderen. Der Rücken sollte gerade und das Körpergewicht gleichmäßig auf beide Beine verteilt sein. Versuchen Sie, die Kraft nicht nur aus den Oberschenkeln, sondern auch aus den Gesäßmuskeln zu holen. Wenn dies alles nicht hilft, machen Sie einfach weniger Wiederholungen, bis Sie sich an die Übung gewöhnt haben.

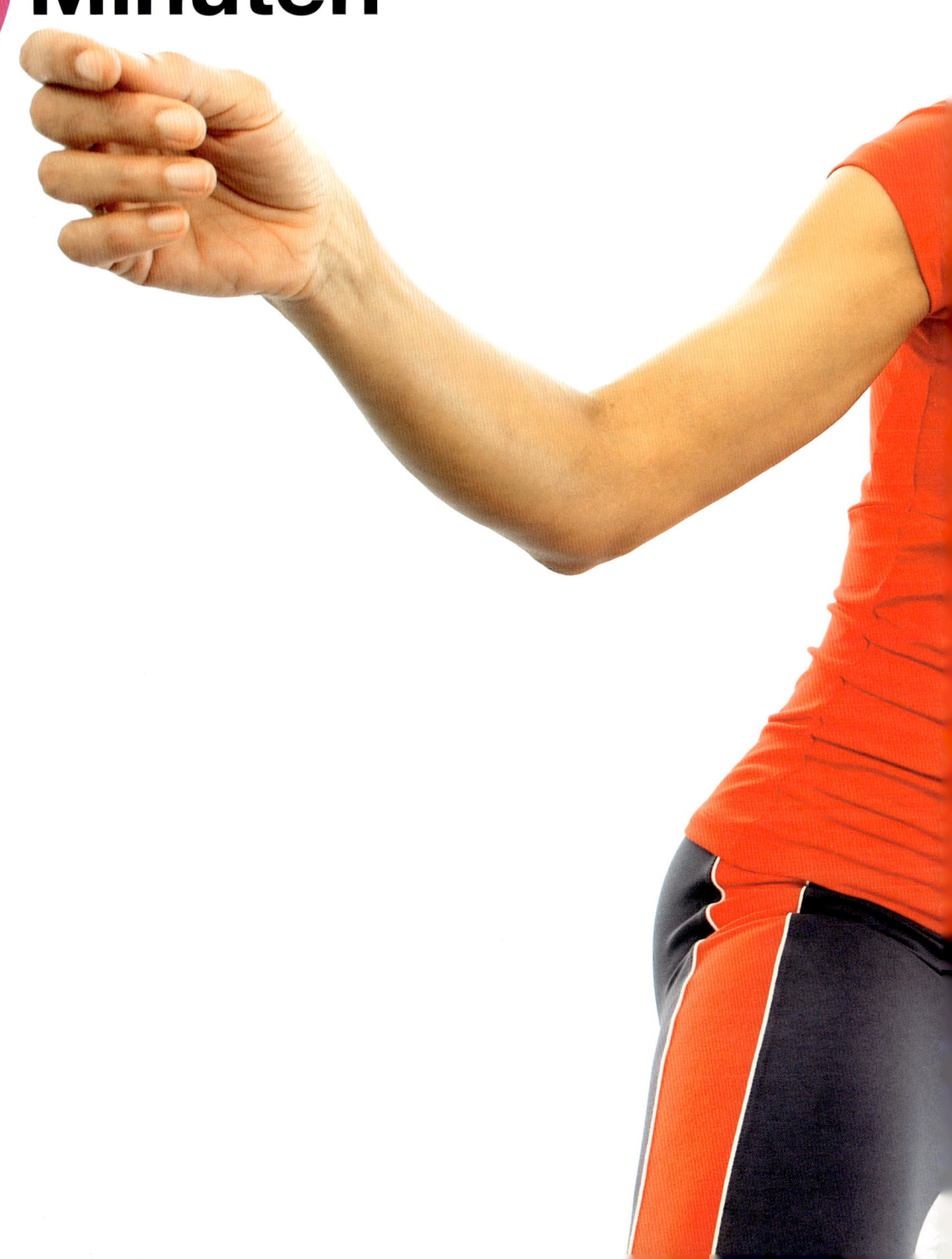

15 Minuten

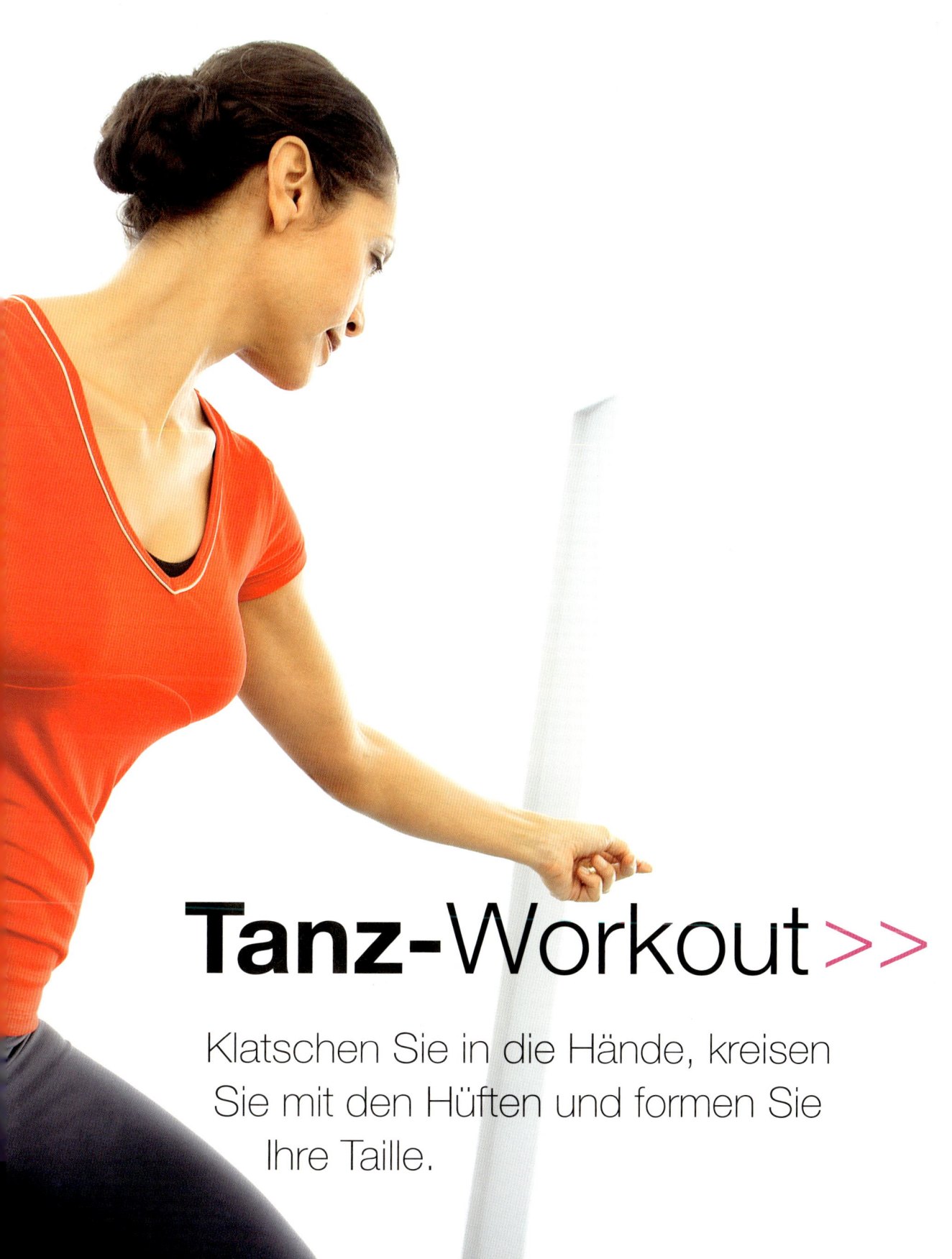

Tanz-Workout >>

Klatschen Sie in die Hände, kreisen
Sie mit den Hüften und formen Sie
Ihre Taille.

>> **Tanz**-Workout

Ich habe einmal einen Mann kennengelernt, der seinen eigenen Workout entwickelt hatte. Jeden Tag ging er in den Park, setzte sich seinen Kopfhörer auf und bewegte sich eine Stunde lang zu seiner Lieblingsmusik. So soll Tanzen sein! Vor allem soll es Spaß machen.

Es gibt unzählige Tanzstile und -trainings, und alle entwickeln sich ständig weiter. Deshalb versuche ich hier erst gar nicht, sie aufzuzählen oder ihre jeweiligen Vorteile miteinander zu vergleichen. Der Hinweis mag genügen, dass ich mich für diesen Workout bei zweien meiner Lieblingstanzstile – Disco und Reggae – bedient habe, die nicht nur viel Spaß machen, sondern auch ein gutes aerobes Training bieten, viele Kalorien verbrennen und zu einer schlanken Taille verhelfen.

Der beste Tipp für ein intensives und effizientes Training ist, alle Scheu zu vergessen und sich dem Tanz ganz und gar mit vollem körperlichem Einsatz hinzugeben. Sie werden überrascht sein, wie lustvoll und lohnend das ist.

Ebenso wirkungsvoll ist es, streng auf Haltung und Form zu achten, denn eines verbindet alle professionellen Tänzer, gleich welcher Stilrichtung: eine vollendete Körperbeherrschung. Perfekt ausgeführte Bewegungen sehen nicht nur besser aus, sie fordern auch die tief liegenden Rücken- und Bauchmuskeln (Core) viel wirkungsvoller.

Tatsächlich verdanken professionelle Tänzer ihre wundervolle Haltung jahrelangem Core-Training: der Kräftigung des unteren und oberen Rückens, der Bauchmuskeln sowie der gesamten tiefliegenden Muskulatur, die wir nicht sehen können. Versuchen Sie, es ihnen nachzutun, dann werden Sie von ganz allein jede Menge Kalorien verbrennen. Bemühen Sie sich auch im Alltag um gute Haltung, und Sie werden schon bald einen Unterschied feststellen.

> ## >> **Tipps für** den Workout
>
> - **Wie bei jedem Sport** erreichen Sie auch beim Tanzen so viel, wie Sie investieren. Auch wenn dieser Workout ziemlich locker wirkt, sollten Sie konzentriert bleiben und sich in der Taille intensiv drehen und beugen.
>
> - **Mit anderen zu tanzen** macht besonders viel Spaß, also überreden Sie Ihren Partner oder Ihre Kinder mitzumachen.
>
> - **Vergessen Sie**, dass Sie »Übungen« machen. Tanzen ist eine so zwanglose Art und Weise, sich in Form zu bringen, dass es viel mehr ein Vergnügen ist als eine Pflicht!

Dieser Workout bietet Ihnen reichlich Gelegenheit, Ihren persönlichen Vorlieben zu folgen. Sobald Sie die Grundschritte beherrschen, bauen Sie einfach hier einen kleinen Sprung, dort ein Händeklatschen ein – es ist *Ihr* Workout. Bleiben Sie in Bewegung, toben Sie sich aus. Vielleicht machen ja Ihr Partner oder Ihre Kinder mit. Kleine Kinder haben oft sehr eigenwillige Schrittvarianten – allein das Zuschauen kann ein köstliches Erlebnis sein.

Der Tanz-Workout trainiert die tief liegende Rumpfmuskulatur (Core): Er kräftigt den oberen und unteren Rücken und wirkt wahre Wunder für die Bauchmuskeln.

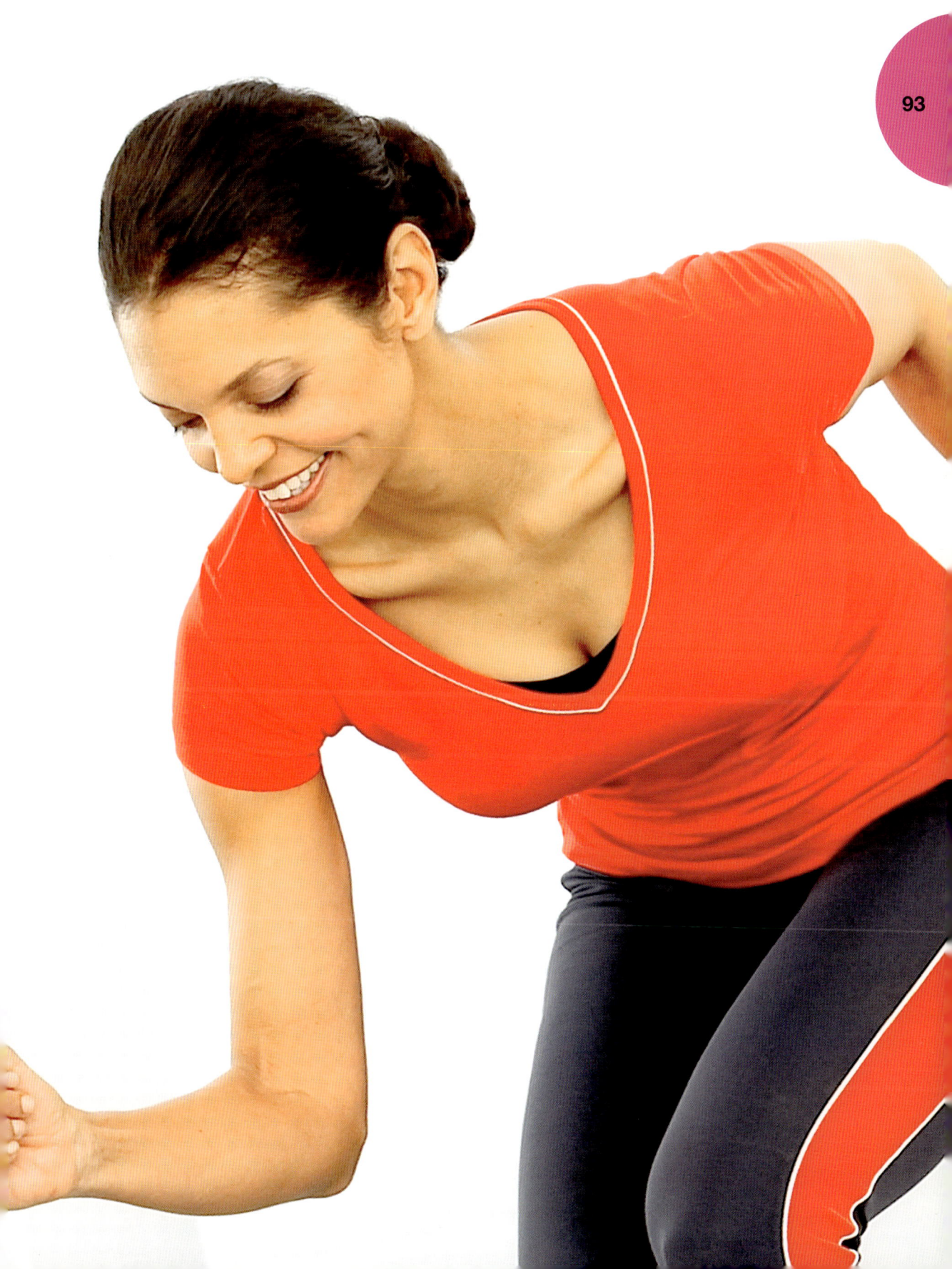

>> **Warm-up** Tiefenatmung/ Halbe Wadenpumpe

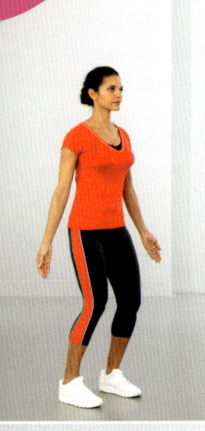

1 **Tiefenatmung** Aufrecht stehen, Füße hüftbreit auseinander, Knie locker, Arme hängen seitlich. Nacken und Schultern entspannen, Bauchmuskeln anspannen. Jetzt die Knie leicht beugen, dabei tief einatmen und die Arme über den Kopf strecken. Ausatmen und die Arme in einer fließenden Kreisbewegung senken. Den Rücken gerade halten (4 Wdh.).

2 **Halbe Wadenpumpe** Verlagern Sie das Gewicht von einem Bein auf das andere, indem Sie abwechselnd die Fersen heben. Dabei die Arme gegengleich anwinkeln und die Hände zu lockeren Fäusten ballen. Drücken Sie die Fersen gegen den Boden, und lassen Sie Ihre Wadenmuskeln arbeiten. Insgesamt 16 Wiederholungen (1 Wdh. = beide Seiten).

Beim Heben der Arme den Rücken aus der Hüfte lang machen

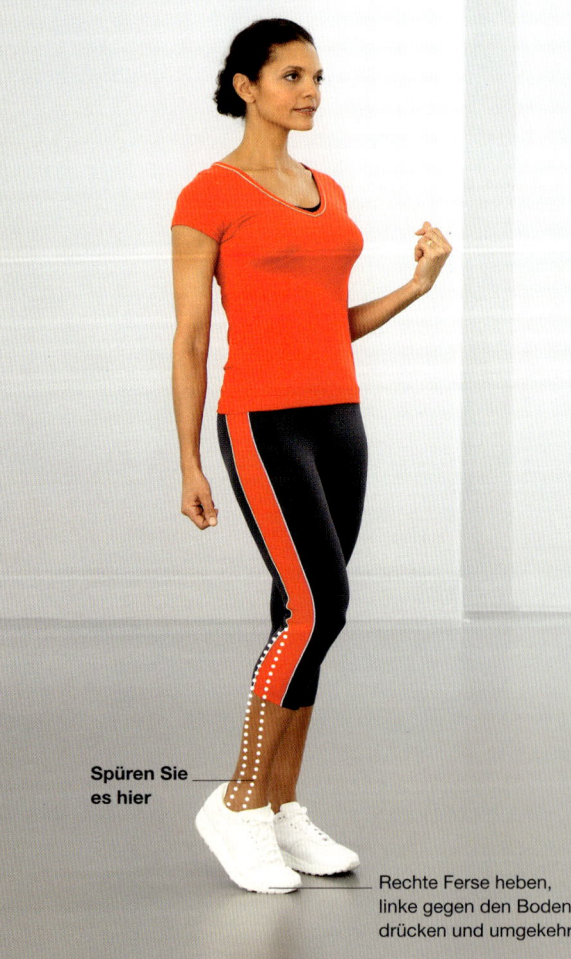

Spüren Sie es hier

Rechte Ferse heben, linke gegen den Boden drücken und umgekehrt

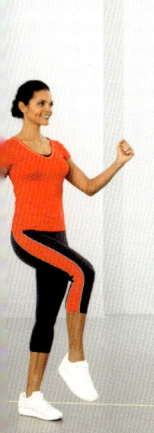

3 **Marschieren & Schulterkreisen** Knie im Wechsel bis auf Taillenhöhe heben und auf der Stelle marschieren, dabei die Arme gegengleich anwinkeln (8 Wdh.). Dann die Arme senken, die Schultern zu den Ohren hochziehen, nach hinten unten und nach vorne oben kreisen (4 Wdh.).

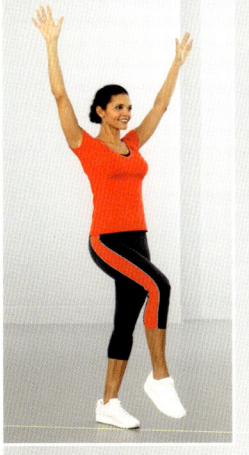

4 **Marschieren & Arme strecken** Weiter auf der Stelle marschieren, dabei die Arme über die Seiten nach oben führen und strecken. Hände mit schnellen Bewegungen öffnen und schließen, um die Finger und die Handgelenke aufzuwärmen. Arme seitlich senken, dabei weiter die Hände öffnen und schließen (4 Wdh.).

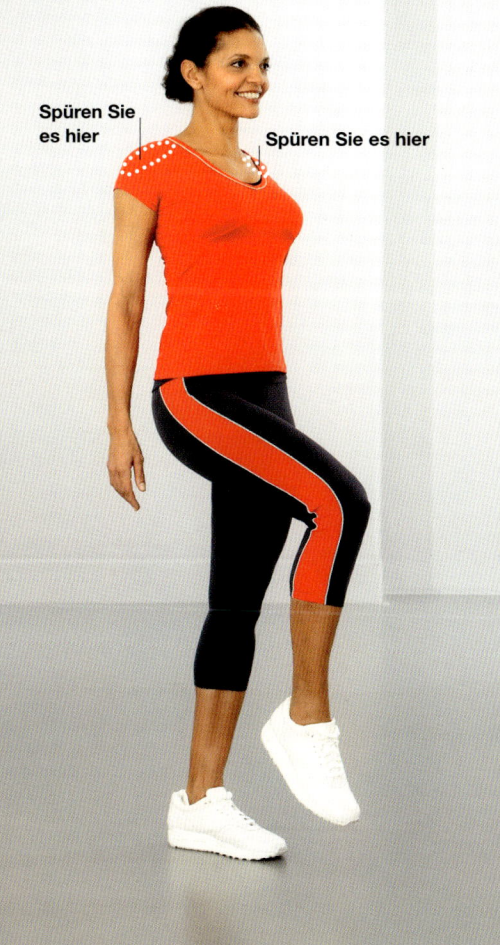

Spüren Sie es hier

Spüren Sie es hier

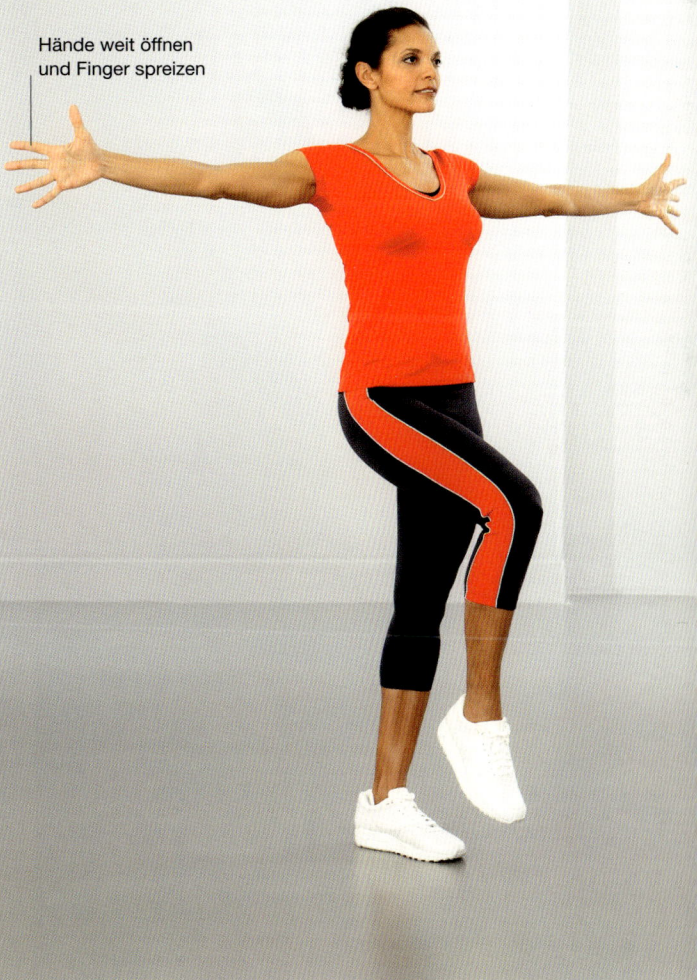

Hände weit öffnen und Finger spreizen

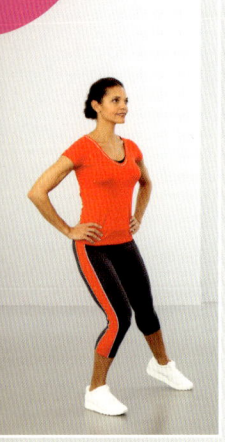

5 **Side-Step** Hände auf die Hüften stützen. Mit einem Fuß einen Schritt zur Seite machen, dann den anderen Fuß nachsetzen. Zur anderen Seite durchführen. Nach vier Wiederholungen in beide Richtungen Arme in Schrittrichtung schwingen. Die Arme entspannt lassen und nicht über Schulterhöhe bringen (8 Wdh.).

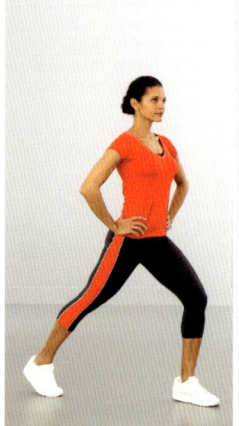

6 **Back-Step** Hände auf die Hüften stützen. Die Füße abwechselnd nach hinten und wieder in die Mitte zurück setzen, ohne das Gewicht zu verlagern. Der Schwerpunkt bleibt in der Mitte. Nach vier Wiederholungen beide Arme knapp unter Schulterhöhe parallel zu den Steps vorstoßen und zurückziehen (8 Wdh.).

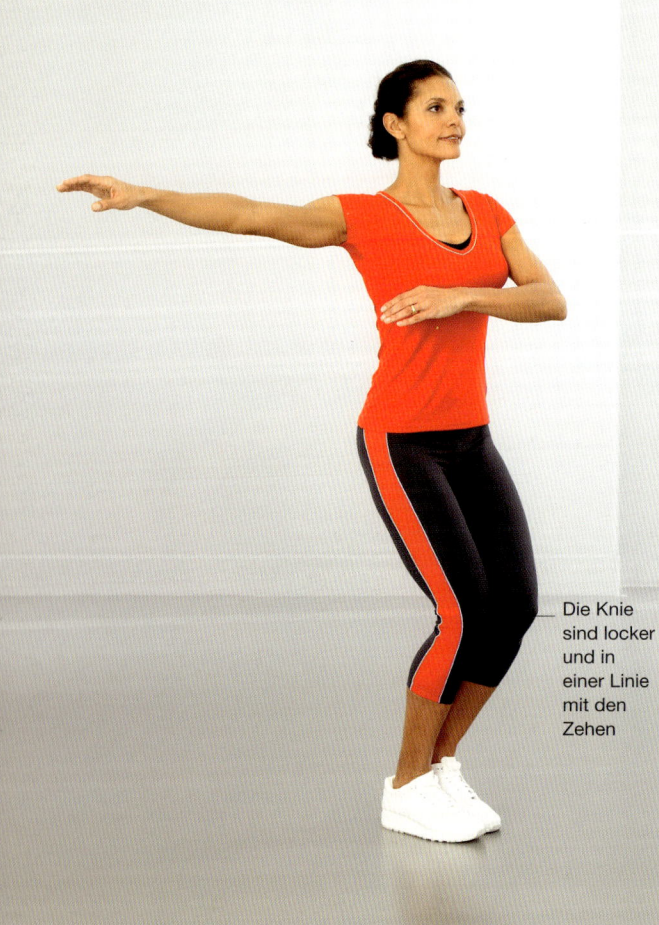

Die Knie sind locker und in einer Linie mit den Zehen

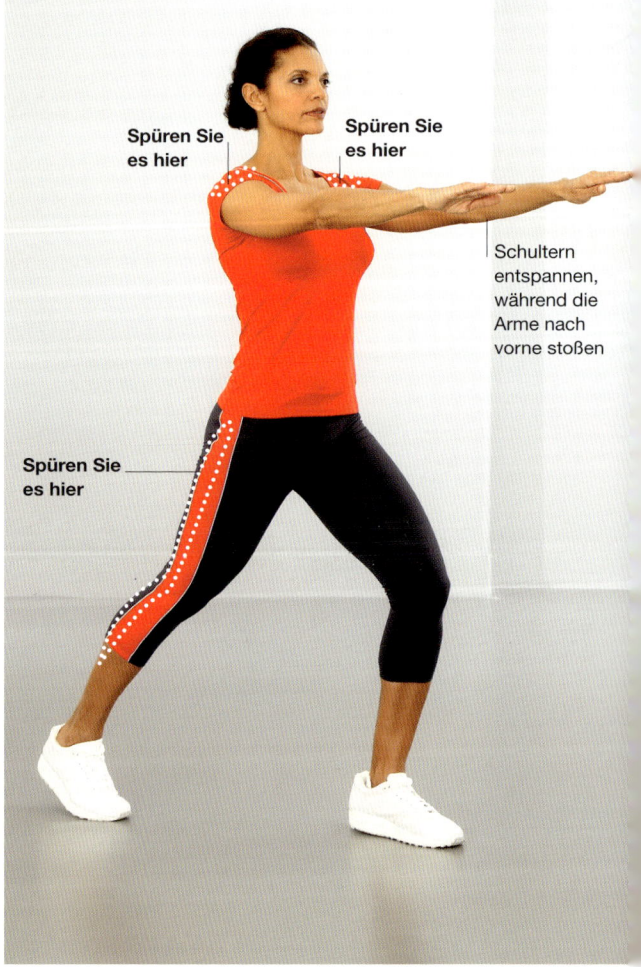

Spüren Sie es hier

Spüren Sie es hier

Schultern entspannen, während die Arme nach vorne stoßen

Spüren Sie es hier

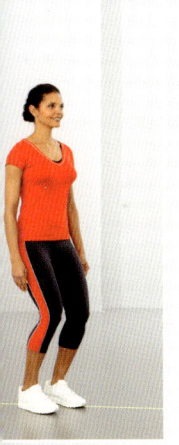

7 Dip-Kick mit Drehung

Die Arme hängen seitlich, die Knie werden leicht gebeugt. Aufrichten und die Füße im Wechsel nach vorne kicken. Achtmal zu beiden Seiten. Anschließend zusätzlich zum Kicken des Beins den gegengleichen Arm nach vorne schwingen. Der Oberkörper dreht sich mit, die Hüfte bleibt gerade. Die Arme sind auf Schulterhöhe. (8 Wdh. zu beiden Seiten).

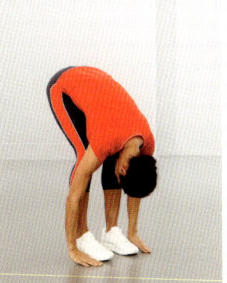

8 Aufrollen

Aufrecht und hüftbreit stehen. Arme über den Kopf strecken, Schultern entspannen. Nacken und Wirbelsäule bilden eine Linie. Langsam die Arme senken, das Kinn zur Brust ziehen, den Rücken runden und den Oberkörper Richtung Boden sinken lassen. Die Arme führen die Bewegung an. So tief wie möglich gehen. Die Hände sollten locker sein und so nah am Boden, wie es Ihnen noch angenehm ist. Tief in den unteren Rücken atmen. Die Bauchmuskeln aktivieren und den Rücken Wirbel für Wirbel wieder aufrollen, bis Sie in den Stand zurückgekehrt sind.

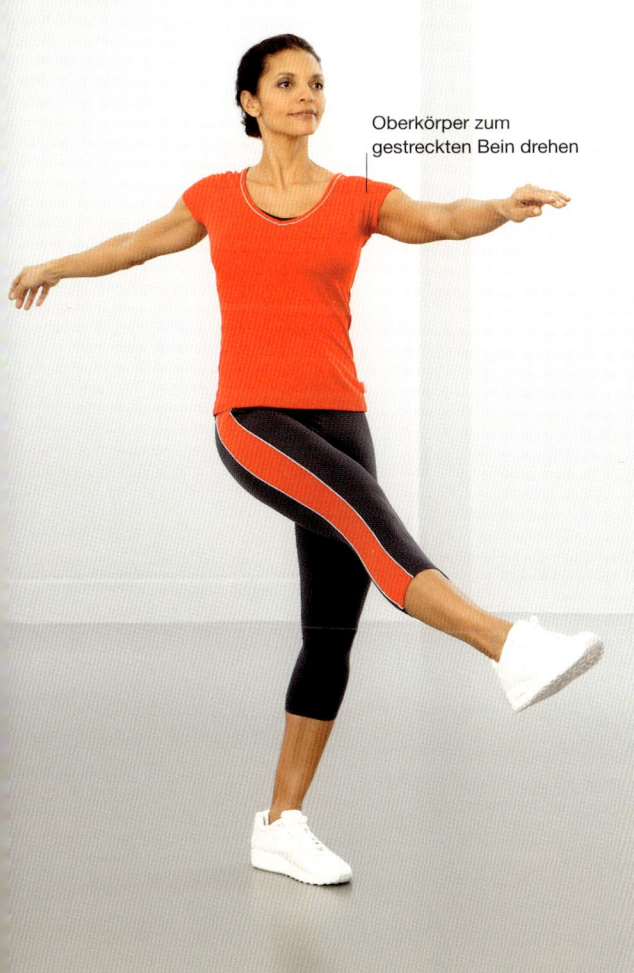

Oberkörper zum gestreckten Bein drehen

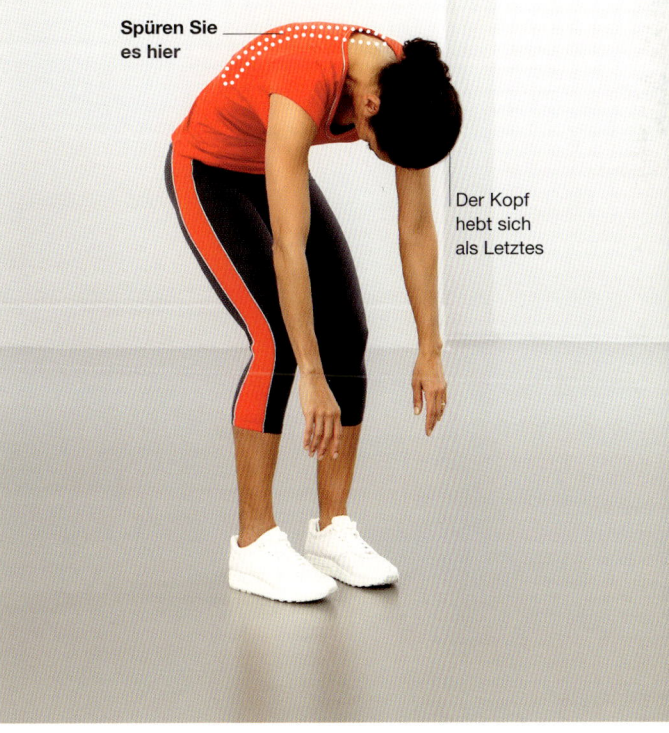

Spüren Sie es hier

Der Kopf hebt sich als Letztes

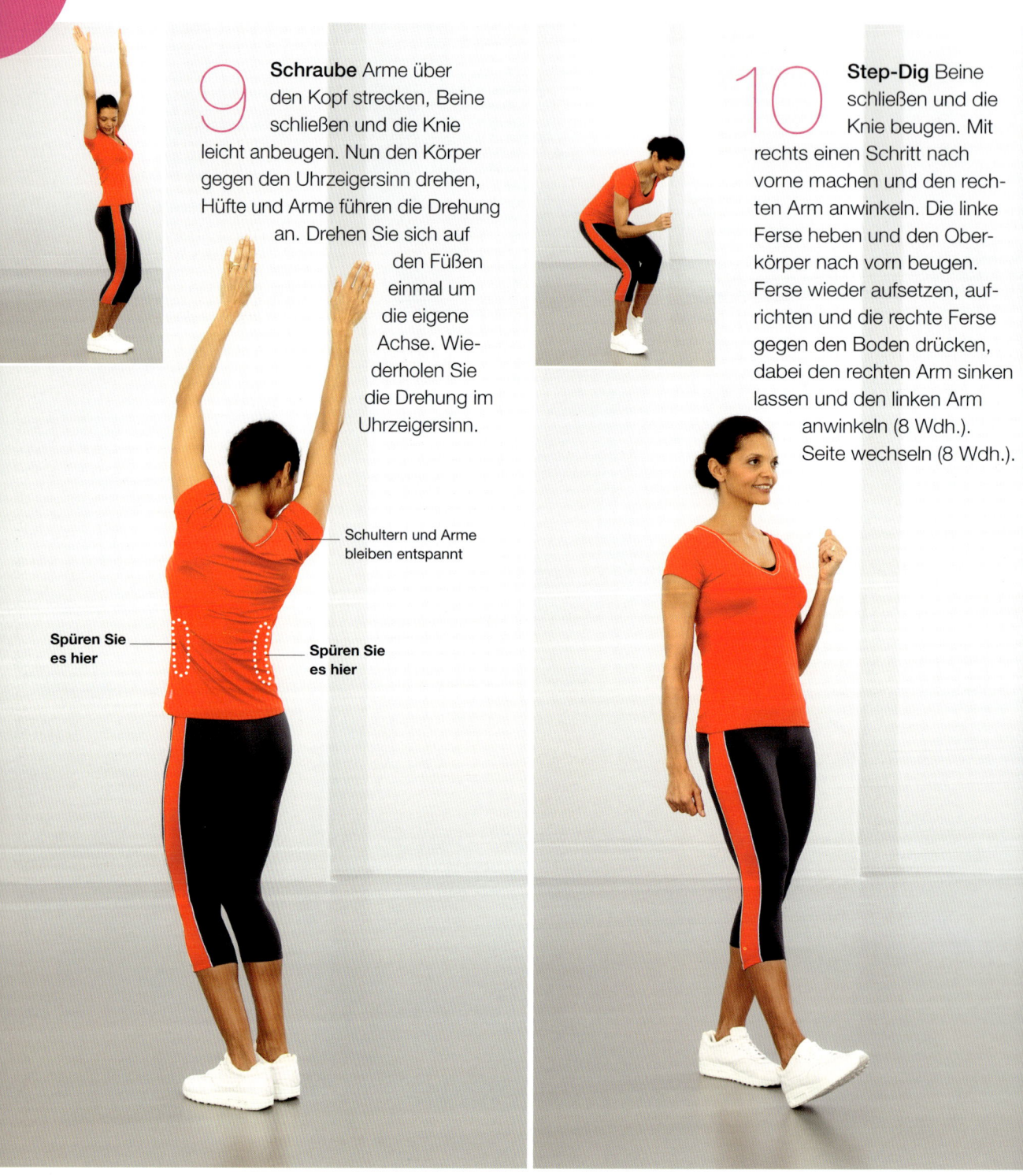

9 **Schraube** Arme über den Kopf strecken, Beine schließen und die Knie leicht anbeugen. Nun den Körper gegen den Uhrzeigersinn drehen, Hüfte und Arme führen die Drehung an. Drehen Sie sich auf den Füßen einmal um die eigene Achse. Wiederholen Sie die Drehung im Uhrzeigersinn.

10 **Step-Dig** Beine schließen und die Knie beugen. Mit rechts einen Schritt nach vorne machen und den rechten Arm anwinkeln. Die linke Ferse heben und den Oberkörper nach vorn beugen. Ferse wieder aufsetzen, aufrichten und die rechte Ferse gegen den Boden drücken, dabei den rechten Arm sinken lassen und den linken Arm anwinkeln (8 Wdh.). Seite wechseln (8 Wdh.).

Schultern und Arme bleiben entspannt

Spüren Sie es hier

Spüren Sie es hier

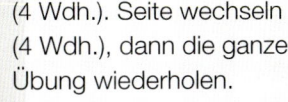

11 **Twist** Beine schließen, Knie beugen. Rechten Arm in Schulterhöhe zur Seite strecken, linken vor der Brust anwinkeln. Auf die Ballen kommen und das Becken nach rechts drehen, während die Arme nach links schwingen. Fersen wieder absetzen und die Arme zur anderen Seite schwingen (4 Wdh.). Seite wechseln (4 Wdh.), dann die ganze Übung wiederholen.

12 **Step & Roll** Beine schließen. Mit rechts einen Schritt nach vorne machen und mit der Fußspitze auftippen, dabei die Hüfte nach außen kreisen lassen. Die Arme sind angewinkelt, der rechte Arm etwas hinter, der linke vor dem Körper. Jetzt mit links einen Schritt nach vorne machen, die Hüfte kreisen lassen und den rechten Arm nach vorne, den linken nach hinten nehmen. Das Ganze mit zwei Rückwärtsschritten wiederholen. Die Sequenz achtmal wiederholen, dann Übung 9 wiederholen.

Spüren Sie es hier

Spüren Sie es hier

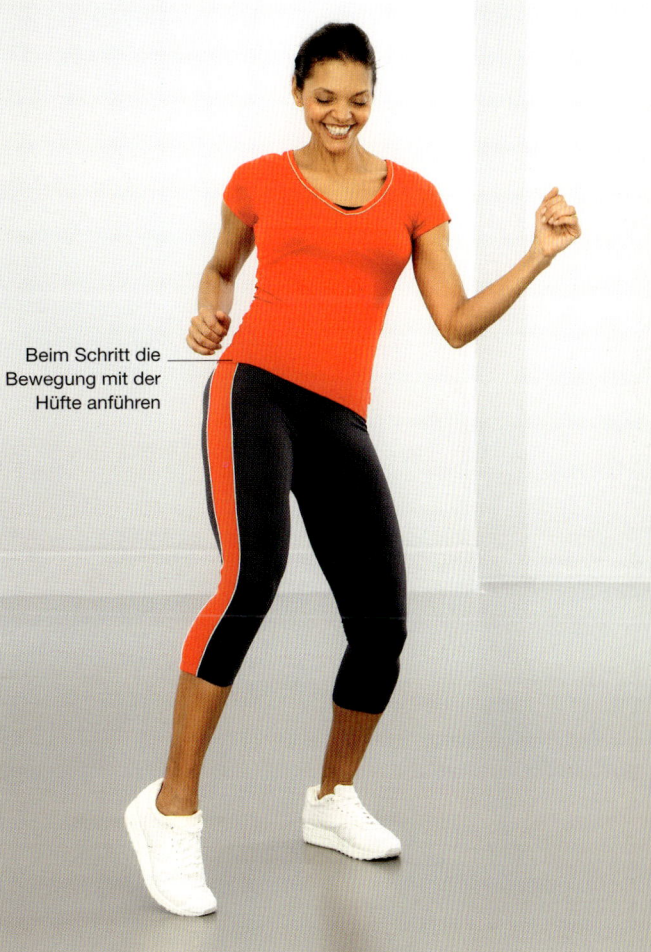

Beim Schritt die Bewegung mit der Hüfte anführen

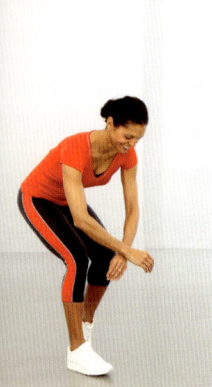

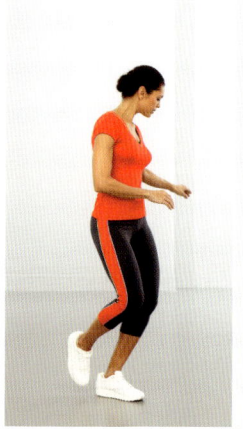

13 **Step-Dig mit Klatschen**
Mit rechts einen Schritt nach vorne machen. In die Knie gehen und den Oberkörper vorbeugen. Die linke Fußspitze aufstellen. Arme vor den Knien kreuzen, das Gewicht auf das hintere Bein verlagern, aufrichten und die rechte Ferse in den Boden stemmen, dabei die Arme über den Kopf strecken und klatschen. Achtmal wiederholen und die Seite wechseln.

14 **The Rock** Einen Schritt nach vorne machen, dabei die Ferse des hinteren Beins anheben und das Knie anbeugen. Arme anwinkeln und auf Hüfthöhe in Schrittrichtung schwingen. Den Fuß wieder zur Mitte setzen und die Arme in die Gegenrichtung schwingen, dabei auf drei zählen. Seite wechseln (6 Wdh.).

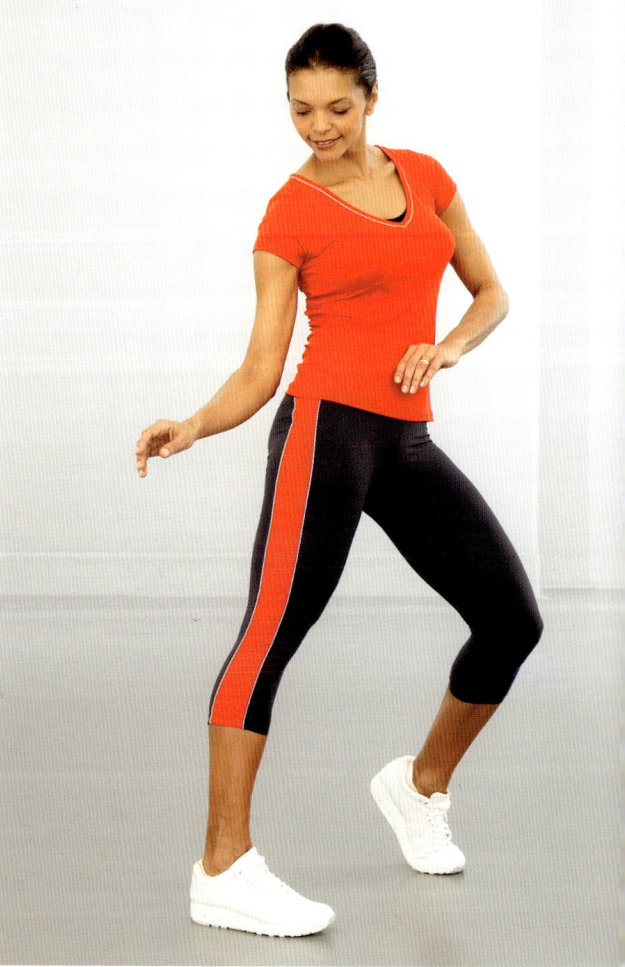

15 **Step-Hop** Auf das linke Bein springen und das rechte Knie heben. Den linken Arm in Schulterhöhe nach vorn, den rechten Arm nach hinten schwingen. Dann auf das rechte Bein springen und die Arme in die andere Richtung schwingen. Der Oberkörper folgt der Bewegung der Arme (8 Wdh.). Anschließend Übung 9 wiederholen.

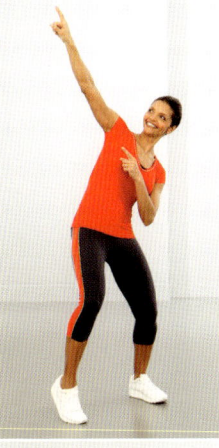

16 **Side-Step Point** Mit links einen Schritt zur Seite machen, die rechte Ferse heben und mit beiden Armen (der rechte gestreckt, der linke vor dem Körper angewinkelt) nach rechts oben zeigen. Arme senken und auf den Boden zeigen, dabei die Füße schließen. Wiederholen, dann zweimal zur anderen Seite (insgesamt 8 Wdh.).

Schulter senken, während Sie sich leicht zur Seite neigen

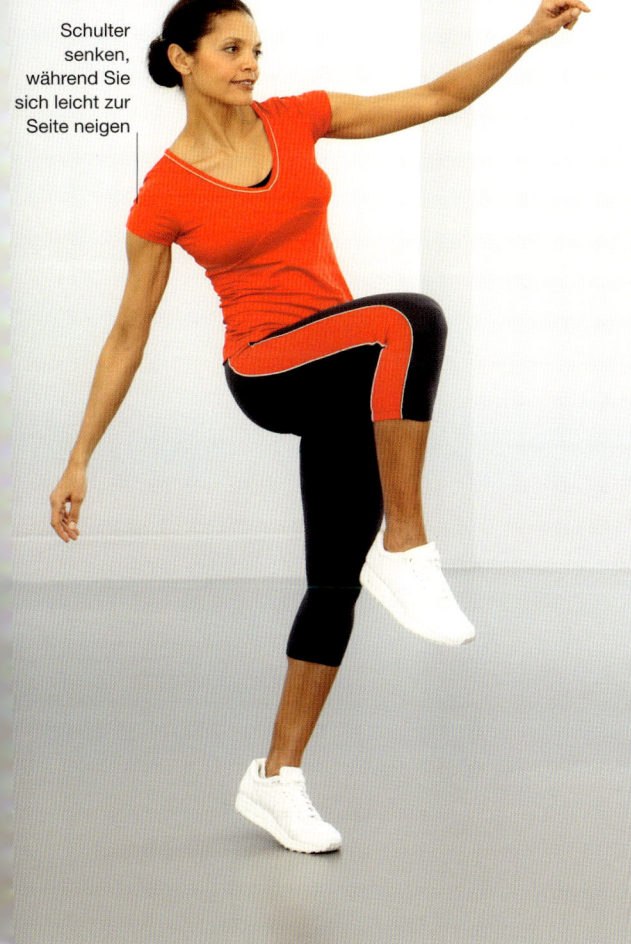

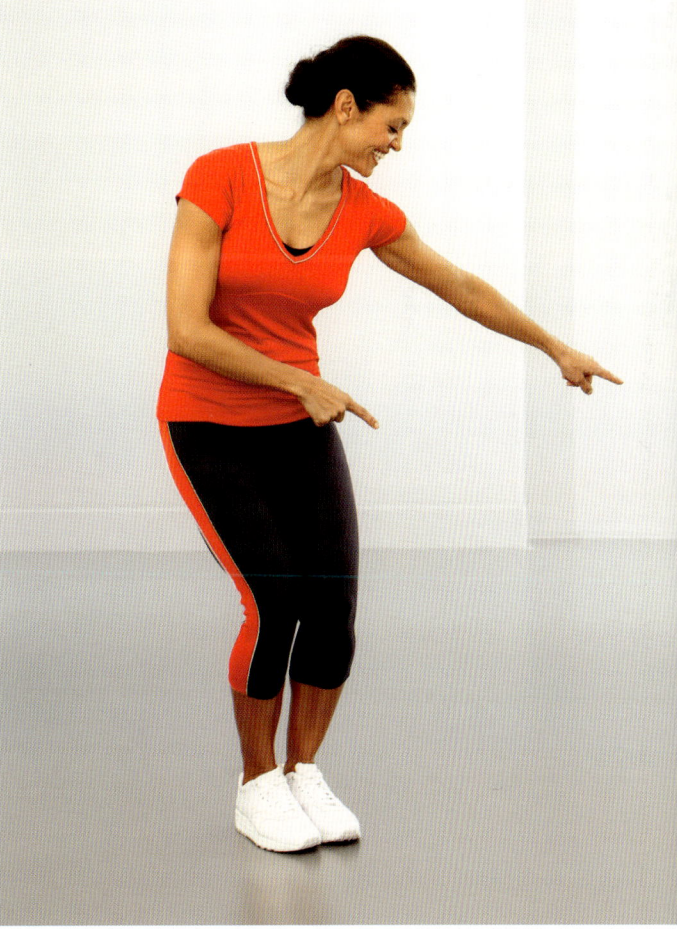

>> **Workout** Heel-Dig/Side-Dig Swing

17 **Heel-Dig** Beine schließen. Rechte Ferse nach vorne setzen und die Fußspitze zum Körper ziehen, dabei den linken Arm bis auf Schulterhöhe anwinkeln. Fäuste ballen. Seite wechseln (16 Wdh.).

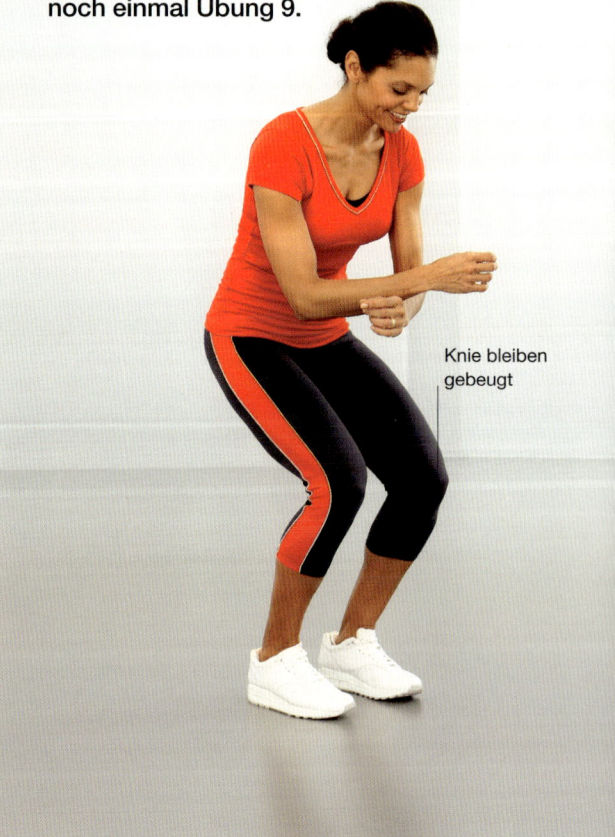

18 **Side-Dig Swing** Beine schließen. Einen Schritt zur Seite machen und die Arme auf Brusthöhe öffnen. Den Fuß wieder zur Mitte setzen, dabei die Arme auf Taillenhöhe vor dem Körper kreuzen. Zur anderen Seite wiederholen (insgesamt 8 Wdh.).

Übung 9 wiederholen, dann Übungen 10–12, wieder Übung 9; Übungen 13–15, Übung 9; Übungen 16–18, Übung 9; Übungen 10–12 und zum Schluss noch einmal Übung 9.

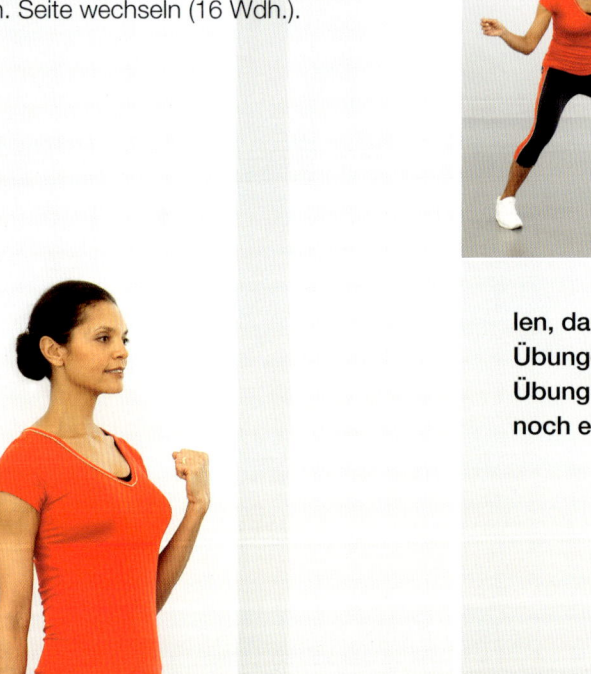

Knie bleiben gebeugt

19 **Marschieren** Im Stehen das rechte Knie bis auf Hüfthöhe heben, zugleich den linken Arm anwinkeln und heben. Seite wechseln und weiter auf der Stelle marschieren (24 Wdh.).

20 **Dreifach-Stretch I** Mit rechts einen Schritt nach hinten machen, rechte Ferse gegen den Boden drücken und das linke Bein beugen. Die Fußspitzen zeigen nach vorne. Hände falten und die Arme gestreckt bis auf Schulterhöhe heben, zugleich den Kopf senken. Sie sollten eine deutliche Dehnung in oberem Rücken, Nacken und Wade spüren.

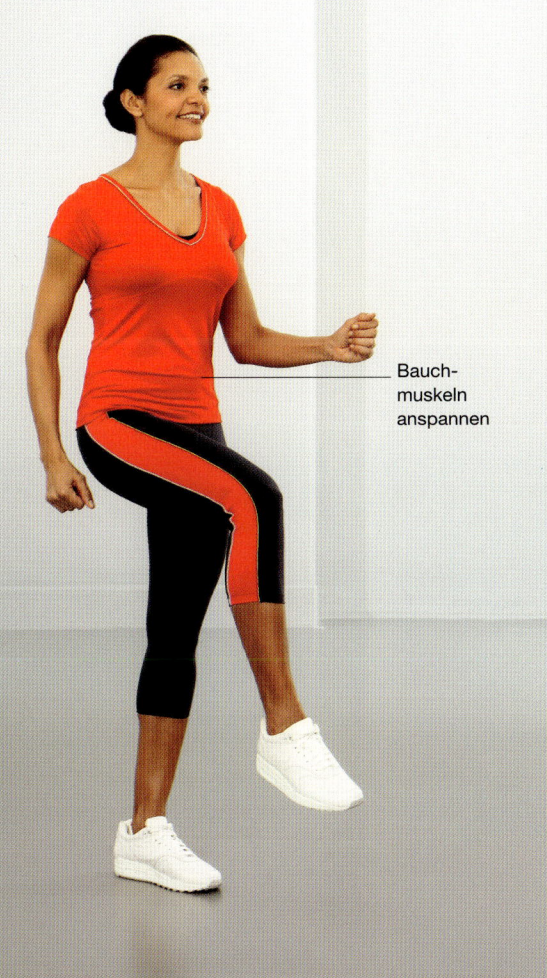

Bauch-
muskeln
anspannen

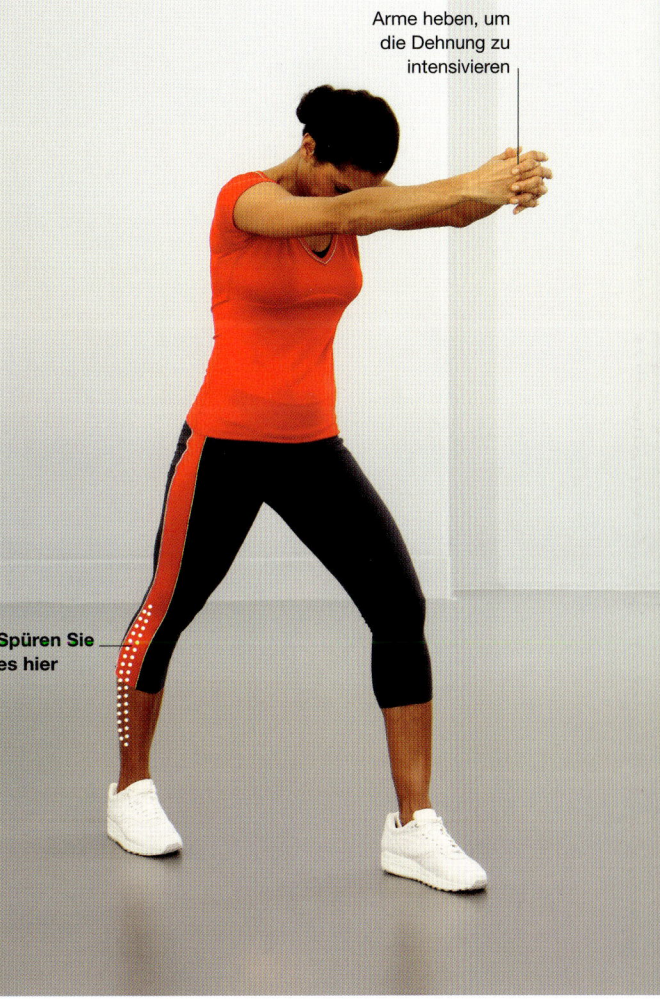

Arme heben, um
die Dehnung zu
intensivieren

Spüren Sie
es hier

>> **Cool-down** Dreifach-Stretch II/ Quadrizeps-Stretch

21 **Dreifach-Stretch II** Nun den linken Fuß einen Schritt nach hinten setzen, die linke Ferse gegen den Boden drücken und das rechte Bein beugen. Die Fußspitzen zeigen nach vorne. Die Hände hinter dem Rücken falten, den Brustkorb nach vorne öffnen und die Arme hinter dem Rücken gestreckt Richtung Decke ziehen. Sie sollten eine deutliche Dehnung in Wade, Brustmuskulatur und Armen fühlen.

22 **Quadrizeps-Stretch** Im Stehen den rechten Fuß mit der rechten Hand zum Gesäß ziehen, bis Sie eine Dehnung an der Vorderseite des Oberschenkels spüren. Seite wechseln. Wenn es Ihnen schwerfällt, das Gleichgewicht zu halten, stützen Sie sich an einer Wand oder einem Stuhl ab.

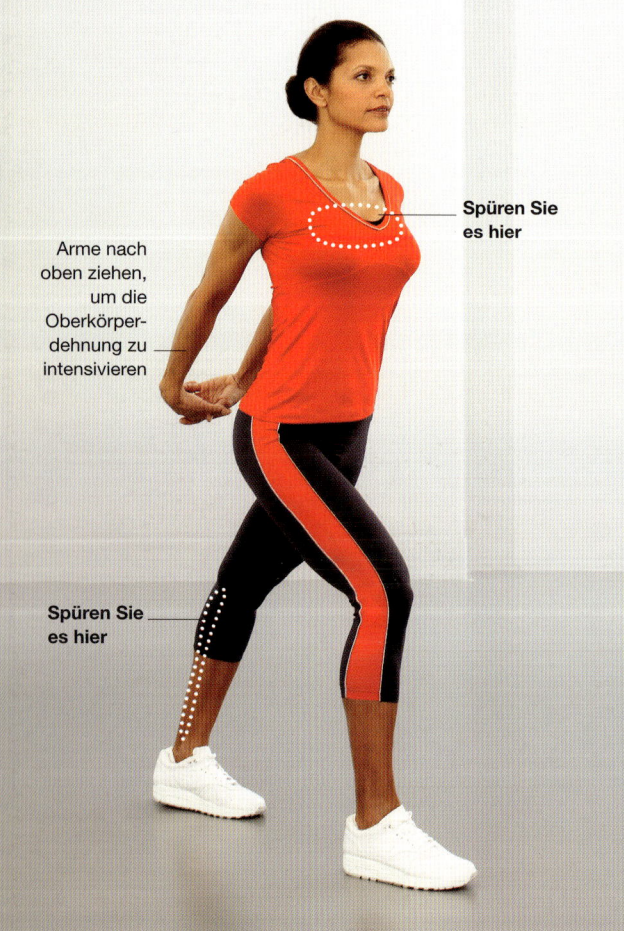

Spüren Sie es hier

Arme nach oben ziehen, um die Oberkörperdehnung zu intensivieren

Spüren Sie es hier

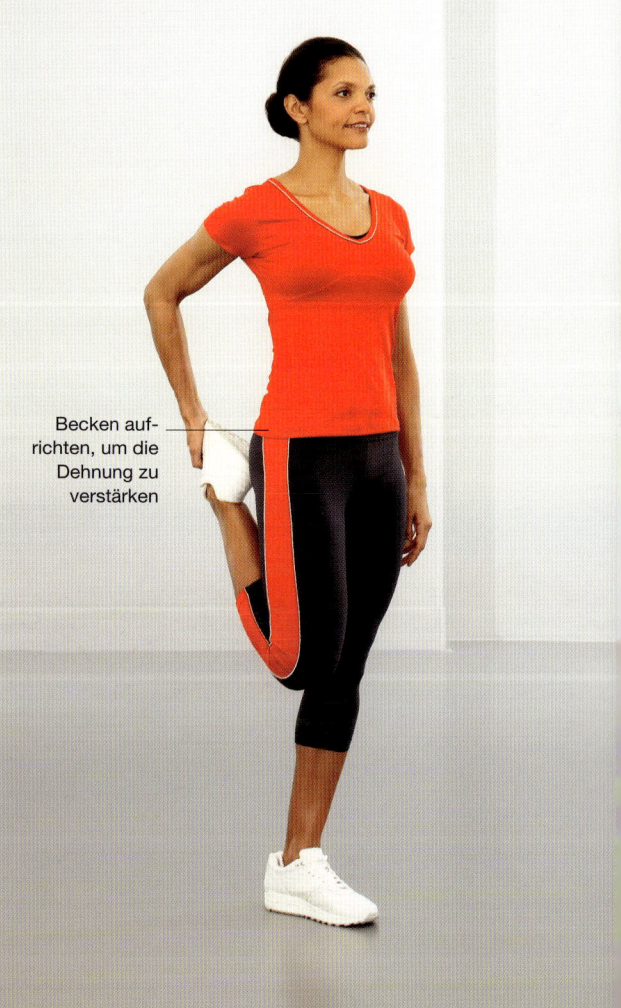

Becken aufrichten, um die Dehnung zu verstärken

23 **Innenseiten-Stretch** Einen Schritt zur rechten Seite machen und das rechte Knie beugen, sodass es sich über der Fußspitze befindet. Hände auf dem gebeugten Oberschenkel abstützen, Oberkörper nach vorne neigen und das linke Bein noch stärker seitlich wegstrecken. Rücken und Nacken bleiben lang und gerade. Spüren Sie die Dehnung an der Innenseite des gestreckten Beins. Zur anderen Seite wiederholen.

24 **Aufrollen** Aufrecht und hüftbreit stehen. Arme über den Kopf strecken, Schultern entspannen. Nacken und Wirbelsäule bilden eine Linie. Langsam die Arme senken, das Kinn zur Brust ziehen, den Rücken runden und den Oberkörper Richtung Boden sinken lassen. Die Arme führen die Bewegung an. So tief wie möglich gehen. Die Hände sollten locker sein und so nah am Boden, wie es Ihnen noch angenehm ist. Tief in den unteren Rücken atmen. Die Bauchmuskeln aktivieren und den Rücken Wirbel für Wirbel wieder aufrollen, bis Sie in den Stand zurückgekehrt sind.

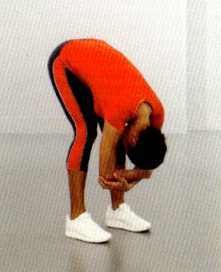

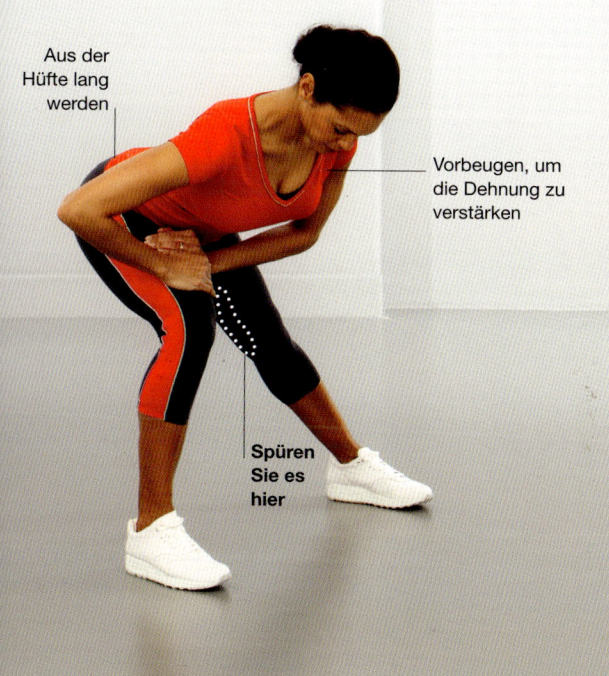

Aus der Hüfte lang werden

Vorbeugen, um die Dehnung zu verstärken

Spüren Sie es hier

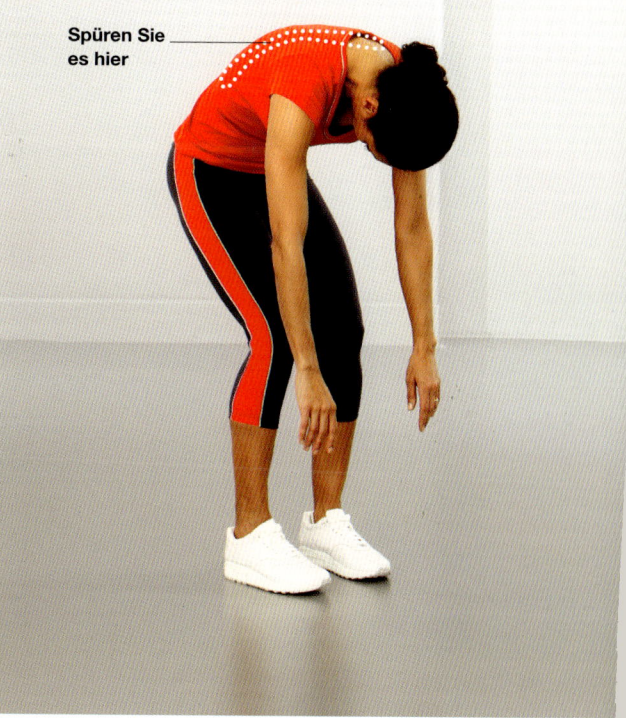

Spüren Sie es hier

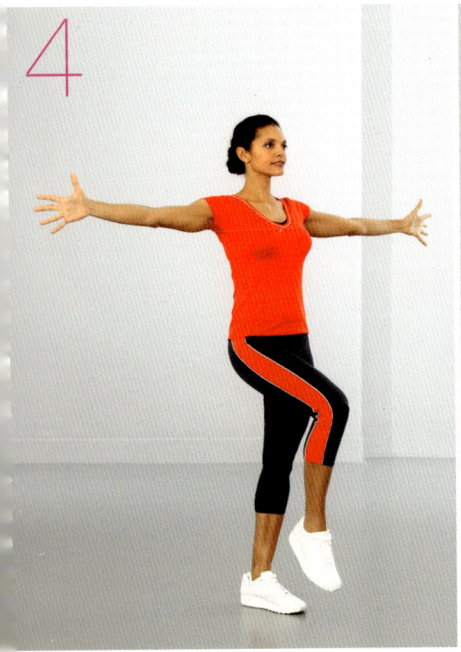

▲ **Warm-up** Marschieren & Arme strecken,
Seite 95

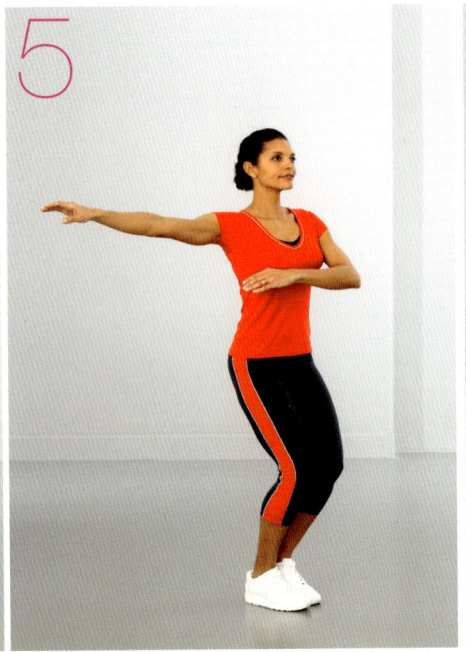

▲ **Warm-up** Side-Step,
Seite 96

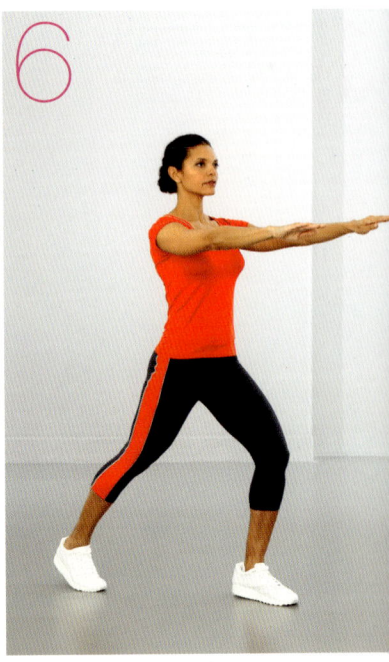

▲ **Warm-up** Back-Step,
Seite 96

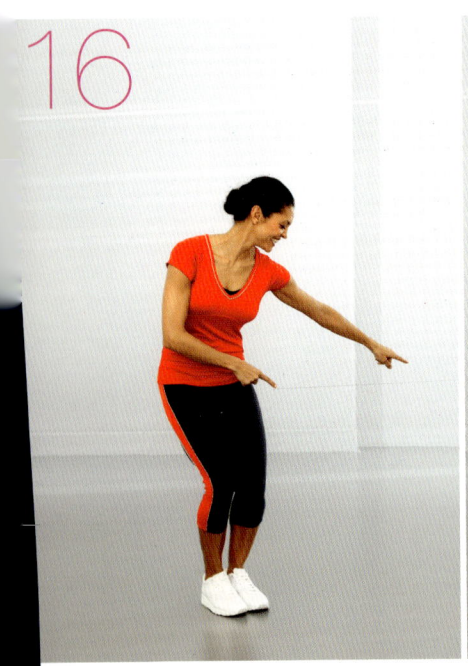

Workout Side-Step Point,
ite 101

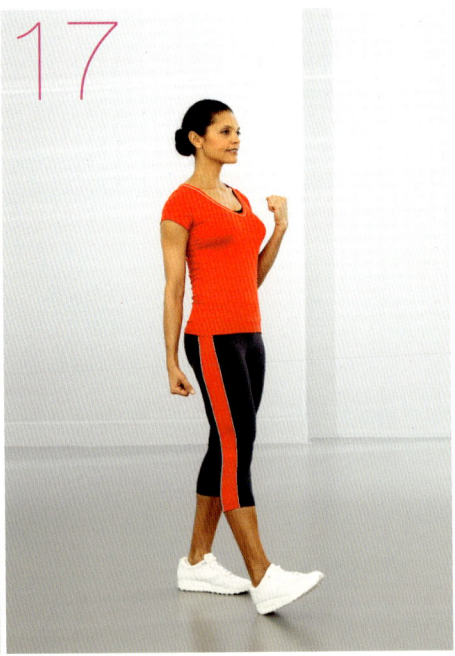

▲ **Workout** Heel-Dig,
Seite 102

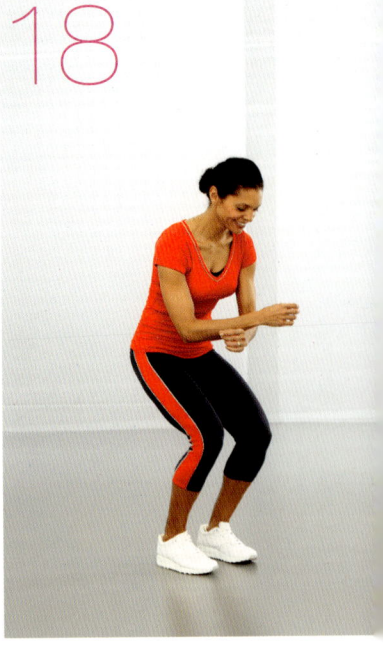

▲ **Workout** Side-Dig Swing,
Seite 102

Tanz-Workout auf einen Blick

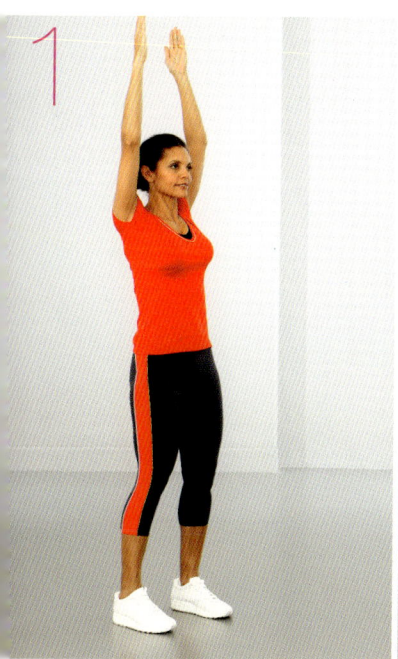

▲ **Warm-up** Tiefenatmung,
Seite 94

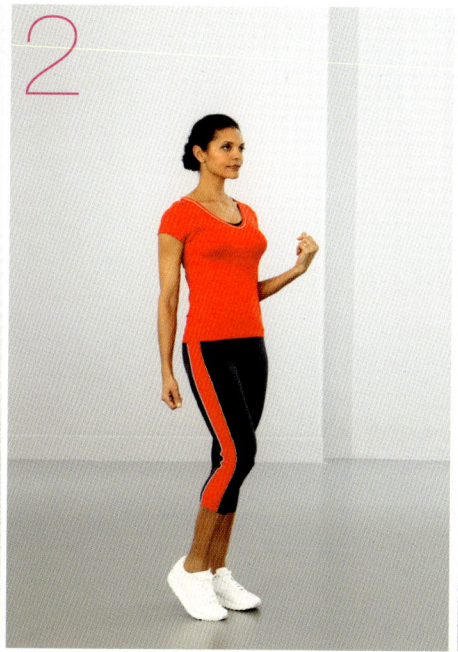

▲ **Warm-up** Halbe Wadenpumpe,
Seite 94

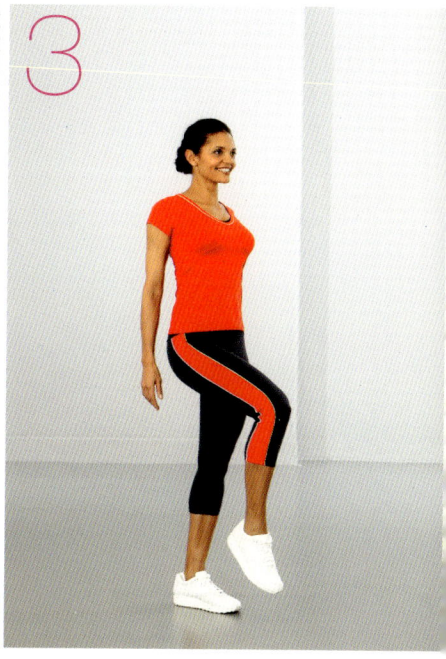

▲ **Warm-up** Marschieren & Schulterkreisen,
Seite 95

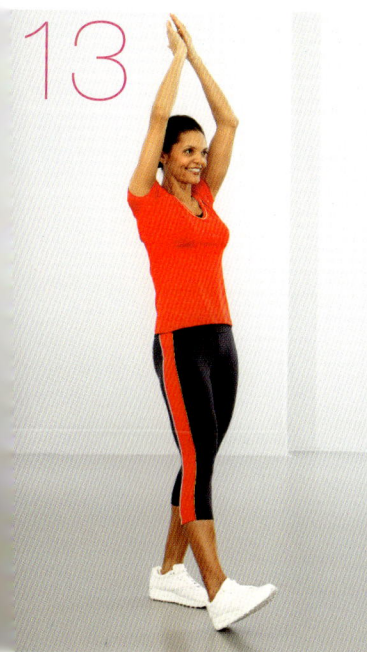

▲ **Workout** Step-Dig mit Klatschen,
Seite 100

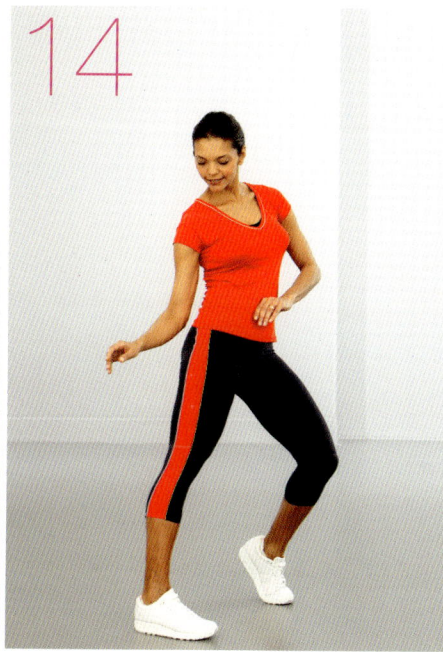

▲ **Workout** The Rock,
Seite 100

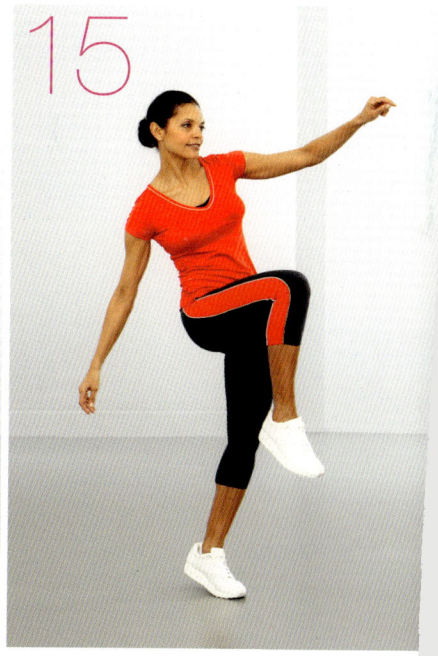

▲ **Workout** Step-Hop,
Seite 101

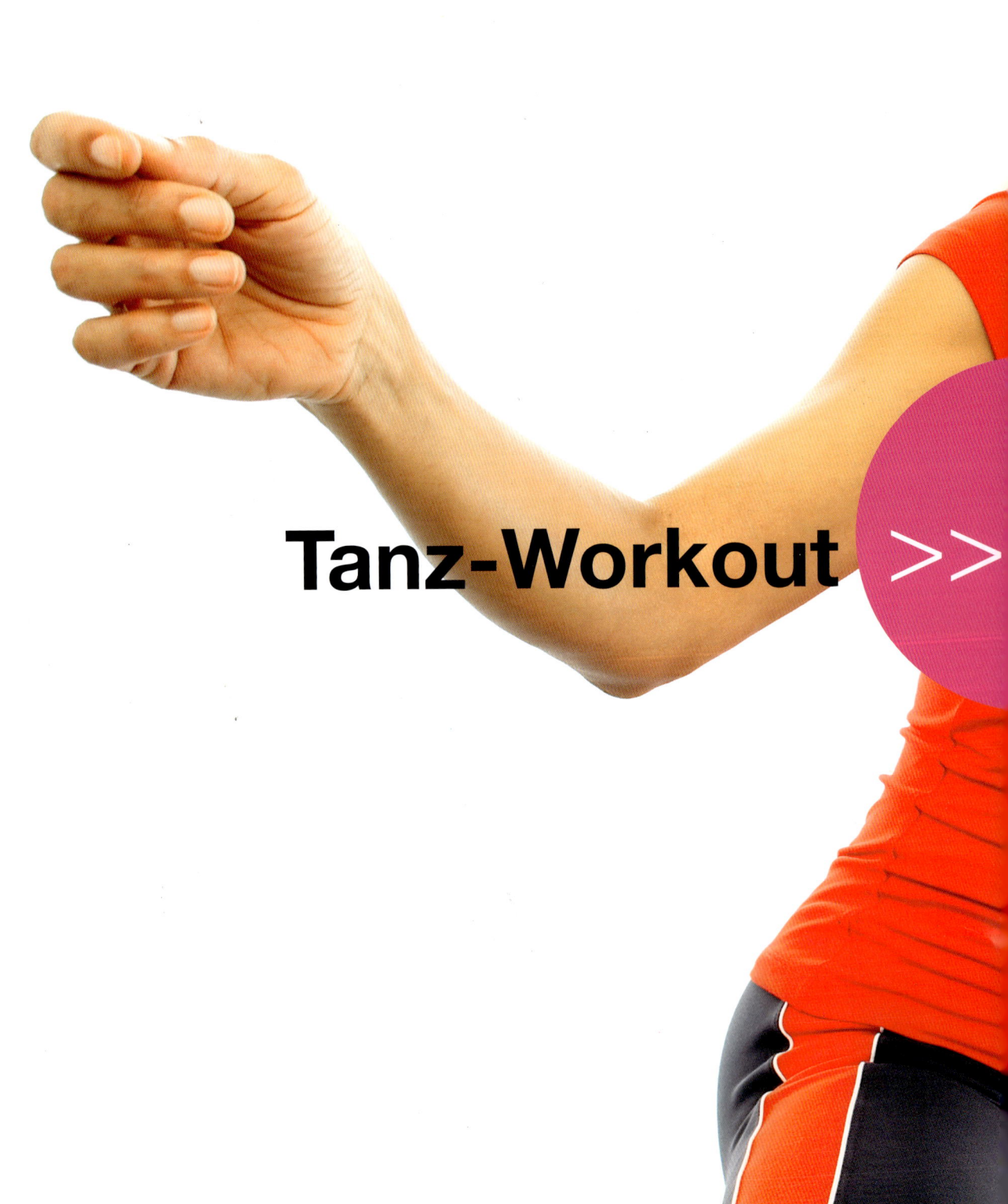

Tanz-Workout >>

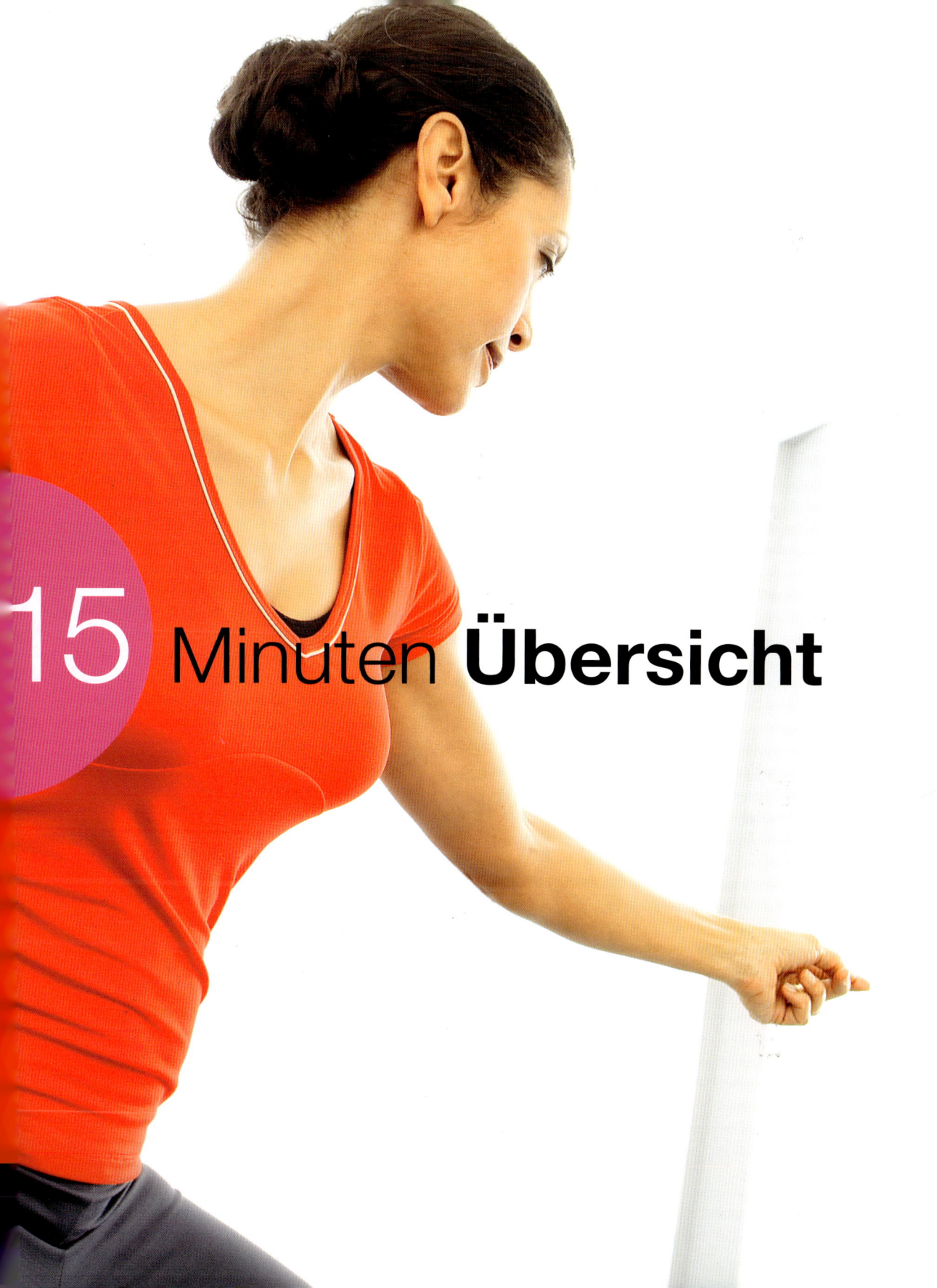

15 Minuten **Übersicht**

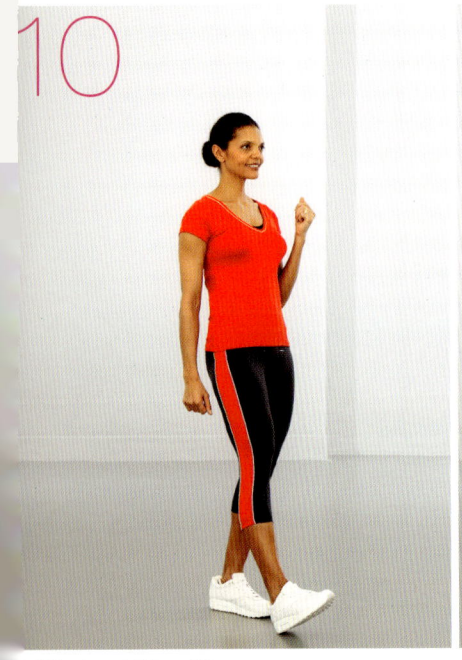

10

▲ **Workout** Step-Dig,
Seite 98

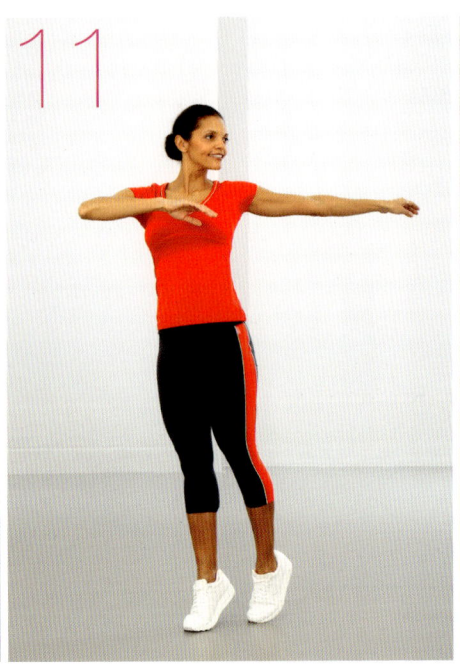

11

▲ **Workout** Twist,
Seite 99

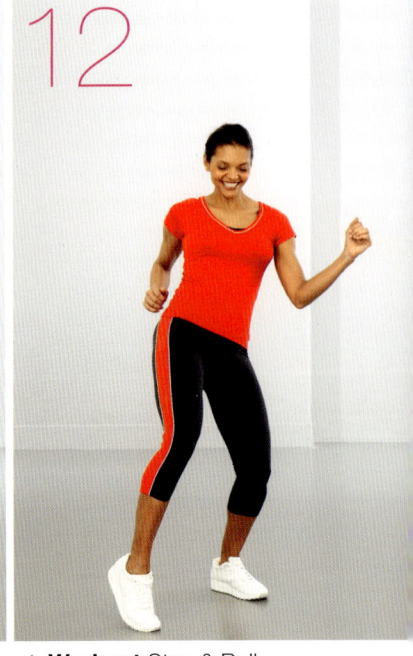

12

▲ **Workout** Step & Roll,
Seite 99

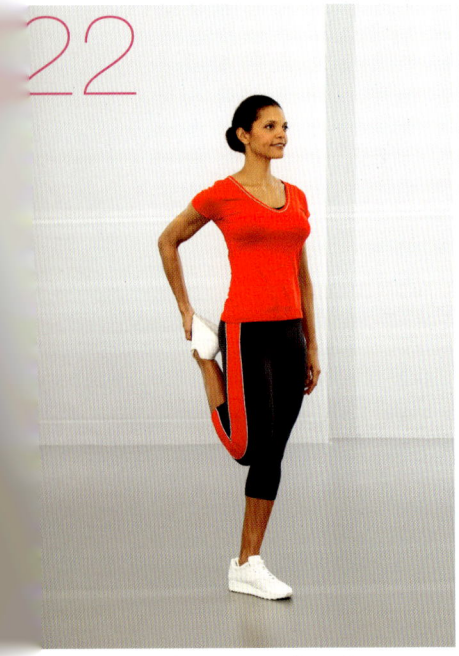

22

Cool-down Quadrizeps-Stretch,
Seite 104

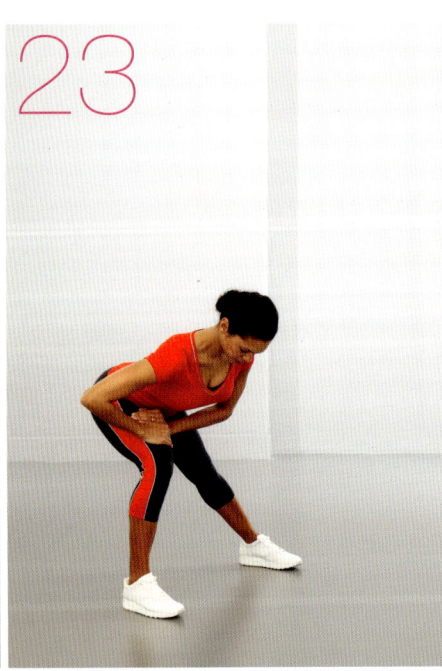

23

▲ **Cool-down** Innenseiten-Stretch,
Seite 105

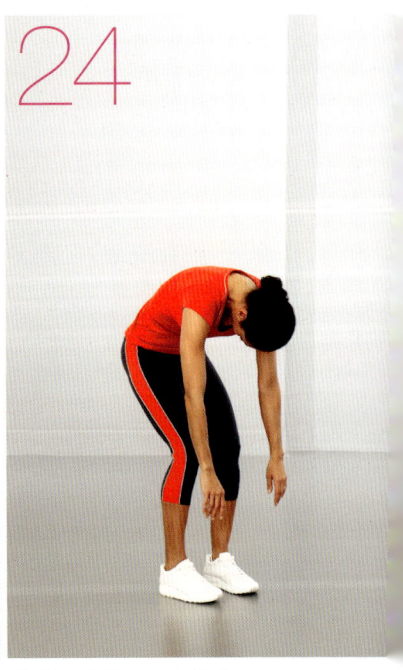

24

▲ **Cool-down** Aufrollen,
Seite 105

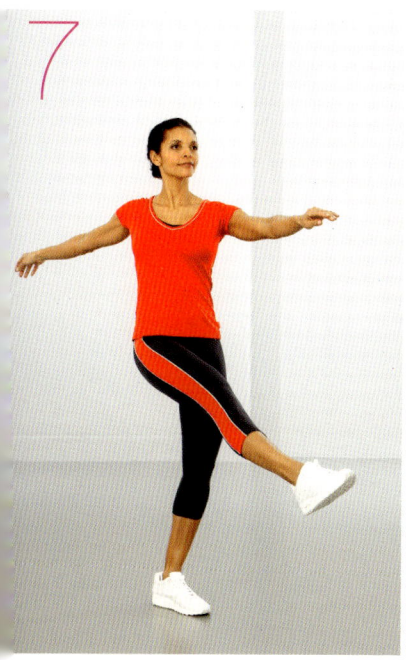

▲ **Warm-up** Dip-Kick mit Drehung,
Seite 97

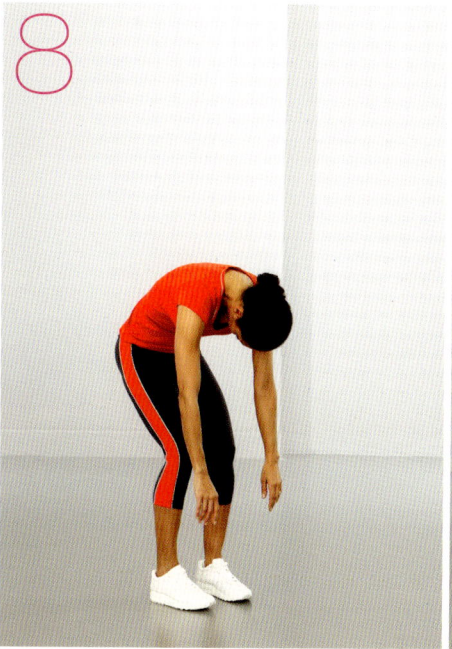

▲ **Warm-up** Aufrollen,
Seite 97

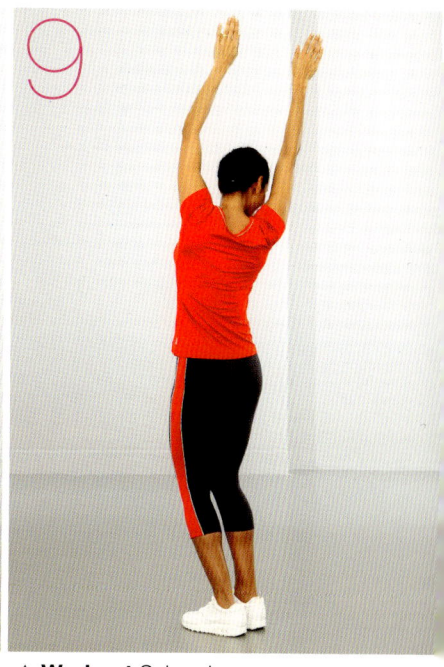

▲ **Workout** Schraube,
Seite 98

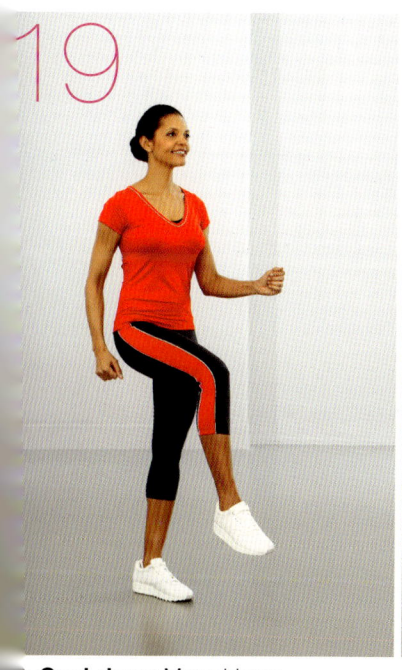

▲ **Cool-down** Marschieren,
Seite 103

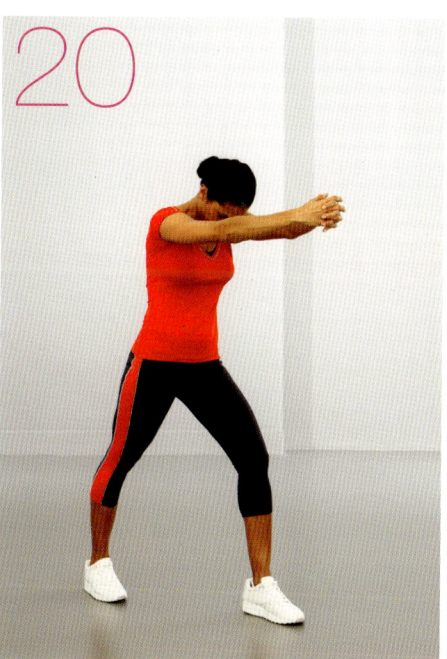

▲ **Cool-down** Dreifach-Stretch I,
Seite 103

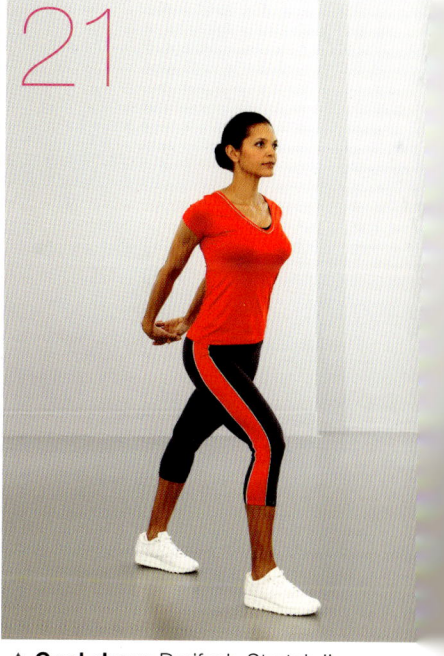

▲ **Cool-down** Dreifach-Stretch II,
Seite 104

>> Fragen & Antworten

Wir alle tanzen ab und zu, ob wir es gut können oder nicht.
Für diese Sequenz habe ich Schritte ausgesucht, die Anfänger
problemlos meistern, die aber auch Fortgeschrittenen genügend
Abwechslung und Freiraum für persönliche Akzente bieten.

>> Gibt es eine Körperregion, die bei diesem Workout besonders trainiert wird?

Ja, Ihre Taille! Viele Übungen dieser Sequenz sollen gezielt diese Zone bearbeiten, insbesondere die »Schraube«. Besonders effektiv wirkt sie, wenn Sie die Bauchmuskeln fest anspannen und die Drehbewegung ausreizen.

>> Welchen Tanzstil verwendet dieser Workout?

Kurz: eine Mischung verschiedener Stile. Inspiration für meine Trainingsmethoden hole ich mir aus vielen Quellen, und diese Vielfalt spiegelt auch dieser Workout wider. »The Rock« und »Step & Roll« z.B. sind klassische Disco-Schritte. Im Jazztanz wurzeln »Side-Step Point«, »Step-Dig« und »Step-Dig mit Klatschen«. Die »Schraube« und »Step-Hop« haben ein eher »urbanes« Flair.

>> Ich komme bei »The Rock« nicht mit dem Timing zurecht. Haben Sie ein paar Tipps?

Dieser Schritt ist in der Tat nicht einfach, weil Sie wie beim Walzer auf drei zählen müssen, während Sie beim Tanzen häufiger auf vier oder acht zählen. Um das Timing hinzubekommen, müssen Sie »eins, zwei, drei, eins, zwei, drei« zählen, während Sie sich vor- und zurückbewegen.

>> ## Ich habe beim »Step-Dig« Probleme mit der Koordination von Armen und Beinen. Was mache ich falsch?

Denken Sie möglichst wenig darüber nach – beim Gehen denken Sie ja auch nicht an die Koordination. Üben Sie den Schritt zunächst einfach ohne Armbewegungen, bis Sie die Beinarbeit beherrschen. Dann nehmen Sie die Arme hinzu. Vergessen Sie nicht: Um möglichst viele Kalorien zu verbrennen, muss man möglichst viele Körperteile bewegen.

>> ## Ich komme beim »Twist« praktisch nicht von der Stelle. Wie kommt das?

Auf Teppichboden können Sie gar nicht weit kommen! Das sieht schon anders aus, wenn Sie mit geeigneten Schuhen auf glattem Boden trainieren. Machen Sie sich also keine Gedanken. Solange Sie sich auf die Drehbewegungen Ihrer Taille konzentrieren und spüren, dass dieser Bereich arbeitet, machen Sie gute Fortschritte.

>> ## Warum ermüden Schultern und Arme bei der »Schraube« so schnell?

Sie führen die Übung nicht korrekt aus, sodass die »falschen« Muskelgruppen mitarbeiten. Entspannen Sie die Schultern vollkommen, bevor Sie die Arme heben. Die Arme müssen weder ganz gestreckt noch direkt neben dem Kopf sein. Halten Sie sie locker und entspannt, damit Sie sich ganz auf Ihre Taille und den Spaß am Tanzen konzentrieren können.

>> ## Verbrennt der Tanz-Workout so viele Kalorien wie die anderen Workouts?

Box- und Lauf-Workout bieten ein noch intensiveres Training, aber wie viel Sie erreichen, hängt immer davon ab, wie viel Sie investieren. Achten Sie auf eine korrekte Durchführung, und bewegen Sie sich so intensiv wie möglich. Übertreiben Sie die Sprünge und Schwünge, und machen Sie möglichst große Schritte. Je feuriger Sie bei der Sache sind, desto mehr Kalorien verbrennen Sie!

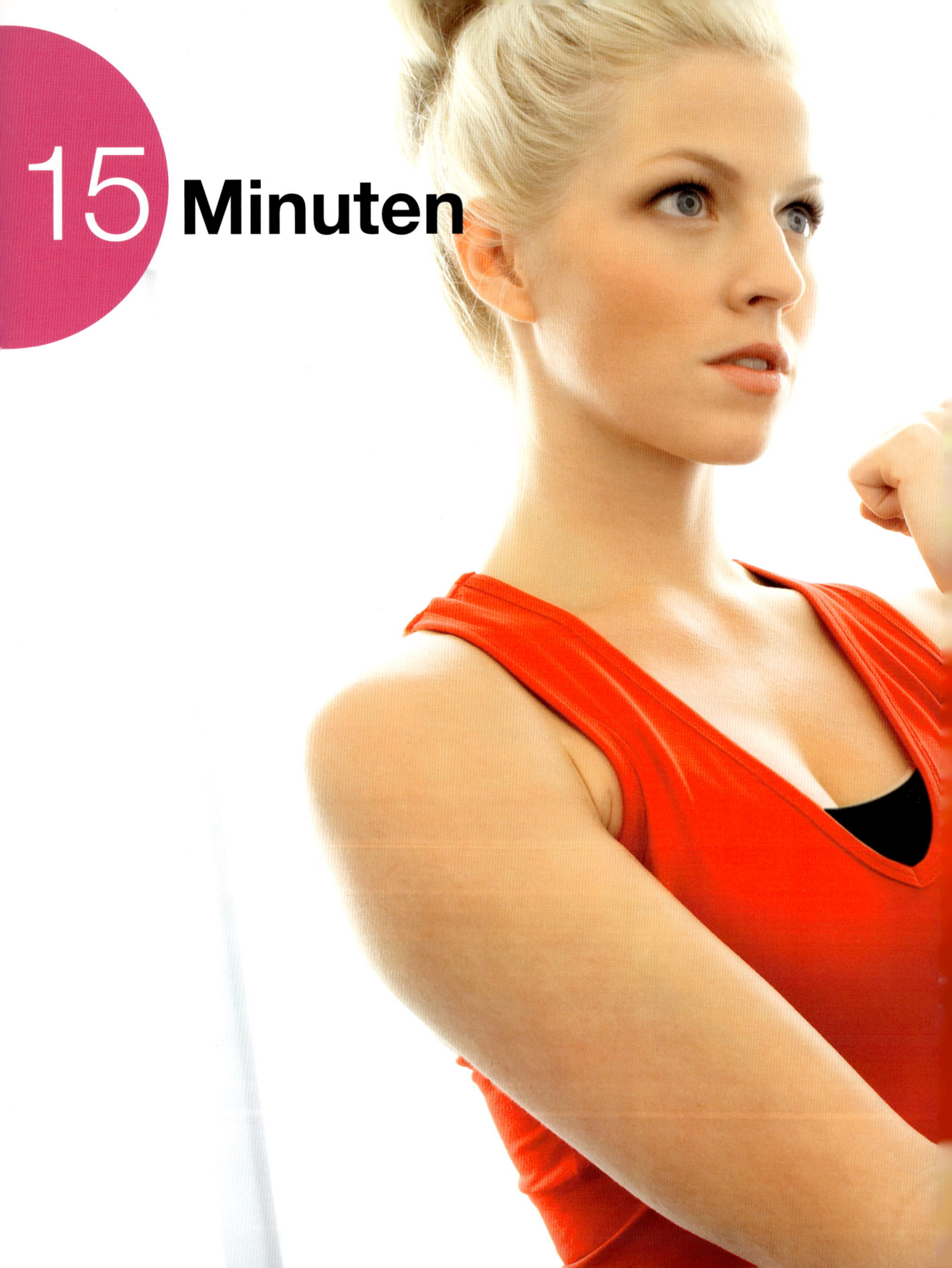

15 Minuten

So geht es weiter >>

Der erste Schritt ist stets der schwerste, und den haben Sie nun getan. Jetzt wird es Zeit, die Komfortzone zu verlassen …

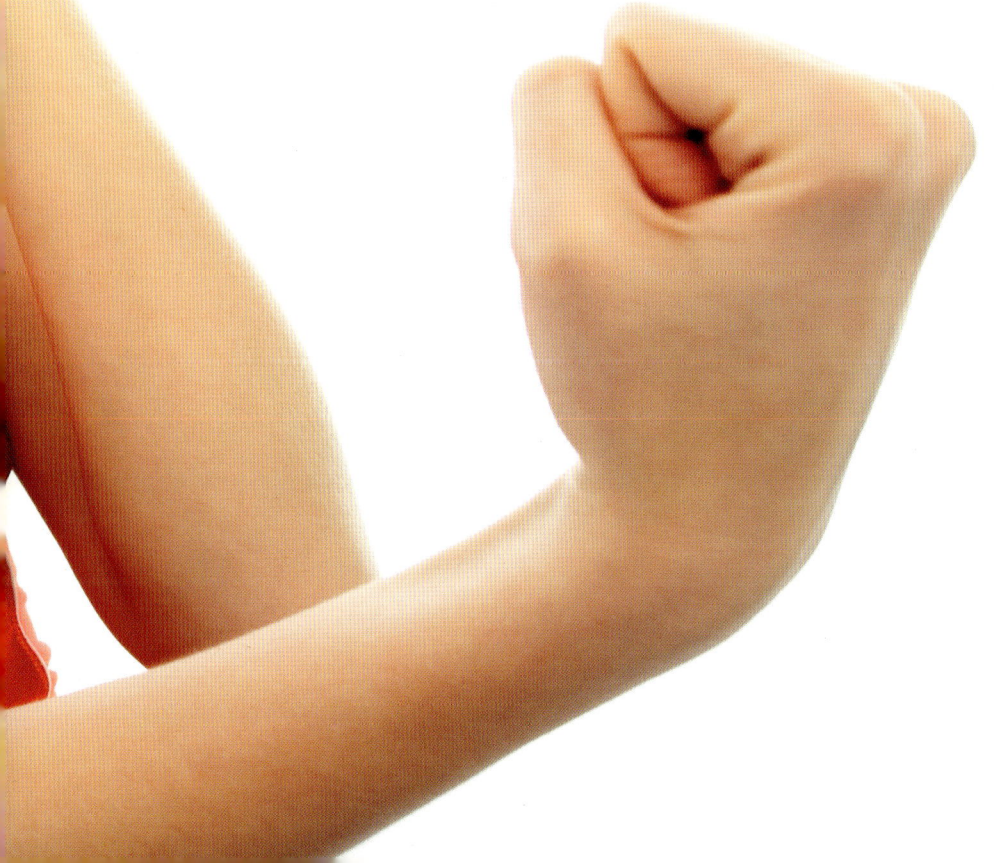

>> **Die Verbrennung** anheizen

Sie trainieren hart und meiden Nahrungsmittel mit viel Zucker und Fett, verlieren aber trotzdem nicht so viel Gewicht, wie Sie möchten? Das könnte an Ihrem Stoffwechsel liegen. Bestimmte Aspekte des Stoffwechsels kann man beeinflussen, und diesen werden wir uns jetzt zuwenden.

Der Begriff »Stoffwechsel« bezeichnet die biochemischen Prozesse, die sich in jeder einzelnen Körperzelle abspielen und den Organismus lebens- und funktionsfähig erhalten. Sie werden von den Hormonen und dem Nervensystem kontrolliert. Keiner dieser Prozesse kann ohne Energiezufuhr ablaufen. Diese erfolgt durch die Nahrung. Die Menge an Kalorien, die der Körper benötigt, um seine Organfunktionen bei absoluter Ruhe aufrechtzuerhalten, ist der Grundumsatz (siehe S. 10–11). Jede körperliche Aktivität, ob man sich die Zähne putzt oder für Olympia trainiert, verbraucht weitere Kalorien. Die Grundregel lautet daher: Wer abnehmen möchte, muss mehr Kalorien verbrennen, als er zu sich nimmt.

Mehr oder weniger verbrennen

Einige Faktoren, die die Höhe des Grundumsatzes beeinflussen, sind unveränderbar, wie das Geschlecht und das Alter. Ein Mann verbraucht mehr Kalorien als eine Frau. Und mit zunehmendem Alter verlangsamt sich der Stoffwechsel.

Wer abnehmen möchte, muss also die Faktoren ins Auge fassen, die er beeinflussen kann. Einer davon ist die körperliche Aktivität: Je mehr man sich bewegt, desto mehr Kalorien verbrennt man. Ein weiterer Faktor ist das Verhältnis von Muskelgewebe zu Körperfett. Beide Faktoren hängen zusammen: Je mehr man trainiert – möglichst in der richtigen Weise (siehe S. 119) –, desto mehr Muskeln bilden sich, und bei einem günstigen Muskel-Körperfett-Verhältnis verbrennt man mehr Kalorien (siehe S. 11).

>> **Mehr verbrennen** Fakten

- **Zu heiß? Zu kalt?** Wenn die Umgebungstemperatur sehr niedrig oder sehr hoch ist, muss der Körper härter arbeiten, um seine normale Körpertemperatur aufrechtzuerhalten. Das erhöht natürlich den Grundumsatz.

- **Stehen hält fit** Im Stehen verbraucht man mehr Energie als im Sitzen. Wenn Sie also das nächste Mal im Bus stehen müssen, betrachten Sie es als willkommenes Mini-Training für Ihren Körper.

- **Essenzeiten** Unmittelbar nach dem Training läuft der Stoffwechsel auf Hochtouren, d.h., Sie verbrennen mehr Kalorien, wenn Sie direkt nach dem Sport essen.

- **Zappeln zahlt sich aus** Eine amerikanische Studie ergab, dass kleine spontane Bewegungen im Alltag (wie Zappeln oder Gestikulieren) den Kalorienverbrauch ebenfalls erhöhen. In dieser Studie verbrannten Menschen mit mehr Körperfett täglich 350 Kalorien weniger als schlankere Probanden. Letztere neigten stärker zum »Herumzappeln«.

- **Männervorteil** Männer haben einen aktiveren Stoffwechsel als Frauen, weil sie oft größer sind und weniger Körperfett haben.

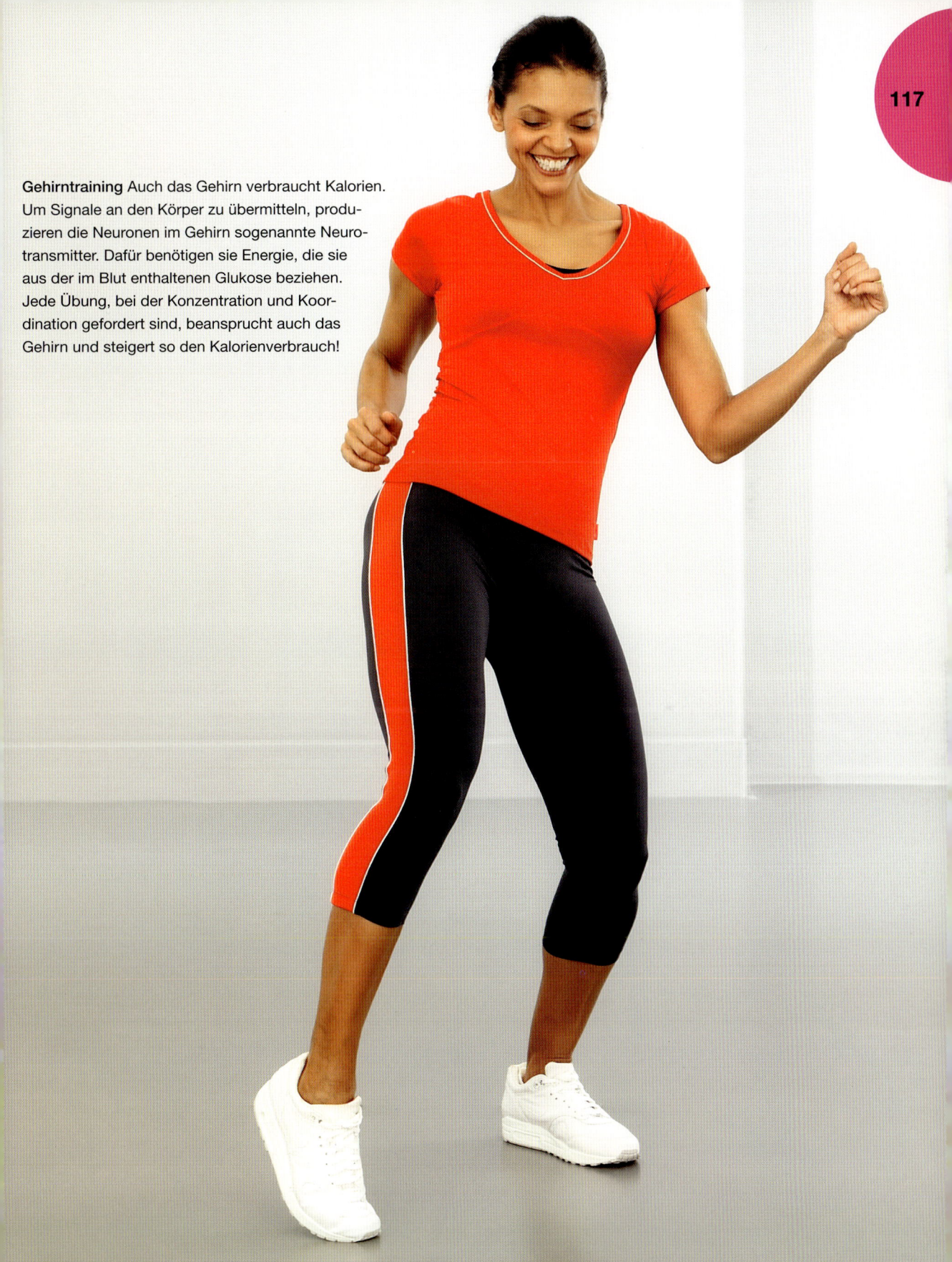

Gehirntraining Auch das Gehirn verbraucht Kalorien. Um Signale an den Körper zu übermitteln, produzieren die Neuronen im Gehirn sogenannte Neurotransmitter. Dafür benötigen sie Energie, die sie aus der im Blut enthaltenen Glukose beziehen. Jede Übung, bei der Konzentration und Koordination gefordert sind, beansprucht auch das Gehirn und steigert so den Kalorienverbrauch!

Mit zunehmendem Alter verlieren viele Menschen einen Teil ihrer Muskelmasse. Dies liegt zum Teil daran, dass sie weniger aktiv sind als jüngere Menschen. Es ist beruhigend zu wissen, dass sportliche Aktivität diesen Prozess auch in fortgeschrittenem Alter noch umkehren kann. Allerdings muss man für gute Resultate härter arbeiten als früher.

Aktiv bleiben hilft

Wenn Sie Ihr Gewicht halten oder sogar abnehmen wollen, müssen Sie aktiver werden. Vielleicht brauchen Sie am Anfang oder um motiviert zu bleiben Hilfe – für diesen Fall gibt es viele Profis, an die Sie sich wenden können.

Personal Trainer z. B. nehmen auf Wunsch einen ausführlichen Fitnesstest vor, stellen ein maßgeschneidertes Übungsprogramm zusammen und trainieren zudem regelmäßig mit ihren Kunden, um zu prüfen, ob sie auf dem richtigen Weg sind. Natürlich ist ein Personal Trainer nicht gerade billig.

Preisgünstiger ist die Mitgliedschaft in einem Fitnessstudio. Dort testet ein Trainer oder eine Trainerin Ihre Fitness (Gewicht, Lungenkapazität und Beweglichkeit), misst Ihren Körperfettanteil (siehe S. 120) und zeigt Ihnen, wie Sie die Geräte richtig benutzen. Sie bekommen ein maßgeschneidertes Trainingsprogramm, das von Zeit zu Zeit an Ihre Fortschritte angepasst wird.

Auch ein Besuch bei einem Osteopathen oder Physiotherapeuten kann hilfreich sein. Er kümmert sich um eventuell vorhandene Problembereiche – wie steife Knie- oder Hüftgelenke – und beugt Gesundheitsproblemen, die durch einseitige Belastung wie Computerarbeit entstehen können, vor. Außerdem erfahren Sie, welche Arten von Übungen besonders geeignet für Sie sind.

Widerstandtraining hilft Muskeln aufzubauen und so das Verhältnis von magerer Muskelmasse zu Körperfett zu verbessern (siehe S. 11). Dabei müssen Ihre Muskeln gegen ein Gewicht, z. B. einen solchen Medizinball, arbeiten. Andere Kraftübungen wie Kniebeugen oder Liegestützen nutzen das Körpergewicht als Widerstand.

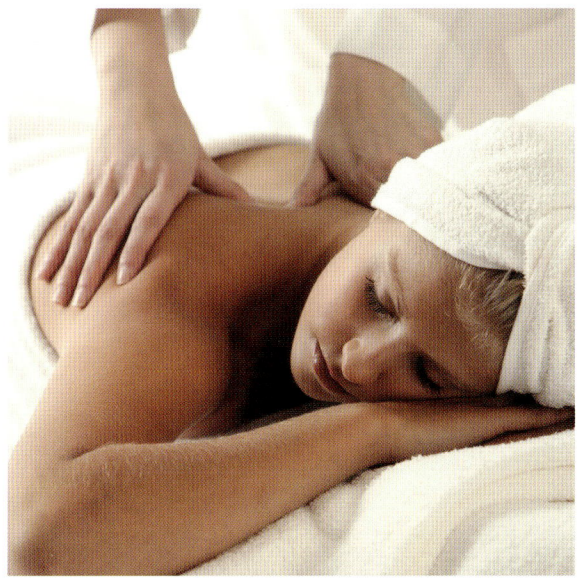

Eine professionelle Massage kann äußerst wohltuend sein. Sie hilft nicht nur bei Muskelverspannungen vor und nach dem Training, sondern regt auch den Kreislauf an.

Sport in jedem Alter

Gesundheitswissenschaftler definieren Fitness als die psychische und physische Fähigkeit, tägliche Anforderungen so zu bewältigen, »dass nicht geistige oder körperliche Ermüdung oder gar Erschöpfung eine weitere kreative Lebensgestaltung verhindern«. Wenn diese Beschreibung auf Sie passt, werden Sie, egal, wie alt Sie sind, die meisten Sportarten betreiben können. Dennoch sind für jede Lebensphase bestimmte Bewegungsformen besonders geeignet.

20–30 Jahre In den Zwanzigern sind wir meist so damit beschäftigt, das Leben mit all seinen Möglichkeiten kennenzulernen, dass uns gar nicht bewusst ist, wie gut es uns geht. Weil das Längenwachstum erst seit kurzem abgeschlossen ist, ist der Grundumsatz noch relativ hoch, und schon gelegentlicher Sport kann viel bewirken.

In diesem Alter ist man in der Regel für jede Sportart fit genug. Geeignet sind High-Impact-Ausdauersportarten, z.B. Joggen, Low-Impact-Varianten wie Radfahren oder Schwimmen sowie Kraft- bzw. Widerstandstraining, bei dem man

>> **Mehr verbrennen** Trainingstipps

- **Widerstands-/Krafttraining** Magere Muskelmasse verbrennt Kalorien (siehe S. 10), und Krafttraining hilft, magere Muskelmasse aufzubauen. Das Prinzip besteht darin, die Muskeln so stark zu belasten, dass sie die »Komfortzone« verlassen müssen. Nutzen Sie Hanteln oder andere Gewichte nach Anleitung, oder trainieren Sie mit Therabändern.

- **Training variieren** Wenn Sie Ihr Trainingsprogramm nicht ab und zu verändern, erreichen Sie unweigerlich ein »Plateau« (siehe S. 15). Das merken Sie z.B. daran, dass Sie nach dem Workout weniger befriedigt sind als früher. Vielleicht nehmen Sie sogar zu, obwohl Sie weder mehr essen noch weniger trainieren. Der Grund ist, dass Ihr Körper sich an den Ablauf Ihres Trainings gewöhnt hat und effizienter geworden ist. Sorgen Sie also für Abwechslung.

- **Intervalltraining** Kurze Trainingsphasen mit hoher Geschwindigkeit erhöhen die Herzfrequenz und steigern so die Kalorienverbrennung. Beim Walken z.B. können Sie 20 bis 30 Sekunden lang sehr schnell und dann ein bis zwei Minuten langsam gehen. Zunächst reicht es, zwei oder drei solcher Intervalle in Ihr Training einzubauen. Dann intensivieren Sie schrittweise die Intervalle.

entweder mit dem eigenen Körpergewicht arbeitet (wie bei Kniebeugen, Sit-ups, Liegestützen) oder mit äußeren Widerständen wie Gewichten oder Therabändern.

Dies ist die günstigste Lebensphase, um gegen Übergewicht oder Haltungsfehler vorzugehen. Der Körper ist noch jung und anpassungsfähig – beste Voraussetzungen, um gute Bewegungs- und Ernährungsgewohnheiten zu entwickeln.

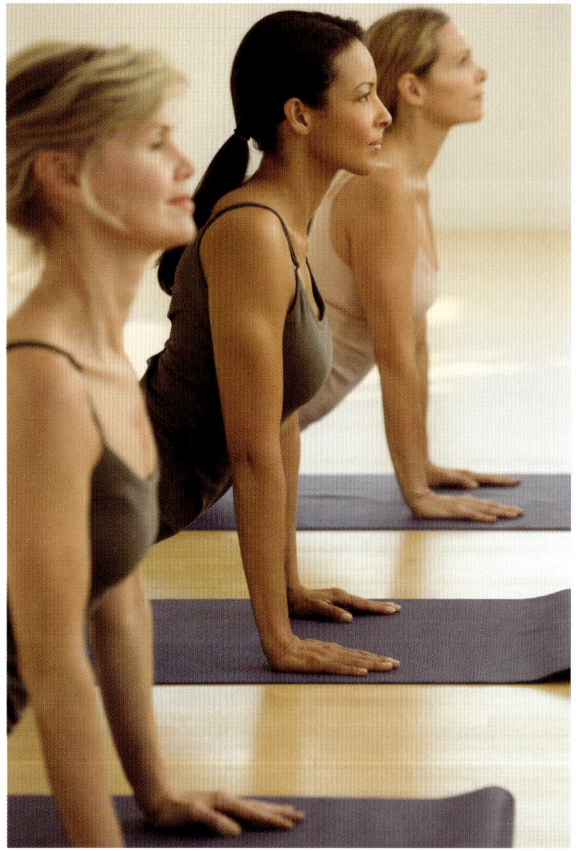

Yoga ist für alle Altersgruppen geeignet. Die Haltungen (Asanas) stimulieren das Hormonsystem, halten die Muskeln kräftig und geschmeidig und bauen Stress ab.

30–40 Jahre Irgendwann zwischen 28 und 32 bemerken die meisten von uns, dass ihr Körper »plötzlich« nicht mehr derselbe ist. Forschungen haben gezeigt, dass wir ab Ende 20 mit jedem Jahrzehnt etwa 2 kg Muskelgewebe verlieren und dieses durch Fettgewebe ersetzen. Den Körperfettanteil kann man in den meisten Fitnessstudios messen lassen. Außerdem sind spezielle Körperfettwaagen im Handel erhältlich. Für Frauen zwischen 20 und 39 Jahre gilt ein Körperfettanteil von 21 bis 33 Prozent als gesund. Bei Frauen von 40 bis 59 Jahren sollte der Körperfettanteil zwischen 23 und 34 Prozent liegen.

Ich bin fest davon überzeugt, dass aerobes Training, das sich durch eine längere Belastungsdauer bei gleichzeitig gleichmäßiger Intensität auszeich-

net, am besten geeignet ist, um überschüssiges Fett zu verbrennen.

Wer nicht schon mit Kraftübungen begonnen hat, sollte sich jetzt dazu entschließen, da die Knochendichte in diesem Alter abzunehmen beginnt und das Risiko für Osteoporose und Knochenbrüche steigt. Krafttraining bremst den Mineralverlust der Knochen und hilft, schützende Muskelmasse aufzubauen.

40–50 Jahre Auch in diesem Alter können Sie sich zweifellos weiterhin großartig fühlen und auch so aussehen. Vielleicht sollten Sie jetzt von High-Impact-Ausdauersportarten auf knieschonende Low-Impact-Varianten umsteigen: Walken, Rudermaschine oder Crosstrainer sind geeignet. Großzügige Armbewegungen oder Gewichtsmanschetten sorgen beim Walken für gleichmäßige aerobe Intensität. Vielleicht möchten Sie auch Ihre Core-Muskeln trainieren – z. B. mit Bauchmuskel- oder Pilatesübungen –, damit Ihr Bauch schön flach bleibt oder wird. Sie sollten außerdem Ihr Krafttraining fortsetzen oder jetzt damit beginnen.

Integrieren Sie auch Dehnungen (z. B. Yoga oder Pilates) in Ihr Programm. Sie steigern die Beweglichkeit und kräftigen die Muskeln.

Ab 50 Jahren Auch wenn Sie die 50 erreicht und nie Sport getrieben haben: Es ist nicht zu spät, um jetzt damit zu beginnen, obwohl der Stoffwechsel sich nun verlangsamt (siehe S. 116). Am besten lassen Sie zunächst Ihre körperliche Fitness testen, um sicherzugehen, dass Sie gefahrlos und im Rahmen Ihrer Möglichkeiten trainieren können.

Setzen Sie Ihr Krafttraining fort, oder beginnen Sie damit, um Ihre Knochen zu schützen. Zu empfehlen sind Low-Impact-Ausdauersportarten wie Schwimmen oder Walken (vor allem bergauf) oder Training an der Rudermaschine.

Vergessen Sie nicht, Dehnübungen in Ihren Fitnessplan zu integrieren. Vielleicht haben Sie das Glück, in dieser Lebensphase mehr Zeit für sich selbst zu haben und sich darauf konzentrieren zu können, Ihren Körper in Bestform zu halten – damit Sie noch einige gesunde Jahrzehnte erleben.

Die richtige Ernährung

Kalorien sind die Maßeinheit für die Energie, die wir aus den Bausteinen unserer Nahrung – Kohlehydraten, Fett und Eiweiß (siehe S. 10) – beziehen. Kohlehydrate nehmen wir in Form von einfachen (z. B. Zucker) und komplexen Kohlehydraten (z. B. aus Brot, Getreide, Bohnen, Gemüse) zu uns. Fett ist vor allem in Öl, Butter, Fleisch und Käse, aber auch in Fast Food und Gebäck enthalten, Eiweiß (Proteine) in Fleisch, Geflügel, Fisch, Eiern, Käse, Hülsenfrüchten und Getreide. Manche dieser Proteinquellen können sehr fetthaltig sein.

Die meisten Menschen nehmen zu viel Fett zu sich – insbesondere verarbeitete Fette aus Fast Food und Fertiggerichten –, sowie Zucker, Koffein und Alkohol. Setzen Sie mehr komplexe Kohlehydrate und Ballaststoffe (aus Obst und Gemüse) sowie Wasser auf den Speiseplan.

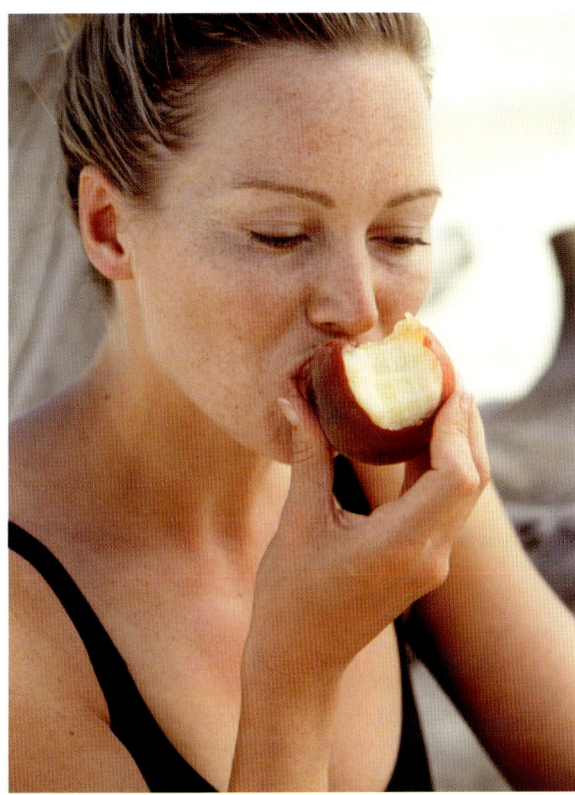

Nach Empfehlungen von Ernährungsexperten sollten Obst und Gemüse etwa ein Drittel der täglichen Nahrungsmenge ausmachen.

>> **Verbrennen** Ernährungstipps

- **Essen Sie Proteine.** Nach einer Mahlzeit steigt Ihr Grundumsatz (siehe S. 10), weil das Essen, Verdauen und Verstoffwechseln von Nahrung Energie verbraucht (»thermischer Effekt«). Der thermische Effekt hängt von der Zusammensetzung der Mahlzeit ab. Proteine erhöhen den Grundumsatz um 30 Prozent, Kohlehydrate um 6 Prozent und Fette um 4 Prozent.

- **Essen Sie scharf und würzig.** Gerichte mit Chili, Meerrettich oder Senf können ebenfalls einen deutlichen thermischen Effekt haben und den Grundumsatz steigern.

- **Essen Sie jodhaltige Nahrungsmittel.** Eine jodarme Ernährung beeinträchtigt die Funktion der Schilddrüse. Dadurch verlangsamt sich der Stoffwechsel. Die empfohlene Tageszufuhr liegt bei 180–200 µg. Viel Jod ist z. B. in Fisch und Schalentieren enthalten. Fischallergiker sollten die Einnahme eines Jodpräparats erwägen – allerdings nur nach Rücksprache mit dem Arzt, denn zu viel Jod ist gesundheitsschädlich.

- **Frühstücken Sie.** Der Grundumsatz ist morgens am höchsten und nimmt im Tagesverlauf ab. Machen Sie sich dies zunutze. Eine amerikanische Studie ergab, dass ein ordentliches Frühstück den Grundumsatz um 10 Prozent steigern kann, während Menschen, die auf das Frühstück oder Mittagessen verzichten, einen niedrigeren Grundumsatz haben.

- **Keine Crash-Diäten!** Wenn Sie zu wenig essen, verlangsamt sich Ihr Stoffwechsel, und Ihr Körper speichert die Energie, die er bekommt. Crash-Diäten können den Grundumsatz um bis zu 15 Prozent senken. Außerdem verlieren Sie dabei Muskelmasse, und das reduziert den Grundumsatz weiter.

>> **Erweitern** Sie Ihren Horizont

Im heimischen Wohnzimmer zu trainieren ist praktisch und für den Anfang sicherlich das Richtige, doch wenn Ihr Körper irgendwann nach neuen Herausforderungen verlangt, möchten Sie Ihren Horizont vielleicht erweitern. Die Möglichkeiten dazu sind praktisch unbegrenzt.

Setzen Sie Ihr Training zu Hause ruhig fort, aber versuchen Sie jetzt, sportliche Aktivität zu einem Grundbestandteil Ihres Alltags zu machen. Hier finden Sie ein paar Ideen für ein bewegtes Leben.

Gehen Sie raus
Wenn Ihnen der Lauf-Workout Spaß gemacht hat, möchten Sie vielleicht durch die Natur joggen. Die meisten Laufanfänger machen den Fehler, zu schnell zu beginnen – und entsprechend schnell aufzugeben. Mein Tipp für Neulinge: Bis zum ersten Laternenpfahl gehen, dann zum nächsten joggen. Mit anderen Worten: Zunächst abwechselnd gehen und laufen. Wenn sich das gut anfühlt, versuchen Sie, zwei Laternenpfähle weit zu joggen und einen Laternenpfahl weit zu gehen. Wenn Sie dabei aus der Puste kommen, gehen Sie zwei Drittel der Strecke und laufen nur ein Drittel, bis Sie wieder zu Atem kommen.

Wenn Sie noch nicht besonders fit sind, Übergewicht mit sich herumschleppen oder Probleme mit dem unteren Rücken, den Knie- oder Hüftgelenken haben, sind Low-Impact-Varianten wie strammes Marschieren oder Walken besser geeignet. In etwas fortgeschrittenerem Alter können Sie mit Gewichtsmanschetten an den Handgelenken walken oder gezielt bergauf gehen – das trainiert den Körper genauso intensiv wie Joggen, ist aber weniger belastend für die Gelenke.

Gehen Sie ins Wasser
Schwimmen ist eine großartige Sportart, denn es verbrennt Kalorien, ohne die Gelenke zu belasten, da das Wasser 90 Prozent des Körpergewichts trägt. Insbesondere Kraulen ist ein ausgezeichnetes Fatburn-Programm.

Wer nicht gerne schwimmt, sollte es einmal mit Aqua-Aerobic probieren. Im Wesentlichen handelt es sich dabei um ein aerobes Training, das im Wasser stattfindet (siehe S. 11). Zu einer typischen Aqua-Aerobic-Einheit gehört Marschieren, Walken und Joggen vorwärts und rückwärts, Springen, ja sogar Langlaufbewegungen. Aqua-Aerobic ähnelt also meinem Lauf-Workout (siehe S. 70–81), nur dass es im Wasser stattfindet.

>> **Tipps für** die nächste Phase

- **Wer draußen joggen möchte,** sollte lieber auf Rasen als auf Asphalt laufen, um die Kniegelenke zu schonen. Sie werden den Unterschied deutlich merken.

- **Im Fitnessstudio** sollten Sie sich zunächst die korrekte Benutzung der Geräte zeigen lassen. Fragen Sie auch nach einem maßgeschneiderten Trainingsprogramm.

- **Bevor Sie einen Kurs belegen,** bitten Sie darum, unverbindlich an einer Probestunde teilnehmen zu dürfen. Die meisten Studios und Vereine haben nichts dagegen.

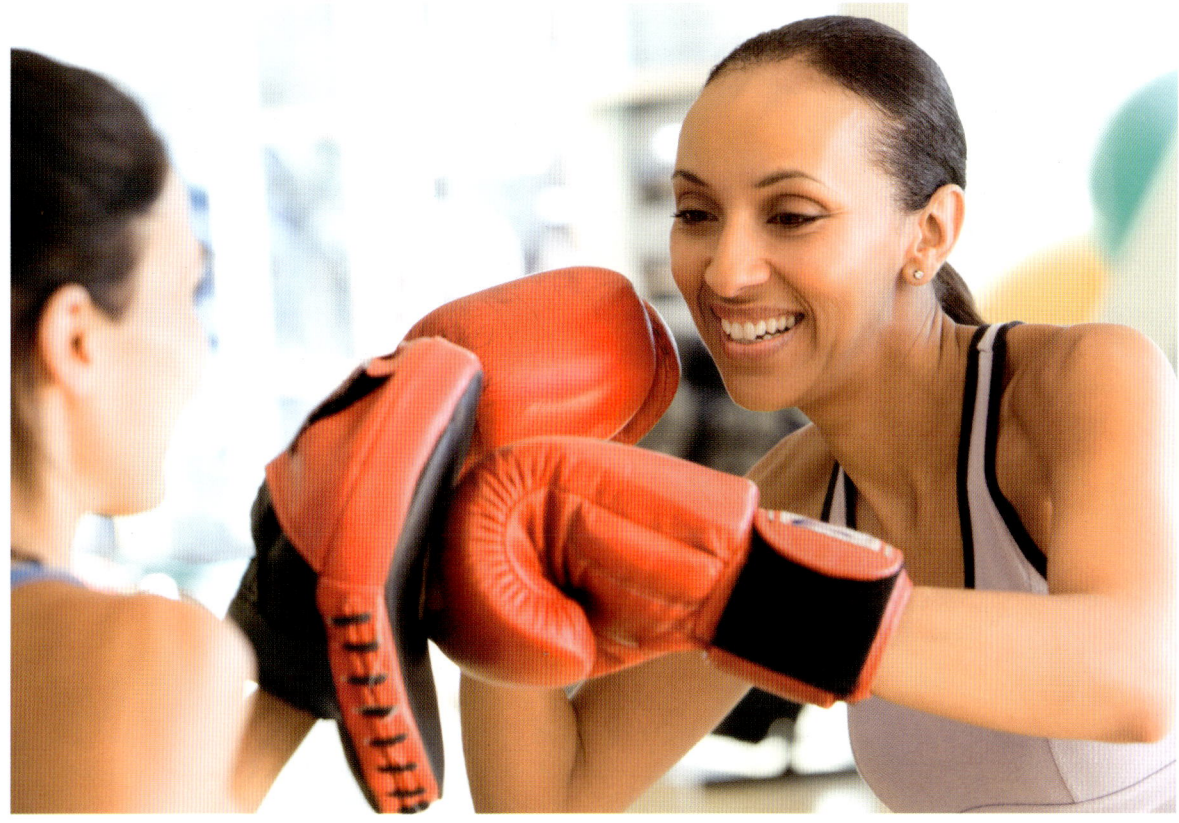

Gehen Sie ins Fitnessstudio

Ein Fitnessstudio hält eine Vielzahl von Geräten bereit, mit deren Hilfe Sie Ihr Training variieren können, um mehr Kalorien zu verbrennen. Wenn Sie gerne mehr laufen würden, steigen Sie auf ein Laufband. Für das Cardio-Training sind auch Fahrradergometer, Rudergeräte, Crosstrainer und Stepper geeignet.

Daneben bieten Fitnessstudios ein breites Spektrum an Kraft- und Widerstandsgeräten sowie Gewichte und Kugelhanteln, mit denen Sie gezielt Muskeln aufbauen, Ihre Knochen stärken und so einer Osteoporose vorbeugen können.

Besuchen Sie einen Kurs

Wenn Sie Geschmack an Aerobic, Boxen oder Tanzen gefunden haben und dazulernen möchten, ist ein Kurs das Mittel der Wahl. Tanzkurse gibt es in allen Stilrichtungen von Standard über Salsa bis Hip-Hop. Ein Tanzkurs macht nicht nur Spaß,

Boxen wird auch bei Frauen immer beliebter. Ob man mit einem Sparringspartner oder mit Sandsack trainiert – man verbraucht dabei durchschnittlich 165 kcal in 15 Minuten.

sondern ist auch eine gute Gelegenheit, Menschen kennenzulernen oder gemeinsam mit Freunden Kalorien zu verbrennen.

Fast ebenso groß ist die Bandbreite bei Aerobic-Kursen. Nahezu alle beinhalten Choreografien zu Musik. Wie Sie bei meinen Workouts gemerkt haben werden, erleichtert Musik die Koordination und ist wunderbar motivierend.

Manche Fitnessstudios haben sich auf Box- und Kampfsport spezialisiert. Vielleicht haben Sie ja nach meinem Box-Workout in diesem Buch Lust bekommen, Boxhandschuhe anzuziehen und richtig in diese Sportart einzusteigen, oder Sie möchten Kickboxen lernen, das gezielt die untere Körperhälfte trainiert und gleichzeitig Unmengen von Kalorien verbrennt.

Nützliche Adressen und Links

Die folgenden Organisationen und Websites bieten allgemeine Informationen zu den Themen Gesundheit und Fitness.

Deutschland

Bundeszentrale für gesundheitliche Aufklärung (BzgA)
Ostmerheimer Str. 220
51109 Köln
Tel. 0221/8992-0
www.bzga.de

Deutsche Gesellschaft für Ernährung (DGE)
Godesberger Allee 18
53175 Bonn
Tel. 0228/3776-600
www.dge.de

Deutscher Sportbund
Otto-Fleck-Schneise 12
60528 Frankfurt/Main
Tel. 069/674906
www.deutschersportbund.de

Deutscher Turnerbund
Otto-Fleck-Schneise 10a
60528 Frankfurt/Main
Tel. 069/67 801-195
www.dtb-online.de

DTV – Deutscher Tanzsportverband e.V.
Otto-Fleck-Schneise 12
60528 Frankfurt am Main
Tel.: 069/677285-0
www.tanzsport.de
Informationen und Adressen rund um den Tanzsport in Deutschland.

Deutscher Fitness und Aerobic Verband e.V.
Geschäftsstelle Bonn
Potsdamer Platz 2
53119 Bonn
Tel.: 0228/72530-0
www.dfav.de
Der Trainerverband der Fitness- und Aerobic-Branche ist federführend bei der Erarbeitung europaweit anerkannter Rahmenrichtlinien für die Trainerausbildung. Hier erhalten Sie Informationen darüber, welche Anforderungen Sie an Ihre Trainer stellen sollten.

BDY – Berufsverband der Yogalehrenden in Deutschland e.V.
Jüdenstr. 37
37073 Göttingen
Tel.: 0551/7977440
www.yoga.de
Zusammenschluss deutschsprachiger YogalehrerInnnen. Die Website enthält ein umfangreiches Verzeichnis von Yogalehrern und zahlreiche weiterführende Links.

Deutscher Boxsport-Verband e.V.
Korbacher Str. 93
34132 Kassel
Tel.: 0561/50629220
www.boxverband.de

M.O.B.I.L.I.S.
Universitätsklinikum Freiburg
Abteilung Rehabilitative und präventive Sportmedizin
Hugstetter Str. 55
79106 Freiburg
In vielen deutschen Städten angebotenes sportmedizinisches Schulungsprogramm zur Adipositas-Therapie.

Deutscher Verband für Physiotherapie/Zentralverband der Physiotherapeuten und Krankengymnasten
www.zvk.org
Bundesweiter Dachverband der freiberuflichen und angestellten Physiotherapeuten und Krankengymnasten. Unter der Rubrik »Service« kann man einen Therapeuten nach PLZ-Bereich und Behandlungsschwerpunkt finden.

Fitnessstudios
www.fitnesswelt.de/fitness-studios
Adressen deutscher Fitnessstudios

Österreich

Österreichische Bundessportorganisation

Prinz-Eugen-Str. 12
1040 Wien
Tel. 01/50 444 55
www.bso.or.at

Allgemeiner Sportverbund Österreichs (ASVÖ)

Dommayergasse 8
1130 Wien
Tel. 01/877 38 200
www.asvoe.at

ÖTSV – Österreichischer TanzSport-Verband

Geschäftsstelle: Beate Pauritsch
Sonnenstraße 14
8010 Graz
Tel. 03 16/77 15 77
www.tanzsportverband.at

Fitnessstudios

http://www.fitness-center.at/
Adressen österreichischer Fitnessstudios.

Schweiz

Bundesamt für Sport (BASPO)

Hauptstr. 247
2532 Magglingen
Tel. 032/327 61 11
www.baspo.ch

Swiss Olympic – Dachverband der Schweizer Sportverbände

Talgutzentrum 27
3063 Ittingen/Bern
Postfach 606
3000 Bern 22
Tel. 031/35 97 111
www.swissolympic.ch

STV – Schweizerischer Turnverband

Geschäftsstelle
Bahnhofstr. 38
5001 Aarau
Tel. 0 62/8 37 82 00
www.stv-fsg.ch Schweiz

Fitnessstudios

www.die-fitnesszentren.ch
Adressen schweizer Fitnessstudios

Websites

Workout

www.fitforfun.de/fitness
Zahlreiche verschiedene Trainingsprogramme mit unterschiedlichen Schwerpunkten (Abnehmen, Laufen, Dehnen, Kräftigen), zahlreiche Videos. Tipps zu Ernährung und Lebensführung.

ForumFactory

www.workout.de
Forum, in dem Sie sich mit Gleichgesinnten austauschen können. Suche nach einem bestimmten Trainingsangebot in einem Fitnessstudio in Ihrer Nähe über ein spezielles Suchformular.

Laufen/Jogging

www.jogging.leitfaden.net
Information über Lauftechniken, Ausrüstung, positive Auswirkungen und Beschwerden, die beim Jogging auftreten können.

Yoga

www.yoga-vidya.de
Yoga-Übungsreihen mit Fotos zu jeder einzelnen Position, Yogalehrerverzeichnis, Termine und Adressen von Kongressen, Workshops und Seminaren. Yoga-Urlaube für die verschiedensten Zielgruppen.

Bekleidung & Zubehör

Fitnessversand

www.fitnessversand.de
Fitnessgeräte, Hanteln, Matten, Fitnessbekleidung und weiteres Zubehör können Sie hier online bestellen.

Physio-fit Shop

www.physio-fit-shop.eu
Umfangreiches Angebot an Gymnastik- und Fitnesszubehör, Kraftsport- und Fitnessgeräten und Matten.

Jungstil

www.jungstil.de
Schicke Fitnessbekleidung für junge Frauen.

Plutosport

www.plutosport.de
Große Auswahl an Sportbekleidung und Sportschuhen für Damen, Herren und Kinder sowie Sportgeräte und -accessoires.

Register

Dank

Dank der Autorin

Ich danke meiner Familie für ihre Unterstützung und Geduld bei all meinen endlosen Projekten. Mum, Dad, Jazzie, Jessye, Mahlon und Maia: Ihr macht alles möglich – klingt pathetisch, aber es ist wahr.

Großen Dank schulde ich auch Dagmar, Ricky, Bunty, Kate, Tracy, Dianne, Rodney, Aitch, Chrystelle, Janet und Anita. Danke fürs Zuhören – oder dafür, dass ihr zumindest erfolgreich so getan habt, als hörtet ihr zu.

Dank an Joey Dubens, der mich von Anfang an und bis zum Schluss ermutigt hat. Danke, Brigsy, für das Wichtigste bei jedem Job – das Make-up!

Danken möchte ich außerdem Kemi von Nike, Südafrika, und Stephanie und Jumoke von Nike, London.

Dank schulde ich auch der gesamten Mannschaft von DK.

Und an Borra Garson ein großes Dankeschön mit fettarmer Sahne und Kirschen obendrauf!

Dank des Verlags

Dorling Kindersley dankt der Fotografin Ruth Jenkinson und Carly Churchill für die Assistenz; sweatyBetty für die Bereitstellung der Trainingskleidung; Viv Riley von Touch Studios; dem Model Carla Collins; Rachel Jones und Brigitta Smart für das Frisieren und Schminken der Models; Peter Kirkham für die Fahnenkorrektur und Hilary Bird für das Register.

Bildnachweis

Der Verlag dankt folgenden Personen und Institutionen für die freundliche Genehmigung zum Abdruck ihrer Fotografien:
Corbis: Comstock, S. 119; Cathrine Wessel, S. 11; **Getty Images:** Image Source, S. 12; Tetra Images, S. 120; **Photolibrary:** Stockbroker, S. 123.

Alle anderen Fotos: © Dorling Kindersley
Weitere Informationen unter www.dkimages.com

Über Efua Baker

Efua (gesprochen »Efwah«) begann ihre Karriere als Tänzerin und Model. Seit 15 Jahren arbeitet sie als Personal Trainerin in London. Das wichtigste Anliegen ihrer individuellen Arbeit war und ist, dafür zu sorgen, dass ihre Kunden gut aussehen und sich rundum wohlfühlen.

Inzwischen hat sich Efua in der von Bildern beherrschten Welt der Stars und Berühmtheiten mit ihren ebenso einzigartigen wie effektiven Techniken des »Body-Sculpting« eine treue Anhängerschar erworben. Daneben entwickelte sie zahlreiche Trainings- und Motivationsprogramme für die unterschiedlichsten Zielgruppen wie junge Mütter, Jugendliche oder ganze Familien.

Bei ihren Workouts lässt sie sich von vielen Disziplinen – darunter Tanz, Bodybuilding, Kampfkünste, Yoga und Boxen – inspirieren. Ihr Motto lautet: »Egal, wer du bist, du bist immer nur einen Workout entfernt von einem besseren Aussehen und einem großartigen Lebensgefühl.«